肿瘤长期生存的精准评估与预测：周期法理论及实践

主　编	陈天辉	中国科学院大学附属肿瘤医院（浙江省肿瘤医院）
副主编	王良友	台州市疾病预防控制中心
	李润华	中国科学院大学附属肿瘤医院（浙江省肿瘤医院）
编　委	程永然	杭州医学院
	张　敏	杭州医学院
	蒋曦依	杭州医学院
	唐慧娟	杭州医学院
	张璐瑶	河南省肿瘤医院
	杜　菲	浙江中医药大学
	陈锦飞	温州医科大学附属第一医院
	陈必成	温州医科大学附属第一医院
	卢大林	暨南大学
	黄佳佳	暨南大学
	李　璐	浙江大学
	卢洪胜	台州市中心医院（台州学院附属医院）
	凌志强	中国科学院大学附属肿瘤医院（浙江省肿瘤医院）
	施　政	中国科学院大学附属肿瘤医院（浙江省肿瘤医院）
	何　敏	中国科学院基础医学与肿瘤研究所
	陆　叶	中国科学院基础医学与肿瘤研究所
	雷慧君	中国科学院基础医学与肿瘤研究所
主　审	陈　钢	《预防医学》编辑部

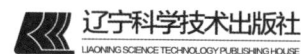 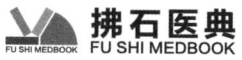

图书在版编目(CIP)数据

肿瘤长期生存的精准评估与预测：周期法理论与实践 / 陈天辉主编.
-- 沈阳：辽宁科学技术出版社，2021.9
ISBN 978-7-5591-2249-0

Ⅰ.①肿… Ⅱ.①陈… Ⅲ.①肿瘤–生存率–评估–研究 Ⅳ.①R73

中国版本图书馆 CIP 数据核字(2021)第 189378 号

版权所有　侵权必究

出版发行：辽宁科学技术出版社
　　　　　北京拂石医典图书有限公司
地　　址：北京市海淀区车公庄西路华通大厦 B 座 15 层
联系电话：010-57262361/024-23284376
E - mail：fushimedbook@163.com
印 刷 者：北京天恒嘉业印刷有限公司
经 销 者：各地新华书店

幅面尺寸：185mm×260mm
字　　数：340 千字　　　　　　　　　　印　　张：13.75
出版时间：2021 年 9 月第 1 版　　　　　印刷时间：2021 年 9 月第 1 次印刷

责任编辑：舒　畅　马凌飞　　　　　　责任校对：梁晓洁
封面设计：潇　潇　　　　　　　　　　封面制作：潇　潇
版式设计：天地鹏博　　　　　　　　　责任印制：丁　艾

如有质量问题，请速与印务部联系　　联系电话：010-57262361

定价：95.00 元

主编简介

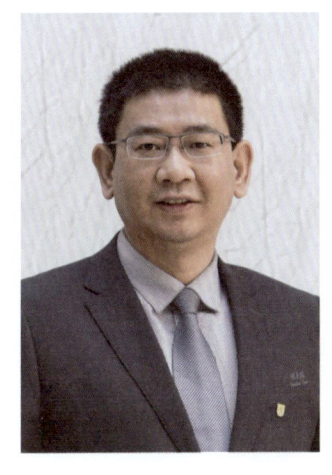

陈天辉,研究员,博士,澳门大学联合培养博士生导师,现任中国科学院大学附属肿瘤医院(浙江省肿瘤医院)PI、防治科副主任、中国科学院基础医学与肿瘤研究所双聘研究员,国家重点研发计划"政府间/港澳台"重点专项项目首席专家。浙江大学硕博连读(2000—2006年),德国哥廷根大学访问学者及博士后(2004—2007年),芬兰于韦斯屈莱大学博士后,德国国家癌症研究中心(DKFZ)以研究科学家(Research Scientist)身份工作7年。致力于临床流行病学、肿瘤分子流行病学研究,聚焦:①间皮瘤病因及BAP1癌症综合征;②肿瘤登记随访及监测大数据挖掘(5年相对生存率的精准评估及预测);③肿瘤早期发现、诊断及预防(基于分子生物标志物);④家族性及多原发肿瘤的遗传流行病学(侧重结直肠癌、乳腺癌/卵巢癌/胰腺癌)。累计发表SCI论文73篇,其中35篇是通信作者/第一作者论文(平均IF=5.86分/篇),包括3篇JAMA子刊(JAMA Oncology,JAMA Network Open,JAMA Dermatology)、Diabetes Care(IF=19)、EJC(IF=9)等,1篇被推荐进F1000,1篇被美国NCCN肿瘤学临床指南引用;共同作者论文发表于Cancer Research (IF=12)、Genome Medicine(IF=11)、Leukemia(IF=11)。

回国工作后主持国家重点研发计划"政府间/港澳台"重点专项项目(首席)、国家外专局重点项目、省重点研发计划项目、省部共建重点项目、省钱江人才项目等,主参(承担经费)国家自然科学基金委"中德科学中心合作交流项目(Mobility)"及国家重点研发计划"精准医学研究"重点专项项目。兼任国自然医学部优青及重点项目一审专家、浙江省科学技术奖行业评审专家、Frontiers in Oncology(影响因子6.2)"肿瘤流行病学与预防"栏目副主编等,担任德国海德堡大学医学院及澳门大学健康科学学院博士毕业论文口头答辩评审专家(external examiner)。共同主编英文专著1本(Cancer Epidemiology in China:What We Have Learnt So Far? 2020,Lausanne:Frontiers Media SA.ISBN:978-2-88963-290-9)。

陈天辉曾长期在周期法创始人德国国家癌症研究中心(DKFZ)临床流行病学分部Hermann Brenner教授团队从事肿瘤长期生存评估研究,并在回国后保持长期合作。陈天辉团队首次在我国系统应用周期法(period analysis)评估总体癌症5年相对生存率及分癌种5年相对生存率,验证周期法在时效上的优势:与传统的队列法和完全法相比,周期法计算的5年相对生存率最接近于真实5年生存率(International Journal of Cancer,2020;PMID:31943167)。IJC配发编辑部评论(editorial comments):周期法是评估基于人群的肿瘤登记数据肿瘤患者长期生存的金标准,但是在中国的应用很罕见,这一发现可能会促进周期法在中国各地的广泛应用。精准评估及预测肿瘤患者5年相对生存率是我国肿瘤防控重大需求急需解决的重要科学/技术问题。

序 一

基于人群的肿瘤登记、监测及随访是制定肿瘤防控政策及评价肿瘤防控效果的最基本、最重要的一项基础性工作。肿瘤登记监测及随访数据的挖掘已经成为国际和国内热点。肿瘤长期生存率(以5年生存率最为常见)是评估肿瘤治疗效果和肿瘤负担的必要指标。5年相对生存率被广泛应用于不同时期肿瘤筛查和诊疗水平进展的纵向监测和不同人群间的横向比较。

《健康中国行动——癌症防治实施方案(2019—2022年)》明确提出:"到2022年,总体癌症5年生存率比2015年提高3个百分点;到2030年,实现总体癌症5年生存率提高15%"。这是指总体癌症的5年相对生存率在2022年达43.3%,并在2030年达46.6%。为实现我国癌症防治实施方案提出的"总体癌症5年生存率硬性考核指标",我们急需解决两大关键的科学/技术问题:及时并精准评估肿瘤5年相对生存率;急需前瞻性的生存预测数据。

周期法(period analysis)是国际上评估基于人群的肿瘤登记监测数据肿瘤患者长期生存的金标准,但是在中国的应用很罕见。陈天辉研究员曾长期在德国海德堡的德国国家癌症研究中心(DKFZ)工作,曾在周期法创始人Brenner教授团队从事肿瘤长期生存评估研究,掌握周期法,并在回国后基于我国的肿瘤登记数据,验证周期法在时效上的优势:与传统的队列法和完全法相比,周期法计算的5年相对生存率最接近于真实5年生存率 (International Journal of Cancer 2020; PMID:31943167)。

本书的出版将促进周期法在全国各地推广应用,提供及时和准确的长期生存,更好地评估肿瘤治疗效果和肿瘤负担。

浙江省肿瘤医院党委书记
浙江省肿瘤防治办公室主任

2021年8月5日

序 二

我很高兴从我的前同事陈天辉教授那里得知：他主编的周期法(period analysis)评估肿瘤长期生存的中文版专著(基于中国东部台州市肿瘤登记数据)即将出版。

我认识天辉是在2011年，当时他以研究科学家的身份加入了位于德国海德堡的德国国家癌症研究中心(DKFZ)我所在的部门，他专注于使用周期法和德国全国肿瘤登记数据评估肿瘤患者长期生存。之后2012—2015年期间，我和天辉以及Kari Hemminki教授一起合作关于肿瘤登记数据项目。甚至在天辉2016年回国工作后，我团队三人于2017年11月到杭州专程访问了他(随后我团队还拜访了在上海和北京工作的其他前同事)。事实上这是我的第一次中国之行，给我留下了非常深刻的印象。

周期法是使用以人群为基础的肿瘤登记数据评估肿瘤患者长期生存的"金标准"，已经在全球各地得到了广泛的应用，但是它在中国的应用还很罕见。我希望天辉这本专著的出版能推动周期法在中国各地的广泛应用。

赫尔曼·布伦纳 教授、博士
德国国家癌症研究中心(DKFZ)
临床流行病学和老年学研究部
部门主任
德国海德堡
2021年8月20日

Foreword

I am pleased to know from my former colleague, Prof. Tianhui Chen that a Monograph (he is an Editor) on period analysis using population-based cancer registry data from eastern China will be published soon in Chinese.

I knew Tianhui in 2011 when he joined in my division as a Research Scientist at the German Cancer Research Center (DKFZ) in Heidelberg, Germany and focused on assessment of long-term survival of cancer patients using period analysis and national German Cancer registry data. Afterwards we also worked together with Prof. Kari Hemminki on a collaborative project on cancer registry data during 2012–2015. Even after he returned back China in 2016, I, together with another two colleagues from my group, visited him firstly in Hangzhou (and also visited other former colleagues in Shanghai and Beijing), China in November 2017. Actually, this was my first China trip, which impressed me very much.

Period analysis, the "gold standard" for the assessment of long-term survival of cancer patients using data from population-based cancer registries, has been widely used, though its application in China has remained scarce. I hope this Monograph from Tianhui may stimulate widespread use of period analysis across China.

Prof. Dr. Hermann Brenner
Division Head
Division of Clinical Epidemiology and Aging Research
German Cancer Research Center (DKFZ)
Heidelberg, Germany
20 August 2021

目 录

序 一
序 二

第1篇 绪 论 ·· (001)

第2篇 基于人群的肿瘤长期生存评估方法学概述 ··· (011)

  第1章 基于人群的肿瘤登记数据评估肿瘤患者长期生存的方法学研究进展 ··· (012)

  第2章 基于人群的肿瘤登记数据评估肿瘤患者的长期生存：
        周期法优于传统方法 ·· (021)

第3篇 单癌种长期生存的精准评估及预测——基于周期法 ·································· (035)

  第3章 肺癌患者5年相对生存率的精准评估和预测 ·· (036)

  第4章 甲状腺癌患者5年相对生存率的精准评估和预测 ···································· (051)

  第5章 结直肠癌患者5年相对生存率的精准评估和预测 ···································· (062)

  第6章 胃癌患者5年相对生存率的精准评估和预测 ·· (078)

  第7章 乳腺癌患者5年相对生存率的精准评估和预测 ·· (087)

  第8章 肝癌患者5年相对生存率的精准评估和预测 ·· (102)

  第9章 食管癌患者5年相对生存率的精准评估和预测 ·· (115)

  第10章 子宫颈癌患者5年相对生存率的精准评估和预测 ·································· (131)

  第11章 前列腺癌患者5年相对生存率的精准评估和预测 ·································· (140)

  第12章 脑及中枢神经系统肿瘤患者5年相对生存率的精准评估和预测 ············· (149)

第4篇 附录：总体技术报告 ··· (159)

志 谢 ··· (207)

第1篇 绪 论

基于人群的肿瘤登记、监测及随访是肿瘤预防和控制工作最基本、最重要的一项基础性工作,可以清晰地描述出肿瘤登记区域内肿瘤的发病和死亡情况、人群和地理分布特点以及时间变化趋势,为评价肿瘤对人群健康的危害,制定肿瘤防控规划,评价肿瘤防治效果提供基础数据和科学依据[1]。

基于人群的肿瘤登记监测随访数据库的深入挖掘是肿瘤流行病学研究领域的国际热点:在肿瘤流行病学研究领域几乎人人皆知的世界卫生组织直属国际癌症研究署(WHO/IARC)编制的《五大洲癌症发病率》,其数据就是来自全球的肿瘤登记监测和随访数据。2002年全国肿瘤登记中心挂靠中国医学科学院肿瘤医院成立,随后各个省级肿瘤登记中心(癌症中心)也逐步建立起来,负责各省的肿瘤登记监测及随访的系统管理[2]。我国第一篇发表于CA(A Cancer Journal for Clinicians)的论著"Cancer Statistics in China, 2015"就是基于全国肿瘤登记数据库(国家癌症中心赫捷院士团队)[3]。因此,肿瘤登记监测及随访数据的挖掘已经成为国际、国内热点。

肿瘤长期生存率(尤其以5年生存率最为常见)是量化肿瘤患者预后情况的一个基本指标,被广泛应用于不同时期肿瘤筛查和诊疗水平进展的纵向监测和不同人群间的横向比较。通常由国家或地区的肿瘤登记监测机构进行报道(例如我国国家癌症中心报道全国的肿瘤5年生存率,省级癌症中心报道该省的肿瘤5年生存率),为公共卫生决策提供重要的数据支持。因此,评估和监测肿瘤患者的长期生存成为肿瘤登记监测机构的一项重要职责[1]。此外,肿瘤长期生存率也可以由医院根据该院病历档案进行随访而得到,其提供的信息直接影响患者和医生对肿瘤患者生存的期望。综上所述,肿瘤长期生存率(5年生存率最为常见)是评估肿瘤治疗效果和肿瘤负担的必要指标。

一、国内外肿瘤患者生存分析的研究现状

为了更准确地反映经筛查和治疗后肿瘤患者的预后,肿瘤登记监测机构应尽可能采用最新最及时的数据和最精准的分析方法,以得到最新的长期生存率。以最常用的肿瘤5年生存率为例,生存分析首先要确定一段研究时间,即感兴趣周期(period of interest)。例如,以2009—2013年为感兴趣周期,计算该周期内肿瘤患者的5年生存率,最真实准确的方法是将2009—2013年确诊的肿瘤患者分别随访至2014—2018年,计算活满5年的人数占所有人数的比例。此法得到的生存率称为"真实生存率"或"观察生存率"。但是,如果需要在2014

年分析 2009—2013 年的 5 年生存率,则无法通过该队列的 5 年随访资料来计算真实生存率。此时需要采用生存分析方法来估算,主要包括队列法、完全法、周期法等,概述如下。

(一) 队列法 (cohort analysis)

队列法是传统的最常用的生存分析方法。该方法以感兴趣周期之前 5 年确诊的病例纳入队列,随访至感兴趣周期结束,计算活满 5 年的人数占所有人数的比例。计算时不需要对右截尾数据进行处理。该方法估计的长期生存虽然能直观地解释肿瘤患者生存情况,但存在最大缺点:纳入随访的病例是往年病例而非感兴趣周期内确诊的病例,不能体现新近诊断的肿瘤患者因医疗技术的发展、肿瘤诊断治疗水平的提高而导致的实际生存提高[1]。因此,在肿瘤长期监测中,用队列法估计的生存会低于实际情况,并且所研究的生存率时间越长,这种偏差越明显。

(二) 完全法 (complete analysis)

为了使估计的生存率更接近于真实生存率,在队列法的基础上,该方法把感兴趣周期之前 5 年确诊的病例和感兴趣周期内新确诊病例同时纳入队列,随访至感兴趣周期结束。计算时需要对右截尾数据进行处理。相对于队列法而言,完全法由于纳入了感兴趣周期内新确诊病例的生存信息,因此信息更新;并且纳入的病例最多,是对已有生存信息的最大利用,稳健性和精准度最高。但是,由于也纳入了感兴趣周期之前的生存信息,因此及时性有待提高。

(三) 周期法 (period analysis)

传统的队列法和完全法纳入更多的是感兴趣周期之前的生存信息,因此,估计得到的生存具有明显的滞后性,不能正确反映新近诊断的患者实际的预后情况。随着肿瘤筛查手段的普及和诊疗水平的提高,肿瘤患者的总体生存率将不断提高,但是传统方法估计的生存率通常低于真实生存率,不仅导致医生和患者持过度消极悲观的态度,而且严重影响公共卫生部门制定相关的肿瘤防控政策。

德国的 Hermann Brenner 教授于 1996 年首次提出应用周期法评估肿瘤患者长期生存[4]。周期法选取的是感兴趣周期内的新确诊病例及感兴趣周期之前确诊且随访至该周期截止的信息。计算时需要对感兴趣周期之前确诊的左截尾数据和该周期截止时仍存活的右截尾数据进行处理。大量研究证实:对于大多数人群和癌种而言,周期法提供的生存信息比传统的队列法和完全法更接近真实生存率。并且研究的生存期越长,这种优势越明显,能够为肿瘤防控提供更为及时准确的生存数据[5]。2002年Brenner以独著作者在国际顶刊《柳叶刀》杂志(Lancet)发文:系统应用周期法评估肿瘤患者长期生存并确立其地位[6],此后周期法逐步在欧洲和北美推广应用,目前已经成为评估基于人群的肿瘤监测数据长期生存的"金标准"[7-8]。例如,欧盟癌症生存研究(EUROCARE)及美国已采用周期法代替队列法评估生存,尤其是涉及到国际间的比较[8-11]。

(四)人工智能技术(artificial intelligence)

由于人工智能尤其是机器学习(machine learning,ML)算法具有极强的识别大型数据库中的非直观数据模式的能力[12],已有报道机器学习算法应用于肿瘤登记监测数据生存分析预测[13-15]。例如,Schwab团队基于美国SEER肿瘤登记监测数据库,开发了一种机器学习算法来预测脊索瘤的5年生存率,该算法的内部验证方面表现出很好的辨别和校准能力[14-15];Ryu等基于SEER数据库首次使用人工神经网络机器学习算法 (artificial neural network ML algorithms)来预测脊柱骨盆软骨肉瘤的生存[13]。但迄今未见机器学习算法和周期法的比较研究。

二、我国肿瘤防控急需解决的重要科学/技术问题

我国国家癌症中心全国肿瘤登记办公室Zeng等基于我国17个肿瘤登记处的数据(2003—2013年期间诊断的全部癌种随访截至2015年底)报道了2015年的总体5年相对生存率及其分层数据[16]。以传统队列法为主,仅仅是对2012—2015年数据混合了队列法和周期法估算的生存率,通常低于真实生存率,因此,不能体现新近诊断的肿瘤患者因医疗技术的发展、肿瘤诊断治疗水平的提高而导致的实际生存提高。此外,与现在2020年相比,该生存数据已经滞后5年。

目前,我国仅见应用周期法(现时分析)评估单个癌种(乳腺癌、胃癌、食管癌)总体生存的报道[17-21],例如:徐望红教授团队采用队列法和周期分析法分别分析了2002—2011年上海市复旦大学肿瘤医院女性乳腺癌的生存情况[17-18],结果显示,采用队列法估算的5年生存率为84.7%,而周期分析法为90.9%;采用周期法估计的生存率更接近真实生存率(92.3%)。但是,该研究不是基于人群的肿瘤登记数据(是基于医院的随访数据)。此外,孙喜斌教授团队应用于河南省林州市胃癌、食管癌患者的生存评估,但这几项研究都没有对总体生存进一

步分层分析(例如:性别、地域、癌症诊断年龄等)[19-21]。陈天辉团队首次在我国系统应用周期法评估多癌种(包括常见和非常见癌种)的5年相对生存率,已验证常规周期法在时效上的优势:与传统的队列法、完全法相比,周期分析方法计算的5年相对生存率[22],最接近于真实5年生存率。我国迄今未见应用机器学习算法、周期法预测未来生存的报道。

我国2019年出台的《健康中国行动——癌症防治实施方案(2019—2022年)》明确提出:"总体癌症5年生存率2022年比2015年提高3个百分点"(从40.5%提高到43.3%)。这是指全部肿瘤的相对5年生存率在2022年达到43.3%,从专业的角度解读,即:2022年我国43.3%的肿瘤患者能够活满5年。这一指标的提出是基于国家癌症中心全国肿瘤登记办公室Zeng等报道2015年的相对生存率数据[16],即:年龄标准化的总体5年相对生存率从2003—2005年的30.9%增长到2012—2015年的40.5%。此外,本人于2019年8月在重庆召开的"全国肿瘤学大会"期间参加中国抗癌协会肿瘤流行病学专委会学术论坛有亲身体会:当国家癌症中心全国肿瘤登记办公室主任魏文强教授关于"全国肿瘤登记监测随访数据库的生存分析现况"的主题报告进入提问环节后,众多专家尤其是来自各个省级癌症中心从事肿瘤登记监测的研究人员/工作人员最为关注"最新最及时的生存数据"和"前瞻性的生存预测数据"。

首先,精准评估肿瘤患者5年相对生存率是急需解决的关键科学/技术问题。Zeng等以传统队列法为主,仅仅是对2012—2015年数据混合了队列法和周期法估算的生存率,通常低于真实生存率[16]。因此,不能体现新近诊断的肿瘤患者因医疗技术的发展、肿瘤诊断治疗水平的提高而导致的实际生存提高。并且,我国各个省份之间、农村和城市之间医疗资源(包括肿瘤医疗服务)的配置、可及性相差很大,必然导致不同的肿瘤生存,尤其在农村要实现这一总体目标还需要克服很多困难。其次,急需前瞻性的生存预测数据。与2020年相比,Zeng等的生存数据已经滞后5年[16]。由于肿瘤数据的汇报和登记、监测和随访、汇总和分析、出版发表等过程,基于人群的肿瘤监测和随访生存数据普遍存在3~5年的滞后。但是,在肿瘤登记监测延迟的情况下,即使采用周期法也无法得到最新最及时的生存率信息。肿瘤登记监测机构需要通过利用已有的生存数据信息,采用高度创新的技术,提供相对准确的前瞻性生存预测数据,以指导全国及省级癌症中心/肿瘤防治办公室制定肿瘤防控政策。

综上所述,实现我国癌症防治实施方案中"全部肿瘤的相对5年生存率从2015年的40.5%提高到2022年的43.3%"这一目标,急需解决两大关键的科学/技术问题:①为了准确反映因肿瘤筛查手段普及和诊疗水平的提高而导致的肿瘤长期生存率的变化,肿瘤登记监测机构需要采用创新的技术提供及时准确的5年相对生存率。②克服基于人群的肿瘤监测随访数据存在通常 3~5 年的滞后性，通过利用已有的生存数据信息，采用高度创新的技术，提供相对准确的前瞻性生存预测数据。

三、与周期法的渊源及本书主要内容

本人曾在周期法创始人德国 Hermann Brenner 教授团队从事肿瘤长期生存研究，掌握周期法及其SAS宏[23-25]。受本人主持的国家外专局重点项目"基于前瞻性队列的中德癌症合作研究平台"专项经费资助，周期法创始人德国国家癌症研究中心（DKFZ）临床流行病学分部主任Hermann Brenner教授率领团队 3 人曾于 2017 年底首次访华（http://www.zjams.com.cn/20171222/2017122200002.htm），如下图。

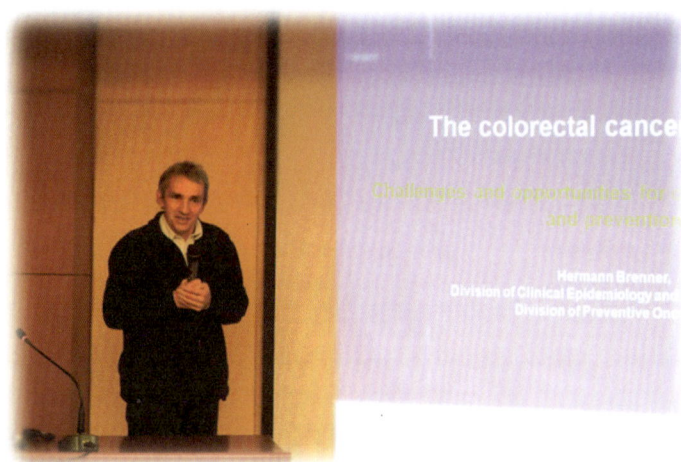

Hermann Brenner 教授访问杭州做学术报告

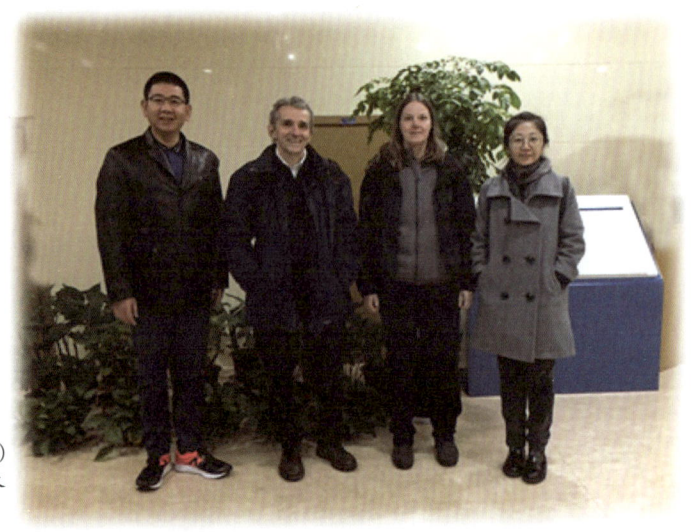

Hermann Brenner 教授（左2）团队三人首次访华首站杭州与本人（左1）合影

Brenner 教授作为周期分析技术评估肿瘤长期生存的创始人，自 1996 年首次发表周期分析技术的论文，但是直到 2002 年在国际顶刊《柳叶刀》杂志以独著作者系统阐述了周期分析技术评估肿瘤长期生存的理念和方法，奠定了他在肿瘤长期生存评估领域的地位，随后，周期分析技术才逐步在欧洲和北美推广应用。一个新方法的推广应用需要时间验证。

本人团队对队列法和周期法的概念、原理、计算方法和国内外的应用现况进行系统综述，发表于《浙江大学学报（医学版）》杂志，并首次在我国系统应用周期法评估多癌种（包括常见和非常见癌种）的 5 年相对生存率，已验证常规周期法在时效上的优势：与传统的队列法、完全法相比，周期分析方法计算的 5 年相对生存率，最接近于真实 5 年生存率[22]。论文已发表于 International Journal of Cancer (PMID:31943167)。

本书基于浙江省台州市肿瘤登记数据（2000—2018 年期间诊断的全部癌症随访至 2018 年底），主要完成了两块工作：①提供浙江省台州市及时和准确的 5 年相对生存率整体及分层数据，体现新近诊断的肿瘤患者因肿瘤诊断治疗水平的提高而导致的实际生存提高。②基于高度创新的技术预测浙江省台州市肿瘤患者的未来 5 年相对生存率，为制定肿瘤防控政策及采取干预措施提供前瞻性的生存预测数据。本书的出版将促进周期法在浙江省的推广应用，并有望进一步向长三角地区，乃至全国推广应用。

本人认为"period analysis"中文翻译为周期法（周期分析）更胜一筹，值得向国内同行推荐，并统一使用。基于以下三个原因：第一，周期法（周期分析）是按照英文原文的直译。第二，周期法（周期分析）的翻译抓住了该方法的核心：该方法选取的是感兴趣周期内的新确诊病例及感兴趣周期之前确诊且随访至该周期截止的信息。第三，应用周期法的核心价值不仅仅是提供及时和准确的长期生存数据，并且可以预测未来生存，这最具吸引力（我国癌症防治实施方案提出的"总体癌症 5 年生存率硬性考核指标"）和挑战性（任何领域预测是最难的）。国内同行关于"现时法（现时分析）"等的中文翻译显然没有涉及到预测未来生存这一功能。

（陈天辉）

参考文献：

[1] 唐慧娟,蒋曦依,楼建林,等. 基于人群的肿瘤登记数据评估患者生存的方法学研究进展[J]. 浙江大学学报（医学版）,2018,47(1):104-109.

Tang HJ,Jiang XY,Lou JL,et al. Methodology for survival assessment of cancer patients using population-based cancer registration data[J]. Journal of Zhejiang University(Medical Sciences),2018,47(1):104-109.

[2] Zeng HM, Zheng RS, Guo YM, et al. Cancer survival in China, 2003-2005: a population-based study[J]. Int J Cancer, 2015, 136(8): 1921-1930. doi: 10.1002/ijc.29227.

[3] Chen WQ, Zheng RS, Baade PD, et al. Cancer statistics in China, 2015[J]. CA Cancer J Clin, 2016, 66(2): 115-132. doi: 10.3322/caac.21338.

[4] Brenner H, Gefeller O. An alternative approach to monitoring cancer patient survival [J]. Cancer, 1996, 78(9): 2004-2010.

[5] Brenner H, Gefeller O. Deriving more up-to-date estimates of long-term patient survival [J]. J Clin Epidemiol, 1997, 50(2): 211-216.

[6] Brenner H. Long-term survival rates of cancer patients achieved by the end of the 20th century: a period analysis[J]. Lancet, 2002, 360(9340): 1131-1135. doi: 10.1016/S0140-6736(02)11199-8.

[7] Allemani C, Matsuda T, Di Carlo V, et al. Global surveillance of trends in cancer survival 2000-14 (CONCORD-3): analysis of individual records for 37 513 025 patients diagnosed with one of 18 cancers from 322 population-based registries in 71 countries [J]. Lancet, 2018, 391 (10125): 1023-1075. doi: 10.1016/S0140-6736(17)33326-3.

[8] Allemani C, Weir HK, Carreira H, et al. Global surveillance of cancer survival 1995-2009: analysis of individual data for 25,676,887 patients from 279 population-based registries in 67 countries (CONCORD-2) [J]. Lancet, 2015, 385(9972): 977-1010. doi: 10.1016/S0140-6736(14)62038-9.

[9] Stiller CA, Botta L, Brewster DH, et al. Survival of adults with cancers of bone or soft tissue in Europe-Report from the EUROCARE-5 study [J]. Cancer Epidemiol, 2018, 56: 146-153. doi: 10.1016/j.canep.2018.08.010.

[10] Sirri E, Kieschke J, Vohmann C, et al. Survival of malignant mesothelioma and other rare thoracic cancers in Germany and the United States: a population-based study[J]. Int JCancer, 2020, 147(6): 1548-1558. doi: 10.1002/ijc.32931.

[11] Pulte D, Weberpals J, Schröder CC, et al. Survival of patients with hepatobiliary tract and duodenal cancer sites in Germany and the United States in the early 21st century [J]. Int JCancer, 2018, 143 (2): 324-332. doi: 10.1002/ijc.31322.

[12] Obermeyer Z, Emanuel EJ. Predicting the future-big data, machine learning, and clinical medicine [J]. N Engl J Med, 2016, 375(13): 1216-1219. doi: 10.1056/NEJMp1606181.

[13] Ryu SM, Seo SW, Lee SH. Novel prognostication of patients with spinal and pelvic chondrosarcoma using deep survival neural networks[J]. BMC Med Inform Decis Mak, 2020, 20(1): 3. doi: 10.1186/s12911-019-1008-4.

[14] Karhade AV, Thio Q, Ogink P, et al. Development of machine learning algorithms for prediction of 5-year spinal chordoma survival[J]. World Neurosurg, 2018, 119: e842-e847. doi: 10.1016/j.wneu.2018.07.276.

[15] Thio Q, Karhade AV, Ogink PT, et al. Can machine-learning techniques be used for 5-year survival prediction of patients with chondrosarcoma?[J]. Clin Orthop Relat Res, 2018, 476 (10): 2040-2048. doi: 10.1097/CORR.0000000000000433.

[16] Zeng HM, Chen WQ, Zheng RS, et al. Changing cancer survival in China during 2003-15: a pooled analysis of 17 population-based cancer registries[J]. Lancet Glob Health, 2018, 6(5): e555-e567. doi: 10.1016/S2214-109X(18)30127-X.

[17] 张华, 曹志刚, 柳光宇, 等. 队列法、完全法和现时生存分析方法在乳腺癌随访研究中的应用[J]. 肿瘤, 2014, 34(6): 550-556.
Zhang H, Cao ZG, Liu GY, et al. Use of cohort analysis, complete analysis and period analysis in estimating long-term survival of breast cancer: a hospital-based report among 7 275 female patients [J]. Tumor, 2014, 34(6): 550-556.

[18] 张华, 曹志刚, 莫淼, 等. 肿瘤监测数据的生存分析方法比较[J]. 中国卫生统计, 2016, 33(5): 908-913.
Zhang H, Cao ZG, Mo Y, et al. Statistical methods for cancer survival analysis based on registry data [J]. Chinese Journal of Health Statistics, 2016, 33(5): 908-913.

[19] 马雅婷, 连士勇, 刘志才, 等. 河南省林州市食管癌人群现时生存分析[J]. 中华预防医学杂志, 2009, 43(12): 1100-1104.
Ma YT, Lian SY, Liu ZC, et al. Period analysis in esophageal carcinoma patients in Linzhou, Henan province [J]. Chinese Journal of Preventive Medicine, 2009, 43(12): 1100-1104.

[20] 马雅婷, 连士勇, 刘志才, 等. 河南省林州市人群胃癌的现时生存分析[J]. 肿瘤, 2009, 29(7): 650-653.
Ma YT, Lian SY, Liu ZC, et al. Period analysis in gastric carcinoma patients in Linzhou, Henan province[J]. Tumor, 2009, 29(7): 650-653.

[21] 张欣峰, 娄清涛, 陆建邦, 等. 现时生存分析方法的应用实践与评价[J]. 中国卫生统计, 2011, 28(1): 26-28.
Zhang XF, Lou QT, Lu JB, et al. Applied practice and evaluation of period analysis [J]. Chinese Journal of Health Statistics, 2011, 28(1): 26-28.

[22] Jiang XY, Wang LY, Cheng YR, et al. Assessment of long-term survival of cancer patients using cancer registry data from eastern China: Period analysis is superior to traditional methods [J]. Int JCancer, 2020, 147(4): 996-1005. doi: 10.1002/ijc.32866.

[23] Chen TH, Jansen L, Gondos A, et al. Survival of ovarian cancer patients in Germany in the early 21st century: a period analysis by age, histology, laterality, and stage[J]. Eur J Cancer Prev, 2013, 22(1): 59-67.

doi:10.1097/CEJ.0b013e3283552e28.

[24] Chen TH,Jansen L,Gondos A,et al. Survival of cervical cancer patients in Germany in the early 21st century:a period analysis by age,histology,and stage[J]. Acta Oncol,2012,51(7):915-921. doi:10.3109/0284186X.2012.708105.

[25] Chen TH,Jansen L,Gondos A,et al. Survival of endometrial cancer patients in Germany in the early 21st century:a period analysis by age,histology,and stage [J]. BMC Cancer,2012,12:128. doi:10.1186/1471-2407-12-128.

第 2 篇
基于人群的肿瘤长期生存评估方法学概述

基于人群的肿瘤登记数据评估肿瘤患者长期生存的方法学研究进展

摘　要　评估和监测癌症患者的长期生存情况,计算生存率是肿瘤登记机构的重要职责,同时也是评估癌症治疗效果及癌症负担的必要指标。长期生存率被广泛应用于肿瘤诊疗进展的监测。队列法是传统的肿瘤监测数据生存分析方法,在我国仍普遍使用;但队列法纳入的是往年诊断的癌症患者,不能体现新近诊断的癌症患者因医疗技术提高而产生的实际生存提高。因此,近年来在欧洲和北美出现了周期分析法和基于模型的周期分析法。周期分析法纳入的病例均为感兴趣时期内的病例,因此,能体现新近诊断癌症患者的实际生存情况;而基于模型的周期分析法不仅能利用已有的数据来估算生存率及分析变化趋势,还能预测未来的生存率。相比较于传统的队列法,周期分析法和基于模型的周期分析法在生存分析的时效性和准确性方面更具优势。本文就队列法、周期分析法和基于模型的周期分析法的概念、原理、计算方法和应用进行综述,为及时和精准评估肿瘤患者的生存情况奠定基础。

关键词　基于人群的肿瘤登记;生存分析;生存率;队列法;周期分析法;基于模型的周期分析法

癌症防治是目前全球关注的一个医学热点和难点。近年来,癌症已成为中国城市居民的第一死因和农村居民的第二死因[1]。基于全国肿瘤登记中心的数据估测,2015年全国新发癌症病例430万例(平均每天新发1.2万例),280万例患者死于癌症(平均每天0.75万例)[2]。随着中国人口老龄化、环境污染进一步恶化以及不良生活方式(如吸烟、酗酒、不健康的饮食习惯和缺乏运动等)增加,中国癌症的负担将进一步增加并将影响全球癌症的负担。

肿瘤登记是癌症防治工作最基本、最重要的一项基础性工作,可以清晰地描述出肿瘤登记区域内癌症的发病和死亡情况、人群和地理分布特点以及时间变化趋势,为评价癌症对人群健康的危害、制订癌症防治规划、评价癌症防治效果提供基础数据和科学依据。基于人群的肿瘤登记(population-based cancer registries)是国际上公认的癌症相关信息的收集方法,是一项按照严密的组织系统经常性地收集、储存、统计分析和报道癌症发病率、病死率和生存率的统计制度,对于及时准确地掌握人群的癌谱极为重要。

癌症患者的长期生存率是评估癌症治疗效果和癌症负担的必要指标,因此,评估和监测癌症患者的长期生存成为肿瘤登记机构的一项重要职责。通过准确及时地揭示一个国家或地区经济和医疗等基本条件差别显著的地域(例如城市和农村)间癌症患者长期生存率的整体状况及其动态趋势,并挖掘背后的主要因素,督促有关部门采取重要的行政和公共卫生干预措施以显著提高癌症患者的长期生存率。长期生存率如5年、10年生存率作为评价癌症预后的重要指标,被广泛应用于肿瘤诊疗进展的监测[3-5]。生存率包括观察生存率(observed survival rate)、相对生存率(relative survival rate)和期望生存率(expected survival rate)。其中,观察生存率是某人群中实际观察到的生存率;期望生存率是指某人群的一般生存率,可通过该人群的寿命表得到;相对生存率是观察生存率与期望生存率之比。相对生存率校正了性别、年龄、年代等因素对研究人群生存情况的影响[6],可反映理论情况下肿瘤为唯一死因人群的净生存率,且不同时期、不同人群的相对生存率可直接进行比较。因此,在实际应用中,相对生存率更为多见。

如何及时、准确地评估癌症患者的长期生存是一个全球性的技术难题。队列法作为传统的肿瘤监测数据生存分析方法,被广泛应用于估算肿瘤患者的长期生存率。然而,由于队列法纳入的是往年诊断的癌症患者,不能体现新近诊断的癌症患者因医疗技术提高而导致的实际生存提高。近年来周期分析法和基于模型的周期分析法逐渐应用于肿瘤患者的生存分析。本文就队列法、周期分析法和基于模型的周期分析法的概念、原理、计算方法和应用进行综述,为肿瘤患者的生存分析提供参考。

1 概念和原理

1.1 队列法

队列法是传统的肿瘤监测数据生存分析方法。该方法是根据癌症诊断年份定义的患者队列来评估癌症患者的生存情况,即计算被诊断为癌症以后生存一个特殊时间段(比如5年或10年)的患者所占的比例。以5年生存率为例,如感兴趣的时期为1973—1977年,则该队列纳入的对象为1968—1972年确诊的病例,随访时间为1968—1977年(表1)。队列法能反映肿瘤患者的长期生存情况,但由于纳入的病例为感兴趣时期之前(多年之前)而非感兴趣时期内确诊的病例,因此,不能体现出新近诊断的癌症患者因医疗技术提高而产生的实际生存率提高。随着肿瘤诊疗技术的提高,癌症患者的生存时间延长,采用队列法估计的生存率通常低于真实生存率。

1.2 周期分析法

鉴于队列法存在一定的局限性,Hermann Brenner于1996年提出一种新的生存分析方法,即周期分析法[7-8]。该方法纳入的病例分为两部分,一部分为感兴趣时期内新确诊的病例,另一部分为感兴趣时期之前确诊但在感兴趣时期内仍存活的病例。以5年生存率为例,如感兴趣的时期为1973—1977年,则纳入的对象为1968—1977年新确诊的病例和在1968年之前确诊且在1973—1977年仍存活的病例,随访时间为1973—1977年(表2-1-1)。在估算各年生存率时,用于估计第1年生存率的病例是在1972—1977年确诊的病例,用于估计第2年生存率的病例是在1971—1976年确诊的病例,以此类推。周期分析法在计算时需要对感兴趣时期开始(1973年1月1日)之前确诊的左截尾数据和感兴趣时期结束(1977年12月31日)后仍存活的右截尾数据进行处理。虽然周期分析法对数据的解释不如队列法简单直接,但由于纳入的病例较队列法多,并且均为感兴趣时期内的病例,因此能体现出新近诊断的癌症患者因医疗技术水平提高而导致的实际生存率提高。采用周期分析法估算的生存率更接近真实生存率。张华等[9]采用队列法和周期分析法分别分析了2002—2011年上海市某医院女性乳腺癌患者的生存情况。结果显示,采用队列法估算的5年生存率为84.7%,而采用周期分析法估算的5年生存率为90.9%,后者更接近真实生存率(92.3%)。但是,周期分析法也存在一定的局限性。从理论上来说,当肿瘤早期诊断和治疗技术未获得进步的情况下,患者的实际生存率并未提高,而只是推迟了因癌症死亡的时间,此时采用周期分析法估算的长期生存率可能存在高估的情况[8];然而,在实际应用中,生存率低估的可能性较理论上高估的可能性更大[10]。此外,估算生存率时需要在时效性和准确性之间权衡。周期分析法纳入的时期跨度较短,且为最近的年份,时效性得到保证,但在肿瘤登记处覆盖人群范围小、肿瘤病例少的情况下,准确性难以得到保证[11]。

1.3 基于模型的周期分析法

肿瘤登记系统的数据登记和发布普遍存在延迟性(一般滞后1~5年)。在无法获得最新

表2-1-1 队列法和周期分析法示意图

生存分析方法	确诊年份	随访年份													
		1968	1969	1970	1971	1972	1973	1974	1975	1976	1977	1978	1979	1980	1981	1982
队列法	1968	1	1/2	2/3	3/4	4/5	5									
	1969		1	1/2	2/3	3/4	4/5	5								
	1970			1	1/2	2/3	3/4	4/5	5							
	1971				1	1/2	2/3	3/4	4/5	5						
	1972					1	1/2	2/3	3/4	4/5	5					
	1973						1	1/2	2/3	3/4	4/5	5				
	1974							1	1/2	2/3	3/4	4/5	5			
	1875								1	1/2	2/3	3/4	4/5	5		
	1976									1	1/2	2/3	3/4	4/5	5	
	1977										1	1/2	2/3	3/4	4/5	5
周期分析法	1968	1	1/2	2/3	3/4	4/5	5									
	1969		1	1/2	2/3	3/4	4/5	5								
	1970			1	1/2	2/3	3/4	4/5	5							
	1971				1	1/2	2/3	3/4	4/5	5						
	1972					1	1/2	2/3	3/4	4/5	5					
	1973						1	1/2	2/3	3/4	4/5	5				
	1974							1	1/2	2/3	3/4	4/5	5			
	1875								1	1/2	2/3	3/4	4/5	5		
	1976									1	1/2	2/3	3/4	4/5	5	
	1977										1	1/2	2/3	3/4	4/5	5

注：虚线框内为感兴趣时期，框内数字代表确诊后随访年数（如1/2代表确诊后1~2年）。以5年生存率为例：如感兴趣时期为1973—1977年，按队列法原理纳入的对象为1968—1972年确诊的病例，随访时间为1968—1977年；而按周期分析法原理纳入的对象为1968—1977年新确诊的病例和在1968年之前确诊且在1973—1977年仍存活的病例，随访时间为1973—1977年。随后，队列法和周期分析法均采用寿命表法来估算生存率。

数据的情况下，采用周期分析法估算生存率也无法及时反映肿瘤患者最新的生存情况。因此Brenner等[11]在周期分析法的基础上，于2006年进一步提出了基于模型的周期分析法。该方法基于广义线性模型，利用已有完整的肿瘤登记系统数据来估算生存率、分析变化趋势以及预测未来的生存率。例如，某肿瘤登记系统最新的随访数据截至2011年，基于1997—2001年、2002—2006年和2007—2011年3个时期的数据，通过基于模型的周期分析法可以估算这3个时期的生存率以及分析变化趋势，还可以预测2012—2016年肿瘤患者的5年生存率（表2-1-2）。该方法是基于生存率随时期均匀变化的前提下建立模型的，理论上当生存率保持不变或均匀增加时，延长时间跨度，生存分析的准确性提高；反之，当生存率非均匀增加甚至减小时，延长时间跨度，生存分析的准确性降低[12]。此外，鉴于肿瘤的发生、发展和年龄有

表2-1-2　基于模型的周期分析法示意图

确诊年份	随访年份			
	1997—2001	2002—2006	2007—2011	2012—2016
1992—1996	■			
1997—2001	■	■		
2002—2006		■	■	
2007—2011			■	■
2012—2016				■

注：蓝色框内为按周期分析法原理纳入的时期，紫色框内为感兴趣时期。以预测2012—2016年肿瘤患者的5年生存率为例，具体计算方法为：首先按周期分析法的原理分别纳入1997—2001年、2002—2006年和2007—2011年3个时期确诊的病例；然后计算每1年的暴露人数和死亡人数，并计算每1年的条件1年生存率；最后以随访时期和随访年份为自变量，每1年的条件1年生存率为因变量，拟合回归模型（Poisson回归或二项回归）。

关，当纳入的时间跨度较长时，如10年、15年甚至更长，可按标准年龄构成做标化处理。相较于周期分析法，基于模型的周期分析法可纳入较长的时间跨度，且可以充分利用已有数据，提高生存分析的准确性和时效性。同时，通过拟合模型可评估协变量的作用，如年龄、肿瘤分期和种族等[11]。基于模型的周期分析法有其优势，但该方法也存在一定的局限性。当生存率不随时期均匀变化，而呈减小趋势时，此时可能会造成生存率的高估；反之，当生存率随着时间的推移大幅度增加，此时可能会造成生存率的低估。

2　计算方法

2.1　寿命表法

队列法和周期分析法均采用寿命表法来估算生存率[8]。应用寿命表法时，需将肿瘤数据整理成寿命表的形式。寿命表法可对截尾数据进行处理。

条件1年生存率表示为：

$$P_x = 1 - \frac{d_x}{l_x}$$

式中的d_x代表随访至第i年结束时的死亡人数，l_x代表暴露人数，x代表随访年份。

k年生存率由k年的条件1年生存率累乘而得，表示为：

$$S_k = \prod_{i=1}^{k} P_x$$

上述计算采用 Brenner 提供的 SAS 宏程序"period",可从网站(http://www.imbe.med.uni-erlangen.de/issan/issan.html)下载。

2.2 模型法

基于模型的周期分析法采用的是广义线性模型[11]。以预测 2012—2016 年肿瘤患者的 5 年生存率为例,首先按周期分析法的原理分别纳入 1997—2001 年、2002—2006 年和 2007—2011 年 3 个时期确诊的病例;然后计算每 1 年的暴露人数和死亡人数,并计算每 1 年的条件 1 年生存率;最后以随访时期和随访年份为自变量,每 1 年的条件 1 年生存率为因变量,拟合回归模型(Poisson 回归或二项回归)。

确诊后第 j 个时期随访第 i 年的条件 1 年生存率 r_{ij} 表示为:

$$r_{ij}=\exp[-\exp(\alpha_i+j\times\beta)]$$

式中的 j 代表随访时期,具体编码为:j=0 代表第 1 个随访时期,j=1 代表第 2 个随访时期,j=k 代表第 k+1 个随访时期。上述例子中,j=0 代表 1997—2001 年,j=1 代表 2002—2006 年,j=2 代表 2007—2011 年。i 代表每个时期内随访第 i 年,例如,在 1997—2001 年,1997 年对应 i=1,1998 年对应 i=2,以此类推。

第 j 个时期随访累计满 5 年的相对生存率表示为:

$$R_i=\prod_{i=1}^{5}r_{ij}=\prod_{i=1}^{5}\exp[-\exp(\alpha_i+j\times\beta)]$$

模型的拟合通过 SAS 软件的 GENMOD 过程实现。

3 应 用

Brenner 等[13]基于 SEER 数据库中 1973—2005 年的数据,采用队列法、周期分析法和基于模型的周期分析法分别估算了肿瘤登记数据延迟的多发性骨髓瘤患者的 5 年生存率。采用队列法估计 1996—2000 年、1995—1999 年、1994—1998 年和 1993—1997 年这 4 个时期的 5 年生存率分别为 28.6%、27.9%、28.0% 和 27.7%;周期分析法分别为 29.1%、28.6%、28.0% 和 28.1%;基于模型的周期分析法分别为 31.1%、29.7%、29.7% 和 30.1%。其中采用基于模型的周期分析法估计的生存率最接近各时期的真实生存率(32.1%、32.0%、32.1% 和 31.7%),周期分析法次之,队列法最差。

Brenner 于 2006 年首次提出基于模型的周期分析法,并进一步应用于生存率的估算,但研究中纳入的时间跨度仅为5年。为了进一步探索扩大时间跨度与生存分析准确性的关系，Brenner等[12]基于芬兰肿瘤登记处1953—2004年的数据，采用基于模型的周期分析法，分别纳入5年（1993—1997年）、10年（1988—1997年）和15年（1983—1997年）3个时间跨度的数据来估算20种常见肿瘤的5年生存率。结果显示，当时间跨度为10年时，对大多数肿瘤而言，估算的5年生存率更接近真实生存率。这提示采用基于模型的周期分析法进行生存分析时，10年为较合适的时间跨度。

近年来，国外欧美地区多个国家逐渐应用基于模型的周期分析法来监测肿瘤病例的生存情况，如波兰、意大利、荷兰、英国、挪威、瑞士、德国、立陶宛、美国等[14-19]。而在国内，周期分析法逐渐应用于肿瘤病例生存情况的监测，但至今尚未有采用基于模型的周期分析法来估算或预测生存率的研究报道。马雅婷等[20-21]基于河南省林州市肿瘤登记处1988—2002年的数据，采用周期分析法估算并分析了食管癌和胃癌患者的生存率及不同时期的变化。张欣锋等[22]基于河南省林州市肿瘤登记处1992—2004年的数据，采用队列法和周期分析法分别估算了1997—1999年食管癌和胃癌患者的5年生存率，结果显示，采用队列法估算的5年生存率分别为28.00%和23.19%，而周期分析法分别为36.67%和33.98%。采用周期分析法估计的生存率更接近真实生存率（36.82%和34.04%）。此外，张华等[9]采用队列法和周期分析法分析了2002—2011年上海市某医院女性乳腺癌患者的生存情况及不同时期的变化，结果也显示采用周期分析法估计的生存率更接近真实生存率。

4 结 语

基于人群的肿瘤登记数据评估癌症患者的长期生存是评估人群癌症负担及癌症治疗效果的必要指标。掌握准确及时的癌症长期生存数据也是制定癌症防控政策的必要依据。目前，周期分析法尚未在我国的肿瘤监测中普及，而基于模型的周期分析法则尚未在我国应用。相比较于传统的队列法，周期分析法和基于模型的周期分析法在生存分析的时效性和准确性方面更具优势，值得在我国进一步推广应用，为临床实践和公共卫生决策提供指导。

（唐慧娟，蒋曦依，楼建林，陈天辉）

参考文献：

[1] Zeng HM, Zheng RS, Guo YM, et al. Cancer survival in China, 2003-2005: a population-based study[J]. Int J Cancer, 2015, 136(8): 1921-1930.

［2］ Chen WQ,Zheng RS,Baade PD,et al. Cancer statistics in China,2015［J］. CA Cancer J Clin,2016,66(2):115-132.

［3］ Luo JF,Xiao LH,Wu CX,et al. The incidence and survival rate of population-based pancreatic cancer patients:Shanghai Cancer Registry 2004-2009［J］. PLoS One,2013,8(10):e76052.

［4］ Brenner H,Francisci S,de Angelis R,et al. Long-term survival expectations of cancer patients in Europe in 2000-2002［J］. Eur J Cancer,2009,45(6):1028-1041.

［5］ Sant M,Allemani C,Berrino F,et al. Breast carcinoma survival in Europe and the United States［J］. Cancer,2004,100(4):715-722.

［6］ 项永兵. 肿瘤流行病学研究资料的统计分析［J］. 中华流行病学杂志,1999,19(3):180-183.
Xiang YB. Statistical analysis of epidemiological data on cancer ［J］. Chinese Journal of Epidemiology,1999,19(3):180-183.

［7］ Brenner H,Gefeller O. An alternative approach to monitoring cancer patient survival［J］. Cancer,1996,78(9):2004-2010.

［8］ Brenner H,Gefeller O,Hakulinen T. A computer program for period analysis of cancer patient survival［J］. Eur J Cancer,2002,38(5):690-695.

［9］ 张华,曹志刚,柳光宇,等. 队列法、完全法和现时生存分析方法在乳腺癌随访研究中的应用［J］. 肿瘤,2014,34(6):550-556.
Zhang H,Cao ZG,Liu GY,et al. Use of cohort analysis,complete analysis and period analysis in estimating long-term survival of breast cancer［J］. Tumor,2014,34(6):550-556.

［10］ Brenner H,Söderman B,Hakulinen T. Use of period analysis for providing more up-to-date estimates of long-term survival rates:empirical evaluation among 370,000 cancer patients in Finland［J］. Int J Epidemiol,2002,31(2):456-462.

［11］ Brenner H,Hakulinen T. Up-to-date and precise estimates of cancer patient survival:model-based period analysis［J］. Am J Epidemiol,2006,164(7):689-696.

［12］ Brenner H,Hakulinen T. Maximizing the benefits of model-based period analysis of cancer patient survival［J］. Cancer Epidemiol Biomarkers Prev,2007,16(8):1675-1681.

［13］ Brenner H,Gondos A,Pulte D. Expected long-term survival of patients diagnosed with multiple myeloma in 2006-2010［J］. Haematologica,2009,94(2):270-275.

［14］ Gondos A,Bray F,Brewster DH,et al. Recent trends in cancer survival across Europe between 2000 and 2004:a model-based period analysis from 12 cancer registries［J］. Eur J Cancer,2008,44(10):1463-1475.

［15］ Gondos A,Bray F,Hakulinen T,et al. Trends in cancer survival in 11 European populations from 1990 to

2009:a model-based analysis[J]. Ann Oncol,2009,20(3):564-573.

[16] Gondos A,Holleczek B,Arndt V,et al. Trends in population-based cancer survival in Germany:to what extent does progress reach older patients?[J]. Ann Oncol,2007,18(7):1253-1259.

[17] Gondos A,Krilaviciute A,Smailyte G,et al. Cancer surveillance using registry data:Results and recommendations for the Lithuanian national prostate cancer early detection programme [J]. Eur J Cancer,2015,51(12):1630-1637.

[18] Sirri E,Castro FA,Kieschke J,et al. Recent trends in survival of patients with pancreatic cancer in Germany and the United States[J]. Pancreas,2016,45(6):908-914.

[19] Brenner H,Gondos A,Arndt V. Recent major progress in long-term cancer patient survival disclosed by modeled period analysis[J]. J Clin Oncol,2007,25(22):3274-3280.

[20] 马雅婷,连士勇,刘志才,等. 河南省林州市食管癌人群现时生存分析[J]. 中华预防医学杂志,2009,43(12):1100-1104.
Ma YT,Lian SY,Liu ZC,et al. Period survival analysis of esophageal cancer in Linzhou city of Henan province[J]. Chinese Journal of Preventive Medicine,2009,43(12):1100-1104.

[21] 马雅婷,连士勇,刘志才,等. 河南省林州市人群胃癌的现时生存分析[J]. 肿瘤,2009,29(7):650-653.
Ma YT,Lian SY,Liu ZC,et al. Period survival analysis of stomach cancer in the population of Linzhou city of Henan province[J]. Tumor,2009,29(7):650-653.

[22] 张欣峰,娄清涛,陆建邦,等. 现时生存分析方法的应用实践与评价[J]. 中国卫生统计,2011,28(1):26-28.
Zhang XF,Lou QT,Lu JB,etal. The application and evaluation of period survival analysis[J]. Chinese Journal of Health Statistics,2011,28(1):26-28.

基于人群的肿瘤登记数据评估肿瘤患者的长期生存：周期法优于传统方法

摘　要　**背景**：本研究基于中国东部地区台州市肿瘤登记处数据，采用周期分析法估算癌症患者的长期生存率，系统、全面地评估并验证其是否优于传统的队列法和完全法。**方法**：分别采用队列法、完全法和周期分析法估算患者的 5 年相对生存率，与实际观察到的真实生存率进行比较，采用偏差值（deviation value, DV）评价每种方法估算结果的精确度。采用标准误（standard error, SE）评价方法的稳健性。并进一步按性别、地区、诊断年龄和肿瘤部位进行分层分析。**结果**：实际观察到的患者的真实生存率为 51.4%。采用队列法、完全法和周期分析法估算的 5 年相对生存率分别为 36.3%（DV：−15.1%）、43.2%（DV：−8.2%）和 48.7%（DV：−2.7%）。进一步按性别、地区、诊断年龄和肿瘤部位分层后得到的 5 年相对生存率与真实生存率相比，周期分析法估算的精确度优于完全法和队列法。并且按稳健性排序，同样是周期法优于完全法和队列法（三种方法的稳健性均在可接受范围之内：SE<5）。**结论**：本研究首次基于华东地区肿瘤登记处数据评估癌症患者的长期生存，发现周期分析法与传统的队列法和完全法相比，能够提供及时和准确的总体和分层长期生存评估值。我们的研究可能会推动周期法在我国的广泛应用。

关键词　肿瘤登记；生存分析；队列法；完全法；周期分析法；浙江

1　前　言

长期生存率如 5 年相对生存率是评估癌症患者预后的重要指标，被全球基于人群的肿瘤登记机构广泛报道[1-2]。及时、准确地评估长期生存率有助于临床医生对疾病的管理，并且区域间或区域内癌症患者长期生存率之间的比较可以促进公共卫生干预措施的制定,最终提高癌症生存率。然而,如何及时、准确地评估长期生存率仍然是一个全球性的技术问题。

传统的队列法被广泛用于评估癌症患者的长期生存情况。然而,由于该方法排除了失访或在感兴趣时期内新近确诊而未完成全部随访的患者,导致生存率估算的准确度降低。此外,采用队列法估算的生存率反映的是感兴趣时期前确诊患者的生存状况,与观察到的实际生存率相比明显偏低[3]。因此,采用队列法评估长期生存率不能反映新近确诊的患者因医疗技术水平提高而导致的癌症生存率的提高。

为了最大限度地利用患者的生存信息,发展起了一种称为"完全法"的生存分析方法。该方法反映了感兴趣时期内及感兴趣时期前所有确诊的患者直到随访结束时的生存状况[4]。与队列法相比,完全法纳入了更多新近确诊的患者,因此能得到更及时、更准确的生存率估计值[5]。然而,该方法仍然纳入了感兴趣时期前确诊的患者,因此,也阻碍了对近期预后改善的反映。

鉴于传统的队列法和完全法存在一定的局限性,德国流行病学家Brenner等于1996年提出了一种新的生存分析方法,即"周期分析法"[6]。相比之下,周期分析法对感兴趣时期之前确诊的左截尾数据和感兴趣时期结束后仍存活的右截尾数据进行处理,只反映感兴趣时期内确诊的患者在随访时期内的生存状况[4]。因此,与传统的生存分析方法相比,周期分析法能提供更及时、更准确的生存率估计值,已在西方国家基于大型肿瘤登记数据库的研究中得到了系统的验证[3,7-8]。

周期分析法被视为基于人群肿瘤登记数据评估癌症患者长期生存的"金标准",已在全球范围内,特别是在欧洲和北美国家广泛应用[9-16]。然而,我国对周期分析法的应用仍然有限,并且往往仅限于分析单个肿瘤部位[17-20]。例如,张华等[17]采用上海市某医院的肿瘤登记数据分析后发现,与队列法和完全法相比,周期分析法可为女性乳腺癌患者提供更准确的长期生存率估计值;对于胃癌和食管癌患者的研究也得出了同样的结论[18-20]。事实上,我国尚未系统地采用周期分析法评估癌症患者的长期生存。例如,Zeng等[1]采用队列法估算了2003—2005年和2006—2008年期间癌症患者的相对生存率,而仅采用周期分析法估算了2009—2011年期间癌症患者的相对生存率。Allemani等[2]仅对2010—2014年确诊的患者采用了周期分析法进行生存评估,而对2000—2004年和2005—2009年确诊的患者采用的是队列法。综上,本研究基于中国东部地区台州市肿瘤登记处数据,首次全面、系统地对周期分析法评估癌症患者长期生存的精确度进行评估,并与传统的队列法和完全法进行比较。并且，我们假设周期分析法优于传统的生存分析方法。

2 材料与方法

2.1 数据来源

本研究数据来源于中国东部地区台州市的 9 个肿瘤登记处（2004—2018 年）。其中肿瘤登记的起始年份为 2004—2009 年（表 2-2-1）。采用国际疾病分类第 10 版（ICD-10）和国际肿瘤学疾病分类第 3 版（ICD-O-3）对肿瘤病例进行编码。采用被动和主动随访相结合的方法，随访至 2018 年底。在 2004 年 1 月 1 日至 2018 年 12 月 31 日期间，台州市 9 个肿瘤登记处共纳入 230 898 例肿瘤患者。采用 IARCcrgTools[21] 评估数据的质量（检查数据的完整性及每条肿瘤记录变量间逻辑的一致性），筛选及剔除不一致的数据（图 2-2-1）。使用 IARCcrgTools 进行数据转换（从 ICD-10 到 ICD-O-2，从 ICD-O-2 到 ICD-O-3，从 ICD-O-3 到 ICD-10）和不一致性检查后，共剔除了 43 270 例有错误信息的病例，保留了 187 628 例病例以供进一步分析。

成人和儿童肿瘤患者的生存率通常分开估计。因此，本研究仅评估成人肿瘤患者的生存率。在剔除 880 例年龄在 15 岁以下的患者后，保留在 2004—2018 年期间确诊为原发性恶性肿瘤（ICD 编码为 C00–D48）且年龄在 15 岁及以上的患者共计 186 748 例。

此外，基于 2004—2018 年"只有死亡医学证明书（death certificate only，DCO）"病例占所有登记肿瘤病例比例低于 13% 的标准对数据质量进行评估（因为 DCO% 低于 13% 表示该肿瘤登记处数据质量良好，这是本文通信作者陈天辉在德国与 Brenner 教授合作时由其直接推荐的）[1-2]。根据这一标准，本研究纳入了 4 个肿瘤登记处（路桥、温岭、仙居和玉环，DCO% 范围在 9.8%~12.1%）的 91 897 例病例进行进一步分析，共覆盖 260 万居民。

2009—2013 年是可以通过 3 种生存分析方法进行观察和估算生存率的最新确诊病例队列，即感兴趣时期。因此，本研究提取了 2004—2013 年间确诊的肿瘤患者的数据进行进一步分析。纳入病例共计 45 193 例，其中失访 2 148 例，DCO 6 658 例，原位癌 503 例，继发性肿瘤 89 例。因此，本研究最终纳入了 35 795 例病例进行分析验证（图 2-2-1）。

4 个肿瘤登记处（路桥、温岭、仙居和玉环）均直接提供了寿命表，包括根据性别、诊断年龄、地区（仅路桥属于城市，其余 3 处均属于农村）和年份进行分层的人口结构。

2.2 统计学分析

本研究采用 5 年相对生存率而非实际（观察）生存率评估长期生存状况，其反映理论情

表 2-2-1　采用队列法、完全法和周期分析法估算 2009—2013 年确诊患者 5 年相对生存率和真实生存率的数据说明

生存分析方法	诊断年份	随访年份														
		2004	2005	2006	2007	2008	2009	2010	2011	2012	2013	2014	2015	2016	2017	2018
真实生存率	2004	1	1/2	2/3	3/4	4/5	5									
	2005		1	1/2	2/3	3/4	4/5	5								
	2006			1	1/2	2/3	3/4	4/5	5							
	2007				1	1/2	2/3	3/4	4/5	5						
	2008					1	1/2	2/3	3/4	4/5	5					
	2009						1	1/2	2/3	3/4	4/5	5				
	2010							1	1/2	2/3	3/4	4/5	5			
	2011								1	1/2	2/3	3/4	4/5	5		
	2012									1	1/2	2/3	3/4	4/5	5	
	2013										1	1/2	2/3	3/4	4/5	5
队列法	2004	1	1/2	2/3	3/4	4/5	5									
	2005		1	1/2	2/3	3/4	4/5	5								
	2006			1	1/2	2/3	3/4	4/5	5							
	2007				1	1/2	2/3	3/4	4/5	5						
	2008					1	1/2	2/3	3/4	4/5	5					
	2009						1	1/2	2/3	3/4	4/5	5				
	2010							1	1/2	2/3	3/4	4/5	5			
	2011								1	1/2	2/3	3/4	4/5	5		
	2012									1	1/2	2/3	3/4	4/5	5	
	2013										1	1/2	2/3	3/4	4/5	5
完全法	2004	1	1/2	2/3	3/4	4/5	5									
	2005		1	1/2	2/3	3/4	4/5	5								
	2006			1	1/2	2/3	3/4	4/5	5							
	2007				1	1/2	2/3	3/4	4/5	5						
	2008					1	1/2	2/3	3/4	4/5	5					
	2009						1	1/2	2/3	3/4	4/5	5				
	2010							1	1/2	2/3	3/4	4/5	5			
	2011								1	1/2	2/3	3/4	4/5	5		
	2012									1	1/2	2/3	3/4	4/5	5	
	2013										1	1/2	2/3	3/4	4/5	5
周期法	2004	1	1/2	2/3	3/4	4/5	5									
	2005		1	1/2	2/3	3/4	4/5	5								
	2006			1	1/2	2/3	3/4	4/5	5							
	2007				1	1/2	2/3	3/4	4/5	5						
	2008					1	1/2	2/3	3/4	4/5	5					
	2009						1	1/2	2/3	3/4	4/5	5				
	2010							1	1/2	2/3	3/4	4/5	5			
	2011								1	1/2	2/3	3/4	4/5	5		
	2012									1	1/2	2/3	3/4	4/5	5	
	2013										1	1/2	2/3	3/4	4/5	5

注：灰色区域是计算后期观察的 5 年生存率和 5 年相对生存率的数据。格子内的数字代表确诊后随访年数。

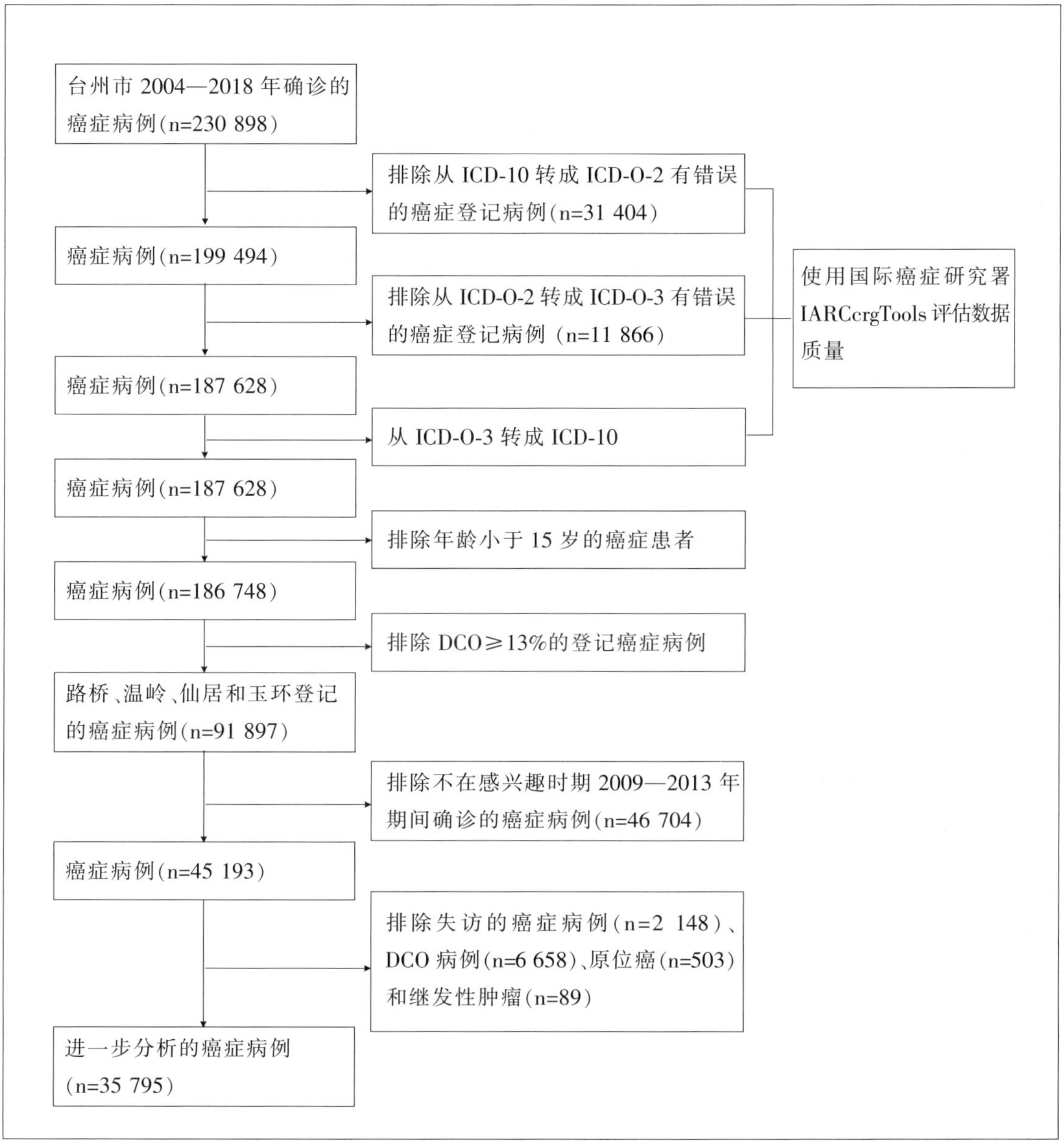

图 2-2-1 癌症病例选取流程图

况下肿瘤为唯一死因人群的净生存率[3]。相对生存率是指患者组实际观察到的生存率与某人群一般生存率的比值。而观察生存率指存活满5年的癌症患者占所有患者的比例。此外，根据按性别、诊断年龄、地区和年份分层的台州四地(路桥、温岭、仙居和玉环)人口寿命表，采用 Eender Ⅱ 法(对周期分析法进行了适当的调整)得到期望生存率[22]。并采用区间特定(条件)生存率的乘积来计算绝对累积生存率和期望累积生存率[23]。

分别采用3种生存分析方法(队列法、完全法和周期分析法)估算肿瘤患者的5年相对生存率,其评估过程说明如表2-2-1所示。实际观察到的5年生存率基于患者在2009—2018年期间的生存经历。队列法纳入的是在2004—2008年期间确诊并在2009—2013年期间完成随访的患者,反映了患者在2004—2013年期间的生存状况。完全法也反映了患者在2004—2013年期间的生存状况,但该方法纳入了更多新近确诊的患者,即在2009—2013年期间确诊的患者,随访期间2004—2013年;而未在2009—2013年期间完成随访的患者将在分析时按右截尾数据处理。与完全法一样,周期分析法纳入了在2004—2013年期间确诊的患者。然而,该方法通过对在2009年1月1日之前确诊的左截尾数据和在2013年12月31日之后仍存活的右截尾数据进行处理,最终仅反映患者在2009—2013年期间的生存状况。

分别采用队列法、完全法和周期分析法估算在2009—2013年期间确诊患者的总体5年相对生存率,并进一步按性别(男性和女性)、地区(城市和农村)、确诊年龄(<45、45~54、55~64、65~74和>74岁)和肿瘤部位(n=39)进行分层分析。为了评估3种方法的精确度,分别计算每种方法估算的5年相对生存率与相应时间段的实际生存率之间的偏差(deviation value,DV),其绝对值越小(无论偏离方向如何)表明精确度越高;采用标准误(standard error,SE)评价3种方法的稳健性,其数值越小表明稳健性越好(小于5%更优)。由于肿瘤登记、死亡随访和数据分析等方面的滞后性,上述方法仅在理论上可行。所有的统计分析均采用R统计软件(3.13版本)中的"periodR"软件程序包完成。

3 结　果

3.1 患者的基本特征

2004—2013年期间确诊患者的基本特征如表2-2-2所示。本研究共纳入35 795例患者,其中男性和女性患者分别为20 834例(58.2%)和14 961例(41.8%),城市和农村患者分别为4 224例(11.8%)和31 571例(88.2%)。排名前十位的恶性肿瘤占所有恶性肿瘤的80.1%,其中肺癌最多,其次是胃癌、肝癌、乳腺癌、结直肠癌、食管癌、甲状腺癌、子宫颈癌、鼻咽癌、脑和中枢神经系统恶性肿瘤。患者诊断年龄范围在15~112岁,中位年龄为63岁。甲状腺癌和其他内分泌腺癌患者的中位年龄最小(49岁),其他皮肤癌和前列腺癌患者的中位年龄最大(75岁)。

表 2-2-2　2004-2013 年诊断的患者基本特征

癌症部位	诊断年龄范围	诊断年龄中位数	男性人数	女性人数	总病例数	排位
口腔和咽	16~93	60	511	175	686	11
鼻咽	17~90	55	557	246	803	9
食管	30~93	69	1 331	615	1 946	6
胃	18~97	68	4 074	1 783	5 857	2
小肠	22~91	63	111	70	181	24
结直肠	18~94	65	1 149	987	2 136	5
肛门	25~94	67	58	48	106	29
肝	16~101	61	3 489	1 017	4 506	3
胆囊	30~93	68	150	133	283	21
胰腺	31~94	70	398	248	646	13
其他消化器官	29~92	70	98	52	150	26
肺	16~111	67	5 096	1 983	7 079	1
其他呼吸和胸腔器官	16~91	65	121	65	186	23
骨	36~88	63	142	69	211	22
皮肤黑色素瘤	23~97	68	76	67	143	28
其他皮肤部位	18~105	75	259	243	502	16
间皮瘤	23~82	64	24	13	37	35
结缔和软组织	19~90	60	86	91	177	25
乳房	18~92	50	45	2 433	2 478	4
阴道	34~95	72	–	26	26	37
子宫颈	21~93	50	–	1 332	1 332	8
子宫,部位不明	20~88	54	–	326	326	18
卵巢	15~86	54	–	342	342	17
其他女性生殖器官	34~89	54	–	70	70	31
阴茎	40~92	69	58	–	58	32
前列腺	29~94	75	640	–	640	12
睾丸	21~84	55	29	–	29	36
其他男性生殖器官	32~82	70	18	–	18	38
肾	24~93	61	215	105	320	20
膀胱	27~95	69	510	107	617	14
其他泌尿器官	43~88	74	31	7	38	34
脑和神经系统	15~93	59	403	375	778	10
甲状腺	16~112	49	405	1 341	1 746	7
肾上腺	31~91	61	22	18	40	33
其他内分泌腺	17~80	49	29	73	102	30
淋巴瘤	15~90	60	201	124	325	19
多发性骨髓瘤	23~88	65	93	51	144	27
白血病	15~98	57	279	224	503	15
其他部位	17~94	63	126	102	228	–
所有部位	15~112	63	20 834	14 961	35 795	

3.2 所用3种方法评估5年相对生存率的精确度比较

采用队列法、完全法和周期分析法分别估算得到的5年相对生存率如表2-2-3所示。实际观察到的2009—2013年期间确诊患者的5年真实生存率为51.4%。采用队列法、完全法和周期分析法估算的5年相对生存率分别为36.3%(DV:−15.1%,SE:0.7)、43.2%(DV:−8.2%,SE:0.5)和48.7%(DV:−2.7%,SE:0.3)。从偏差的负值中可以看出,上述3种方法估算得到的5年相对生存率均低于真实生存率。但与完全法和队列法相比,周期分析法具有更好的精确度和稳健性。进一步按性别、地区和诊断年龄进行的分层分析也显示周期分析法优于完全法和队列法。除了周期分析法估算的55~64岁(DV:1.9%)和65~74岁(DV:2.0%)患者以及完全法估算的农村地区(DV:3.7%)患者的偏差为正值外,其余均为负值,再次表明这3种方法估算得到的5年相对生存率均普遍低于真实生存率。

表 2-2-3 采用队列法、完全法和周期法估算的5年相对生存率与真实生存率及差异

病例特征	病例数	真实生存率(%)	队列法 点估计(%)	标准误(%)	偏差值(%)	完全法 点估计(%)	标准误(%)	偏差值(%)	周期法 点估计(%)	标准误(%)	偏差值(%)
性别											
男性	15 014	45.2	36.0	0.9	−9.2	40.0	0.7	−5.2	43.2	0.4	−2.0
女性	11 463	57.3	44.6	1.1	−12.7	52.2	0.8	−5.1	55.0	0.4	−2.3
诊断年龄											
<45	3 100	65.0	52.5	1.7	−12.5	60.0	1.1	−5.0	64.9	0.6	−0.1
45~54	4 842	62.1	50.4	1.4	−11.7	53.5	1.0	−8.6	59.7	0.6	−2.4
55~64	6 647	53.9	43.6	1.3	−10.3	46.6	1.0	−7.3	55.8	0.5	1.9
65~74	6 109	46.2	34.0	1.2	−12.2	38.6	1.0	−7.6	48.2	0.6	2.0
>74	5 779	41.0	31.9	2.9	−9.1	35.0	2.5	−6.0	39.6	0.8	−1.4
区域分布											
城镇	3 960	55.3	45.3	1.8	−10.0	50.7	1.4	−4.6	52.9	0.5	−2.4
农村	22 517	49.2	34.7	0.6	−14.5	52.9	0.5	3.7	47.0	0.3	−2.2
所有地区	26 477	51.4	36.3	0.7	−15.1	43.2	0.5	−8.2	48.7	0.3	−2.7

采用队列法、完全法和周期分析法分别估算得到的单个肿瘤部位的5年相对生存率如表2-2-4所示。不同部位肿瘤的预后不同,实际观察到的5年生存率从13.8%(胰腺癌)到99.0%(甲状腺癌)不等,其中超过一半部位肿瘤的5年生存率在50%以上。总体而言,在评估大部分肿瘤的5年相对生存率时,周期分析法优于传统的队列法和完全法。具体而言,与队列法相比,几乎所有部位肿瘤(n=37)采用周期分析法估算得到的5年相对生存率都更接近于观察到的5年生存率,但口腔和咽部癌(偏差分别为−3.7%和−2.3%)、肾癌(偏差分别

表 2-2-4　采用队列法、完全法和周期法估算的不同部位肿瘤的 5 年相对生存率与真实生存率及差异

癌症部位	病例数	观察生存率(%)	队列法 点估计(%)	队列法 标准误	队列法 偏差值(%)	完全法 点估计(%)	完全法 标准误	完全法 偏差值(%)	周期法 点估计(%)	周期法 标准误	周期法 偏差值(%)
口腔和咽	548	71.4	69.1	6.1	−2.3	67.4	3.9	−4.0	67.7	1.2	−3.7
鼻咽	578	63.7	59.3	2.9	−4.4	62.4	4.1	−1.3	62.3	1.1	−1.4
食管	1 221	42.2	24.0	2.4	−18.2	31.8	2.1	−10.4	36.8	1.1	−5.4
胃	3 884	46.2	35.5	1.6	−10.7	36.4	1.3	−9.8	42.2	0.6	−4.0
小肠	139	54.9	42.9	10.9	−12.0	44.1	8.0	−10.8	49.8	3.0	−5.1
结直肠	1 417	78.6	68.5	4.2	−10.1	74.2	2.6	−4.4	76.2	0.8	−2.4
肛门	94	72.5	94.7	17.5	22.2	65.1	11.7	−7.4	76.1	2.9	3.6
肝	2 974	23.9	5.1	1.1	−18.8	9.4	1.0	−14.5	16.4	0.7	−7.5
胆囊	233	22.8	−0.6	5.2	−23.4	1.9	4.4	−20.9	13.9	2.7	−8.9
胰腺	511	13.8	10.5	1.7	−3.3	12.5	3.0	−1.3	12.6	5.1	−1.2
其他消化器官	84	73.8	20.3	7.9	−53.5	43.8	8.0	−30.0	63.0	3.6	−10.8
肺	5 311	31.0	12.0	1.3	−19.0	17.2	1.1	−13.8	25.6	0.5	−5.4
其他呼吸和胸腔器官	169	56.3	94.4	14.1	38.1	68.2	7.1	11.9	52.3	2.6	−4.0
骨	165	42.6	21.4	9.4	−21.2	29.1	7.0	−13.5	37.9	2.7	−4.7
皮肤黑色素瘤	128	93.6	79.4	24.7	−14.2	95.9	16.7	2.3	88.2	2.2	−5.4
其他皮肤部位	421	93.7	81.4	13.2	−12.3	85.2	9.3	−8.5	88.5	1.1	−5.2
间皮瘤	31	32.0	89.0	28.6	57.0	43.3	15.7	11.3	35.9	7.4	3.9
结缔和软组织	153	59.1	60.3	13.2	1.2	64.5	8.0	5.4	59.1	2.7	0.0
乳房	1 973	89.4	77.7	2.3	−11.7	84.5	1.4	−4.9	89.8	0.3	0.4
阴道	23	96.5	80.9	45.4	−15.6	75.4	18.8	−21.1	92.6	6.4	−3.9
子宫颈	1 116	81.3	45.0	4.0	−36.3	68.0	2.6	−13.3	77.5	0.5	−3.8
子宫,部位不明	287	88.6	79.4	8.4	−9.2	85.9	3.6	−2.7	89.6	1.0	1.0
卵巢	280	56.3	51.9	8.0	−4.4	55.6	4.6	−0.7	55.4	1.6	−0.9
其他女性生殖器官	69	51.3	60.3	16.0	9.0	66.8	8.3	15.5	47.4	3.2	−3.9
阴茎	51	93.4	86.3	42.0	−7.1	85.7	26.4	−7.7	88.1	3.2	−5.3
前列腺	541	93.0	80.3	11.1	−12.7	85.9	6.9	−7.1	88.8	0.9	−4.2
睾丸	24	94.0	23.3	29.7	−70.7	85.1	40.1	−8.9	88.1	4.0	−5.9
其他男性生殖器官	17	93.0	80.1	0.0	−12.9	85.5	18.4	−7.5	94.2	6.9	1.2
肾	276	90.5	93.2	9.5	2.7	83.1	5.8	−7.4	86.8	1.6	−3.7
膀胱	501	93.1	82.5	8.4	−10.6	98.1	5.6	5.0	88.5	1.1	−4.6
其他泌尿器官	34	93.5	80.9	0.0	−12.6	85.4	15.4	−8.1	92.3	4.8	−1.2
脑和神经系统	603	71.5	46.9	4.6	−24.6	60.2	3.1	−11.3	67.4	1.3	−4.1
甲状腺	1 562	99.0	94.1	2.7	−4.9	97.5	1.4	−1.5	98.9	0.2	−0.1
肾上腺	39	69.2	80.4	0.0	11.2	76.7	17.3	7.5	80.6	4.7	11.4
其他内分泌腺	89	90.1	93.7	12.3	3.6	81.5	9.6	−8.6	89.6	1.8	−0.5
淋巴瘤	261	58.9	45.3	8.1	−13.6	52.3	5.4	−6.6	53.9	1.8	−5.0
多发性骨髓瘤	119	40.0	16.9	10.7	−23.1	29.7	8.0	−10.3	38.9	2.9	−1.1
白血病	343	38.4	9.0	3.6	−29.4	15.5	3.2	−22.9	27.7	1.9	−10.7
其他部位	208	59.8	67.0	15.6	7.2	50.2	7.1	−9.6	55.5	2.2	−4.3

为-3.7%和2.7%)除外,然而这些估计值也相当接近。与队列法相比,采用完全法估算得到的大多数部位肿瘤(n=31)的5年相对生存率更接近实际观察到的5年生存率,是第二准确的分析方法,其精确度通常介于队列法和周期分析法之间。

本研究还发现,对于预后较好的肿瘤,采用周期分析法得到的5年相对生存率与观察到的真实生存率非常接近,例如乳腺癌(DV:0.4%)和甲状腺癌(DV:-0.1%)。采用周期分析法估算得到的结缔组织和软组织恶性肿瘤的5年相对生存率(59.1%)更是与观察到的真实生存率完全一致。对于胰腺癌等预后较差的肿瘤,采用周期分析法估算得到的5年相对生存率(12.6%,DV:-1.2%)同样比队列法(12.5%,DV:-1.3%)和完全法(10.5%,DV:-3.3%)更接近真实生存率。然而在与观察到的真实生存率不太接近的情况下,周期分析法的精确度往往介于队列法和完全法之间,但肾上腺癌除外(周期分析法的精确度比队列法和完全法均低)。

4 讨 论

本研究利用中国东部地区台州市基于人群的肿瘤登记数据,对周期分析法和传统的队列法、完全法在肿瘤患者长期生存评估中的表现进行了全面和系统的评估。研究发现,与完全法和队列法相比,周期分析法估算得到的5年相对生存率更接近观察到的实际生存率。进一步根据性别、地区和诊断年龄进行的分层分析也支持此结论。此外,研究发现对于大多数部位肿瘤而言,周期分析法优于传统分析法,完全法是第二准确的分析方法,其精确度通常介于队列法和周期分析法之间。

队列法估算得到的肿瘤患者的总体长期生存率明显低于观察到的实际生存率,是由队列法纳入多年前诊断的患者所致,已在以往的研究中得到了证实[3,5,7,24]。相比之下,完全法和周期分析法都纳入了新近诊断的患者,且这些患者的数据被用于具体分析中。因此与队列法相比,完全法和周期分析法可以得到更精确的生存率估计值。然而,完全法仍然纳入了多年前诊断的患者,因此其估算的准确性较周期分析法低,也已在以往的研究中得到了证实[3,5,7,24-25]。进一步根据性别、地区和诊断年龄进行的分层分析也表明,与队列法和完全法相比,周期分析法能够提供更准确的生存率评估。因此,在利用基于人群的肿瘤登记数据进行长期生存率评估时,除传统的分析方法外,可建议将周期分析法作为一种标准方法,以得到更及时、更精确的长期生存率估计值。

研究还发现,在分析单个肿瘤部位时,周期分析法与完全法和队列法相比,能为大多数部位的肿瘤提供更准确的评估,特别是那些因医疗技术进步而改善预后的肿瘤(如乳腺癌和甲状腺癌),这也已在以往的研究中得到了证实[3,24,26-28],表明周期分析法可以更及时地发现肿瘤预后的改善。而对于预后较差的肿瘤(例如胰腺癌),周期分析法的估算准确度往往与队列法和完全法接近。此外,研究结果还揭示了一种潜在的趋势,即在病例数较少的情况下,采用队列法和完全法得到的估计值可能比周期分析法更准确。因此,在选择长期生存评估方法时,还应考虑肿瘤的类型和病例数,特别是对于病例数较少的肿瘤登记处而言。

虽然周期分析法可以提供更及时、更精确的长期生存评估,但如果早期发现或及时治疗只能推迟肿瘤造成的死亡,并不能提高治愈机会,那么周期分析法的估算结果就可能过于乐观,这也可能会阻碍该方法的应用[21]。然而,这个问题在本研究中并不明显,只有少数类型的肿瘤,特别是非常见的肿瘤,如间皮瘤的5年相对生存率被高估。相反,与观察到的实际生存率相比,周期分析法对于大多数部位肿瘤的生存估计往往偏于悲观,但仍比传统方法得到的结果更及时、更准确,这也在以往的研究中得到了证实[3,26-27,29]。对5年相对生存率的低估主要是由于早期发现、及时治疗的进展带来的预后的持续改善[22]。

本研究的优势在于:首先,据我们所知,这是首次利用华东地区基于人群的肿瘤登记处数据,通过与传统的队列法和完全法比较,对周期分析法在评估肿瘤患者长期生存方面的表现进行的全面评估,这为周期分析法作为传统方法的替代或补充提供了证据。其次,进一步按性别、地区、诊断年龄和肿瘤部位进行的分层分析,可以为临床医师更好地管理疾病提供指导。但是,本研究也有局限性。首先,由于缺乏数据,未进行其他变量(如组织亚型和肿瘤分期)的分层分析。因此,有必要纳入更多的变量信息进一步研究。其次,由于目前数据的局限性,只能以5年相对生存率为指标进行研究,无法考量更长的生存周期(如10年生存率)。因此,对更长周期的生存评估值得进一步的研究。

5 结 论

综上所述,本研究首次系统地利用中国东部地区的肿瘤登记数据,估算总体生存率和按性别、地区、诊断年龄和肿瘤部位分层分析后发现,周期分析法与传统的队列法和完全法相比,能够提供更及时、更准确的长期生存评估。尽管周期分析法的数据解释往往不够直截了当,但可被认为是除传统分析方法外评估癌症患者长期生存的一种有效替代或补充。我们的研究可能会推动周期分析法在我国的广泛应用。

(蒋曦依,王良友,程永然,唐慧娟,陈天辉)

参考文献：

[1] Zeng H,Chen W,Zheng R,et al. Changing cancer survival in China during 2003-15:a pooled analysis of 17 population-based cancer registries[J]. Lancet Glob Health,2018,6:e555–567.

[2] Allemani C,Matsuda T,Di Carlo V,et al. Global surveillance of trends in cancer survival 2000-14 (CONCORD-3):analysis of individual records for 37,513,025 patients diagnosed with one of 18 cancers from 322 population-based registries in 71 countries[J]. Lancet,2018,391:1023–1075.

[3] Brenner H,Soderman B,Hakulinen T. Use of period analysis for providing more up-to-date estimates of long-term survival rates:empirical evaluation among 370,000 cancer patients in Finland [J]. Int J Epidemiol,2002,31:456–462.

[4] Brenner H,Gefeller O. Deriving more up-to-date estimates of long-term patient survival [J]. J Clin Epidemiol,1997,50:211–216.

[5] Gondos A,Doehler B,Opelz G,et al. From cancer to transplantation:an evaluation of period analysis for calculating up-to-date long-term survival estimates[J]. Am J Epidemiol,2010,172:613–620.

[6] Brenner H,Gefeller O. An alternative approach to monitoring cancer patient survival[J]. Cancer-Am Cancer Soc,1996,78:2004–2010.

[7] Talbäck M,Stenbeck M,Rosén M. Up-to-date long-term survival of cancer patients:an evaluation of period analysis on Swedish cancer registry data[J]. Eur J Cancer,2004,40:1361–1372.

[8] Brenner H,Hakulinen T. Period versus cohort modeling of up-to-date cancer survival [J]. Int J Cancer,2008,122:898–904.

[9] Pulte D,Gondos A,Brenner H. Trends in survival after diagnosis with hematologic malignancy in adolescence or young adulthood in the United States,1981–2005 [J]. Cancer-Am Cancer Soc,2009,115:4973–4979.

[10] Hiripi E,Gondos A,Emrich K,et al. Survival from common and rare cancers in Germany in the early 21st century[J]. Ann Oncol,2012,23:472–479.

[11] Jansen L,Castro FA,Gondos A,et al. Recent cancer survival in Germany:An analysis of common and less common cancers[J]. Int J Cancer,2015,136:2649–2658.

[12] Allemani C,Weir HK,Carreira H,et al. Global surveillance of cancer survival 1995–2009:analysis of individual data for 25,676,887 patients from 279 population-based registries in 67 countries (CONCORD-2)[J]. Lancet,2015,385:977–1010.

[13] Brenner H. Long-term survival rates of cancer patients achieved by the end of the 20th century:a period analysis[J]. Lancet,2002,360:1131–1135.

[14] Brenner H,Hakulinen T. Long-term cancer patient survival achieved by the end of the 20th century:most up-to-date estimates from the nationwide Finnish cancer registry[J]. Br J Cancer,2001,85:367–371.

[15] Brenner H, Kaatsch P, Burkhardt-Hammer T, et al. Long-term survival of children with leukemia achieved by the end of the second millennium[J]. Cancer-Am Cancer Soc, 2001, 92: 1977–1983.

[16] Burkhardt-Hammer T, Spix C, Brenner H, et al. Long-term survival of children with neuroblastoma prior to the neuroblastoma screening project in Germany[J]. Med Pediatr Oncol, 2002, 39: 156–162.

[17] 张华, 曹志刚, 柳光宇, 等. 队列法、完全法和现时生存分析方法在乳腺癌随访研究中的应用[J]. 肿瘤, 2014, 34(6): 550–556.
Zhang H, Cao ZG, Liu GY, et al. Use of cohort analysis, complete analysis and period analysis in estimating long-term survival of breast cancer: a hospital-based report among 7 275 female patients [J]. Tumor, 2014, 34(6): 550–556.

[18] 马雅婷, 连士勇, 刘志才, 等. 河南省林州市人群胃癌的现时生存分析[J]. 肿瘤, 2009, 29(7): 650–653.
Ma YT, Lian SY, Liu ZC, et al. Period analysis in gastric carcinoma patients in Linzhou, Henan province[J]. Tumor, 2009, 29(7): 650–653.

[19] 马雅婷, 连士勇, 刘志才, 等. 河南省林州市食管癌人群现时生存分析[J]. 中华预防医学杂志, 2009, 43(12): 1100–1104.
Ma YT, Lian SY, Liu ZC, et al. Period analysis in esophageal carcinoma patients in Linzhou, Henan province [J]. Chinese Journal of Preventive Medicine, 2009, 43(12): 1100–1104.

[20] 张欣峰, 娄清涛, 陆建邦, 等. 现时生存分析方法的应用实践与评价[J]. 中国卫生统计, 2011, 28(1): 26–28.
Zhang XF, Lou QT, Lu JB, et al. Applied practice and evaluation of period analysis [J]. Chinese Journal of Health Statistics, 2011, 28(1): 26–28.

[21] IARC/IACR. IARCcrgTools[EB/OL]. [2021-06-25]. http://www.iacr.com.fr/index.php? option=com_content&view=article&id=72: iarccrgtools&catid=68: software&Itemid=445.

[22] Brenner H, Gefeller O, Hakulinen T. Period analysis for 'up-to-date' cancer survival data: theory, empirical evaluation, computational realisation and applications[J]. Eur J Cancer, 2004, 40: 326–335.

[23] Holleczek B, Gondos A, Brenner H. PeriodR- an R package to calculate long-term cancer survival estimates using period analysis[J]. Methods Inf Med, 2009, 48: 123–128.

[24] Ellison L. An empirical evaluation of period survival analysis using data from the Canadian cancer registry [J]. Ann Epidemiol, 2006, 16: 191–196.

[25] Steliarova-Foucher E, Arndt V, Parkin D, et al. Timely disclosure of progress in childhood cancer survival by 'period' analysis in the automated childhood cancer information system [J]. Ann Oncol, 2007, 18: 1554–1560.

[26] Brenner H, Hakulinen T. Advanced detection of time trends in long-term cancer patient survival: experience from 50 years of cancer registration in Finland[J]. Am J Epidemiol, 2002, 156: 566–577.

[27] Brenner H,Hakulinen T. Up-to-date long-term survival curves of patients with cancer by period analysis[J].J Clin Oncol,2002,20:826-832.

[28] Smith LK,Lambert PC,Jones DR. Up-to-date estimates of long-term cancer survival in England and Wales[J]. Br J Cancer,2003,89:74-76.

[29] Brenner H. Up-to-date survival curves of children with cancer by period analysis[J]. Br J Cancer,2003,88:1693-1697.

第 3 篇
单癌种长期生存的精准评估及预测——基于周期法

第3章 肺癌患者5年相对生存率的精准评估和预测

摘　要　**背景**：基于人群的肿瘤登记数据和使用周期分析来评估肺癌患者的长期生存期的研究在我国尚属罕见。我们的目的是使用来自浙江省台州市的肿瘤登记数据准确评估及预测肺癌患者的长期生存（5年相对生存率）。**方法**：选择台州市4个具有高质量数据的肿瘤登记处。纳入2004—2018年诊断为肺癌的患者。采用周期分析法评估长期生存率，并进一步按性别、诊断年龄和地区进行分层。此外，采用基于模型的周期分析法预测2019—2023年肺癌患者的5年相对生存率(RS)。**结果**：2014—2018年诊断的肺癌患者的5年RS为40.2%，其中男性为31.5%，女性为56.2%。观察到一个适度的年龄梯度，从<45岁到>74岁年龄段的5年相对生存率从50.5%逐渐下降到26.5%。城市5年RS高于农村（52.3% vs 38.9%）。2019—2023年肺癌患者的总体预测5年生存率为52.7%，男性和女性分别为43.0和73.2%。在预测中还观察到一个适度的年龄梯度。此外，农村和城市地区的5年相对生存率接近50%。**结论**：周期分析法可为肺癌患者提供及时、准确的生存评估，值得进一步推广应用，为肺癌的预防和干预提供重要依据。

关键词　肺癌；相对生存率；基于人群的肿瘤登记；周期分析法；预测

原发性支气管肺癌，简称肺癌，是指原发于支气管黏膜上皮或腺体的恶性肿瘤。根据组织病理学特点，主要分为鳞癌、腺癌、小细胞癌这几种类型。肺癌的发病机制迄今未完全明确，但有证据表明肺癌的发生与吸烟、空气污染、职业有害因素、饮食、遗传等因素有关。总的来说，遗传因素及环境因素共同参与其发病。

近年来随着社会经济的进步、工业化的发展、人们生活环境的变化,肺癌的发病率在世界范围内均有不同程度的上升,肺癌是我国乃至世界上最常见的恶性肿瘤,是男性和女性恶性肿瘤致死的主要原因,其发病率和死亡率都位居前列。2018年全球肺癌发病2 093 876例,占全部恶性肿瘤发病人数的11.6%,年龄标准化发病率为22.5/10万,居肿瘤发病第1位。其中,我国肺癌发病774 323例,占我国全部恶性肿瘤发病人数的18.1%,年龄标准化发病率为35.1/10万,发病率居第1位。英国肺癌发病52 320例,占英国全国恶性肿瘤发病人数的11.7%,年龄标准化发病率32.5/10万,居肿瘤发病率的第3位。美国肺癌发病227 356例,占美国全部恶性肿瘤发病人数10.7%,年龄标准化发病率35.1/10万,居肿瘤发病率的第2位[1]。表3-3-1列出了2018年肺癌发病率前25位的国家/地区[2],中国和美国发病率均为35.1/10万。

表3-3-1 2018年肺癌发病率前25位的国家/地区

编号	国家/地区	发病率(/10万)
1	匈牙利	56.7
2	塞尔维亚	49.8
3	新喀里多尼亚(法国)	42.3
4	希腊	40.5
5	法属波利尼西亚	39.8
6	黑山	39.7
7	比利时	39.0
8	关岛	37.9
9	土耳其	36.9
10	丹麦	36.6
11	波兰	36.5
12	朝鲜	36.2
13	波斯尼亚和黑塞哥维那	36.1
14	法国(大都会)	36.1
15	萨摩亚	35.4
16	中国	35.1
17	美国	35.1
18	马其顿	34.1
19	德国	33.7
19	爱尔兰	33.7
21	荷兰	33.3
22	斯洛文尼亚	32.9
23	克罗地亚	32.5
24	英国	32.5
25	斯洛伐克	31.2

2018年全球肺癌死亡1 761 00例,占全部恶性肿瘤死亡总数的18.4%,年龄标准化死亡率18.6/10万,居第1位。其中,我国肺癌死亡690 567例,占我国全部恶性肿瘤死亡总数的24.1%,年龄标准化死亡率30.9/10万。英国肺癌死亡37 688例,占英国全部恶性肿瘤死亡总数的21.1%,年龄标准化死亡率22.2/10万。美国肺癌死亡152 423例,占美国全部恶性肿瘤死亡总数的24.7%,年龄标准化死亡率22.1/10万[1],肺癌死亡率在中国、英国和美国都居第1位。

无论中国还是美国,男性肺癌患者的发病率和死亡率都高于女性患者(图3-3-1)[3]。我国近十年肺癌的发病率呈缓慢上升趋势,图3-3-1所示,2000—2010年,虽然男性发病率明显大于女性,但女性发病率平均每年的上升幅度大于男性,男性发病率在此期间有下降趋势,男性标化平均发病年龄也略有降低[4],2010年后男性和女性肺癌发病率呈现小幅度上升。近年来美国肺癌死亡率逐渐下降,而我国肺癌死亡率仍在上升,特别是男性肺癌患者死亡率增加明显(图3-3-1),有数据表明,2014年我国肺癌发病数约为78.1万例,死亡数约为62.6万例[5]。2018年我国肺癌新发病例约77.4万例,死亡数约69万例,其中男性发病病例约51.8万,男性死亡病例约47.2万例[1]。

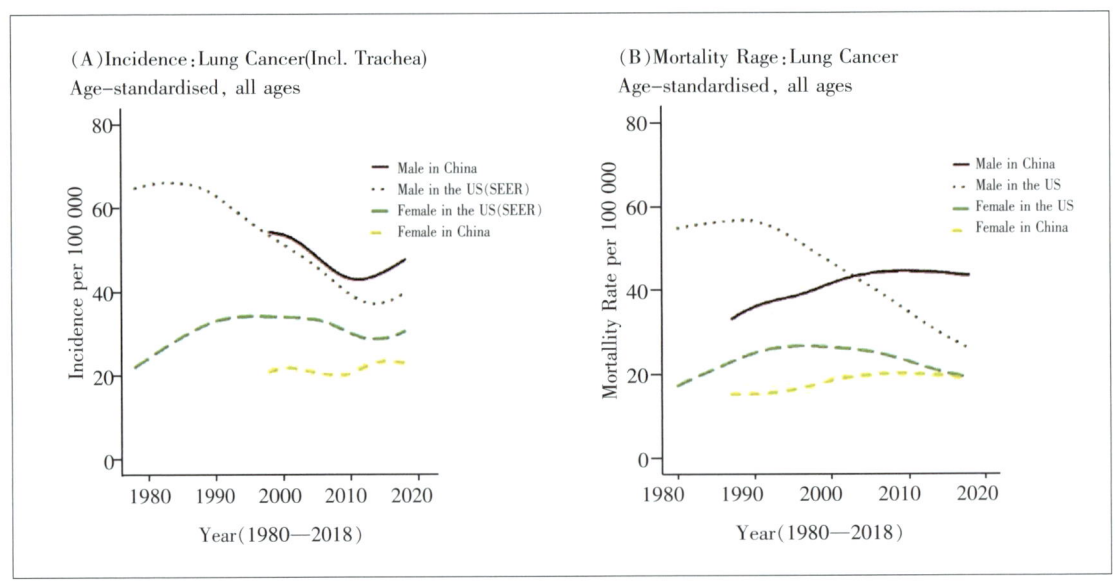

图3-3-1　1980—2018年中国和美国肺癌发病率(A)和死亡率(B)的趋势

浙江省位于东南沿海长江三角洲南翼,经济发达,物产富饶,2018年有人口5 737万人。2010—2014年,浙江省肿瘤登记地区共报告肺癌新发病例数为37 227例,占全部癌症发病的18.85%,其中男性新发病例数为25 608例,女性为11 619例[6]。台州位于浙江省中部沿海地区,2010—2016年台州市报告肺癌新发病例数为26 908例,占所有癌症新发病例的19.86%,其中男性发病18 840例,女性8 068例,男、女性发病性别比为2.34:1,肺癌新发病例居各类癌症发病的首位[7]。2010—2016年台州市报告肺癌死亡数为20 928例,占所有癌症死亡病例的28.73%,位居各类癌症死亡之首,其中男性死亡15 525例,女性5 403例,男、女性死亡性别比为2.87:1,居各类癌症死亡的第1位[7]。

在所有恶性肿瘤中肺癌的生存率不高,欧洲各国的5年生存率低于20%,北美为15%~19%,蒙古和泰国为7%~9%,2005—2009年间确诊的肺癌患者中,只有3个国家的肺癌5年生存率高于20%,分别是日本(30%)、以色列(24%)和毛里求斯(37%),而利比亚只有2%[8]。1995—1999年至2005—2009年期间,中国肺癌存活率上升了10%(从8%上升到18%),以色列、日本、韩国的存活率也提高了近10%[8]。2010—2014年期间,日本的肺癌5年生存率高达33%,而泰国、巴西、保加利亚和印度的存活率仍低于10%。1995—1999年至2000—2014年期间,肺癌的生存率总体上持平,但还是有20个国家(地区)的肺癌生存率增加了5%~10%,包括加拿大、美国、以色列、新加坡、澳大利亚以及15个欧洲国家,这期间肺癌存活率提高10%以上的国家有中国、日本和韩国[9]。

来自我国17个肿瘤登记中心的数据,2003—2005年、2006—2008年、2009—2011年和2012—2015年期间肺癌患者的年龄标化5年相对生存率分别为16.1%、15.8%、16.8%和19.7%[10],近10年我国肺癌的生存率呈现缓慢上升趋势,而且女性的5年生存率高于男性,农村地区患者的5年生存率低于城市患者[11]。表3-3-2为2003—2005年中国肺癌年龄标化5年相对生存率,无论是农村还是城市地区,女性肺癌患者的生存率都高于男性,而且农村地区的生存率只有11.2%,明显低于城市地区的19.5%。表3-3-3显示2003—2015年中国肺癌年龄标化5年相对生存率的趋势,2003—2015年期间,城市地区肺癌患者生存率从19.5%上升到23.8%,农村地区生存率也从11.2%增加到15.4%,而且无论城市地区还是农村地区,

表3-3-2 2003—2005年中国肺癌的年龄标化5年相对生存率(%)

性别	城市地区		农村地区		合计	
	病例数	RS(95%CI)	病例数	RS(95%CI)	病例数	RS(95%CI)
男性	9 639	19(18.1~19.9)	7 208	10.9(10.0~11.8)	16 847	15.4(14.8~16.0)
女性	5 689	20.5(19.4~21.8)	2 932	11.8(10.6~13.2)	8 621	17.4(16.5~18.3)
合计	15 328	19.5(18.8~20.3)	10 140	11.2(10.5~11.9)	25 468	16.1(15.6~16.6)

注:RS:relative survival,相对生存率;95%CI:95% confidence interval,95%置信区间

表3-3-3　2003—2015年中国肺癌的年龄标化5年相对生存率趋势

性别	城市地区					农村地区				
	2003—2005	2006—2008	2009—2011	2012—2015	平均变化	2003—2005	2006—2008	2009—2011	2012—2015	平均变化
男性	19.00% (18.1~19.9)	18.10% (17.3~18.9)	18.20% (17.4~19.0)	19.30% (18.6~20.0)	0.20% (−1.1~1.5)	10.90% (10.0~11.7)	10.40% (9.7~11.1)	12.00% (11.2~12.8)	14.30% (13.7~15.0)	1.30% (−0.6~3.2)
女性	20.50% (19.4~21.7)	22.60% (21.5~23.7)	23.90% (22.8~25.0)	30.80% (29.9~31.7)	3.40% (−0.3~7.2)	11.80% (10.5~13.2)	11.90% (10.8~13.0)	15.30% (14.0~16.6)	17.70% (16.7~18.7)	2.20% (0.2~4.2)
合计	19.50% (18.8~20.3)	19.70% (19.1~20.4)	20.30% (19.6~20.9)	23.80% (23.2~24.3)	1.50% (−0.9~3.9)	11.20% (10.5~11.9)	10.80% (10.2~11.4)	13.00% (12.3~13.7)	15.40% (14.9~15.9)	1.60% (−0.4~3.6)

女性肺癌患者的生存变化率明显高于男性。图3-3-2显示了2003—2015年,肺癌5年相对生存率明显低于所有肿瘤5年相对生存率的平均值,城市男性肺癌患者的5年生存率没有明显提升,城市女性患者5年生存率升高明显,农村男性和女性肺癌患者生存率也小幅度提高。

目前国内外评估肺癌5年相对生存率的方法主要是队列法和完全法，基于肺癌对人体健康和生命安全产生的危害，准确评估和预测肺癌患者5年相对生存率和分析影响生存率的因素是我国亟待解决的重大科技问题。近年研究表明,周期法在时间和效率上优于传统的队列法和完全法,周期法计算的5年相对生存率更接近于真实5年生存率[12]。我们的团队用周期法来评估浙江省台州市肺癌患者的总体5年相对生存率整体及分层数据。

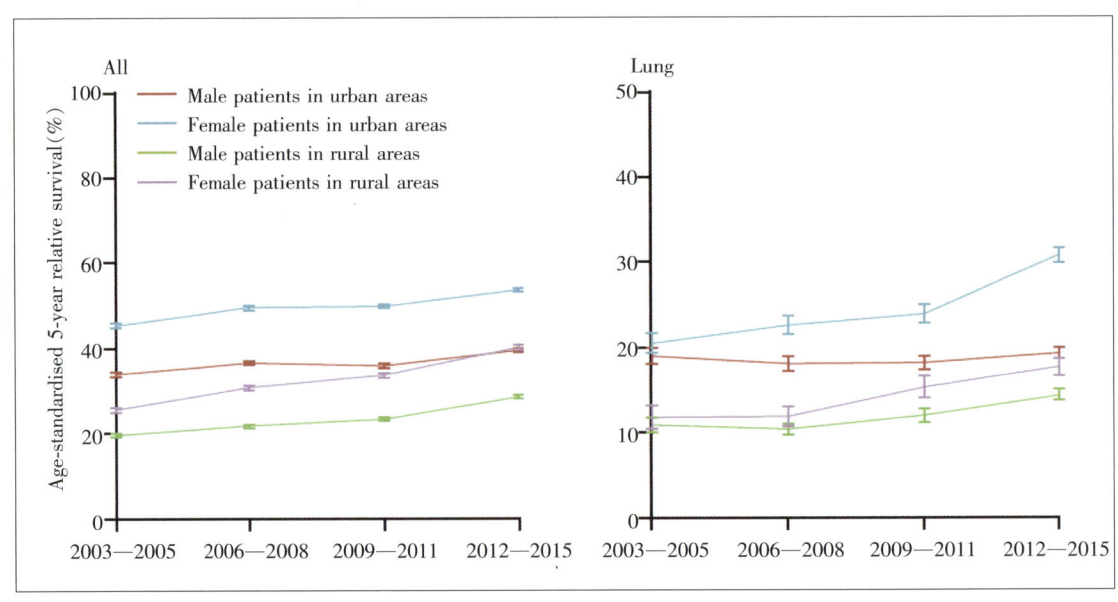

图3-3-2　2003—2015年中国肺癌的年龄标化5年相对生存率趋势图

1 应用周期法提供浙江省台州市肺癌患者及时准确的总体 5 年相对生存率及分层数据

评估肺癌 5 年相对生存率，反映的是肺癌患者在假设肺癌是其唯一死因的理想状况下的净死亡率，我们的团队第一次使用周期法来评估肺癌的 5 年相对生存率，也是我国首次用周期法评估肺癌患者长期生存情况。下面将周期法如何准确评估浙江省台州市肺癌患者的总体 5 年相对生存率和分层数据报告如下：

1.1 研究对象

研究数据来源于浙江省台州市肿瘤登记数据库。根据"只有死亡医学证明书(death certificate only, DCO)"病例比例小于 13% 的标准，从 9 个县区遴选出四县区（路桥区、玉环市、仙居县、温岭市）高质量的数据进一步分析，选取 2004 年 1 月 1 日至 2018 年 12 月 31 日期间诊断并随访至 2018 年 12 月 31 日的肺癌患者为研究对象，按照肺癌 ICD-10 编码 C33-C34 从数据库中纳入肺癌患者总共 20 491 例，删除其中失访 1 172 例，记录不详 300 例，删除最后随访时间缺失的病例 2 907 例，最终纳入 16 112 例合格病例。

1.2 统计学处理

用周期法计算 2014—2018 年期间肺癌患者的 5 年相对生存率。周期法纳入的研究对象分为两部分，即一部分是感兴趣时期内新确诊的患者，另一部分是感兴趣时期之前确诊但在感兴趣时期内仍存活的患者。纳入的研究对象是 2014—2018 年确诊的患者以及在 2009—2013 年确诊且在 2014—2018 年存活的患者，随访时间为 2014—2018 年。该方法需对感兴趣时期之前确诊的左删失数据和感兴趣时期结束之后仍存活的右删失数据进行处理。周期法是将数据整理成寿命表的形式，计算随访第 i 年的条件 1 年生存率 S_i，表示为：

$$S_i = 1 - \frac{d_i}{n_i - c_i/2}$$

式中 n_i 代表随访第 i 年的年初人口数，d_i 代表随访至第 i 年结束时的死亡人数，c_i 代表第 i 年内删失人数。k 年的真实生存率 $\overline{S_k}$ 由 k 年的条件 1 年生存率累乘而得，表示为：

$$\overline{S_k} = \prod_{i=1}^{k} S_i$$

相对生存率是真实生存率与期望生存率之比，表示为：

$$R_i = \frac{\overline{S_k}}{S_k^*}$$

当计算 5 年相对生存率时,上式中的 k=5。其中,式中 $\overline{S_k}$ 代表真实生存率,S_k^* 代表期望生存率。其中,期望生存率采用 Ederer II 法计算。相对生存率的点估计值及其标准误采用 Greenwood 法计算。

相对生存率是观察到的生存与人群中同时期、同性别及同年龄组人群的期望生存率的比值。期望生存率来自于按照年龄、性别、地区及纪年时间分类的人群寿命表。周期法评估 2014—2018 年期间肺癌患者总体 5 年相对生存率及分层(性别、诊断年龄、区域)数据。

1.3 肺癌发病基本情况

在 2004—2018 年期间,浙江省台州市四县区肺癌患者发病情况见表 3-3-4。发病总人数是 16 112 例。男性和女性发病人数分别是 10 901 例和 5 211 例。诊断年龄在<45 岁、45~54 岁、55~64 岁、65~74 岁和>74 岁的患者发病人数分别是 610 例、2 075 例、4 434 例、4 872 例和 4 121 例。城镇和农村发病人数分别是 2 489 例和 13 623 例。肺癌患者平均诊断年龄是 65.9 岁。

1.4　2014—2018 年肺癌患者生存率

在 2014—2018 年期间,浙江省台州市四县区肺癌患者的 5 年相对生存率是 40.2%,结果见表 3-3-5。进一步将 5 年相对生存率的不同影响因素(性别、诊断年龄、地区)进行分层分

表3-3-4　浙江省台州市四县区肺癌发病基本情况(2004—2018 年)

病例特征	总病例 (16 112 例)	诊断区间		
		2004—2008 年 (1 782 例)	2009—2013 年 (5 331 例)	2014—2018 年 (8 999 例)
性别				
男性	10 901	1 318	3 798	5 785
女性	5 211	464	1 533	3 214
区域分布				
城镇	2 489	40	877	1 572
农村	13 623	1 742	4 454	7 427
平均年龄(岁)	65.9	65.8	66.2	65.6
诊断年龄(岁)				
<45	610	74	187	349
45~54	2 075	246	632	1 197
55~64	4 434	404	1 488	2 542
65~74	4 872	635	1 574	2 663
>74	4 121	423	1 450	2 248

表3-3-5 2014—2018年台州市四县区肺癌患者生存率

病例特征	估计值(%)	标准误
全部患者	40.2	0.5
性别		
男性	31.5	0.7
女性	56.2	0.8
诊断年龄(岁)		
<45	50.5	1.6
45~54	42.9	1.5
55~64	36.0	0.9
65~74	32.1	0.8
>74	26.5	0.4
区域分布		
城镇	52.3	1.1
农村	38.9	0.6

析。男性和女性患者5年相对生存率分别是31.5%和56.2%。在不同诊断年龄分层中,<45岁、45~54岁、55~64岁、65~74岁和>74岁患者的5年相对生存率分别是50.5%、42.9%、36.0%、32.1%和26.5%。城镇和农村患者的5年相对生存率分别是52.3%和38.9%。

2 基于模型的周期法预测浙江省台州市肺癌患者的未来5年相对生存率

2.1 方法

基于完整的肿瘤登记数据,在周期法的基础上建立广义线性模型,可估算肿瘤患者的生存率,分析生存率变化趋势及预测未来生存率。例如,某肿瘤登记系统最新的随访患者数据截至2018年12月31日,基于2004—2008年、2009—2013年和2014—2018年3个时期的数据,可预测2019—2023年确诊患者的生存率。基于模型的周期法充分利用了已有的肿瘤登记系统数据,提高了生存分析的准确性和时效性(表3-3-6)。上述计算利用R软件中的广义线性模型GLM函数和PeriodR包实现。基于模型的周期法预测2019—2023年期间肺癌患者的总体生存率,再按照性别、诊断年龄和区域进一步分层分析。

2.2 预测2019—2023年肺癌患者生存率

预测2019—2023年期间肺癌患者的5年相对生存率为52.7%,总体5年相对生存率在

表3-3-6 基于模型的周期法原理图

确诊年份	随访年份			
	2004—2008	2009—2013	2014—2018	2019—2023
1999—2003				
2004—2008				
2009—2013				
2014—2018				
2019—2023				

4个时期都呈升高趋势。女性患者在4个时期的5年相对生存率都高于男性患者，与2009—2013年期间相比，后2个时期男性和女性的5年相对生存率差异在逐渐增大（图3-3-3），预测2019—2023年，男性5年相对生存率43.0%，女性5年相对生存率73.2%（表3-3-7）。在诊断年龄分层中，除了55~64岁年龄段在2009—2013年期间出现下降趋势，其他各诊断年龄分层患者的5年相对生存率在4个时期都呈升高趋势（图3-3-4），预测2019—2023年，诊断年龄分层中<45岁、45~54岁、55~64岁、65~74岁和>74岁患者的5年相对生存率分别是75.7%、58.2%、52.0%、50.7%和43.5%（表3-3-7）；预测2019—2023年城镇患者的5年相对生存率呈下降趋势（图3-3-5），而农村患者的5年相对生存率将高于城镇患者，农村和城镇均接近50%（表3-3-7）。

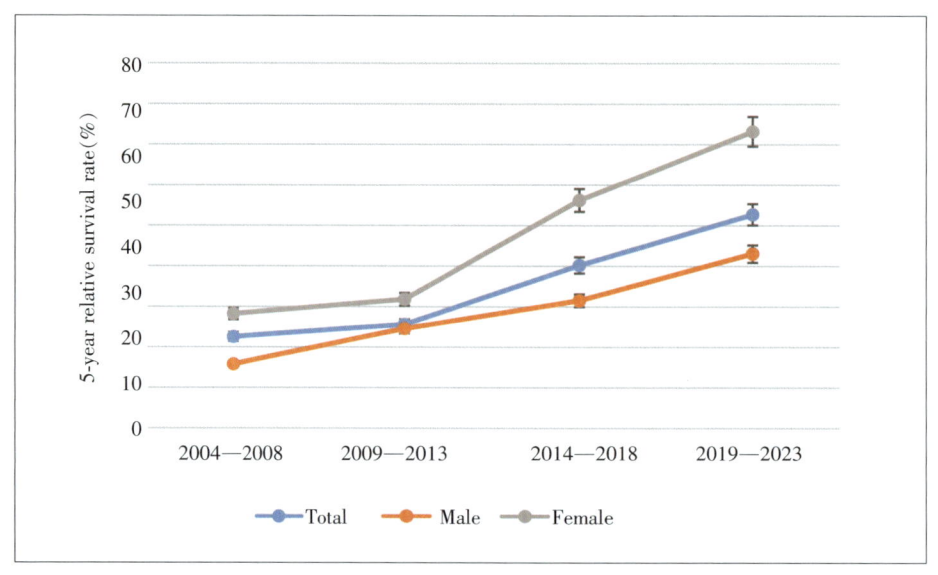

图3-3-3 2004—2023年台州市男性和女性肺癌患者的5年相对生存率

表3-3-7　预测2019—2023年台州市四县区肺癌患者的生存率

病例特征	估计值（%）
全部患者	52.7
性别	
男性	43.0
女性	73.2
诊断年龄（岁）	
<45	75.7
45~54	58.2
55~64	52.0
65~74	50.7
>74	43.5
区域分布	
城镇	52.3
农村	55.1

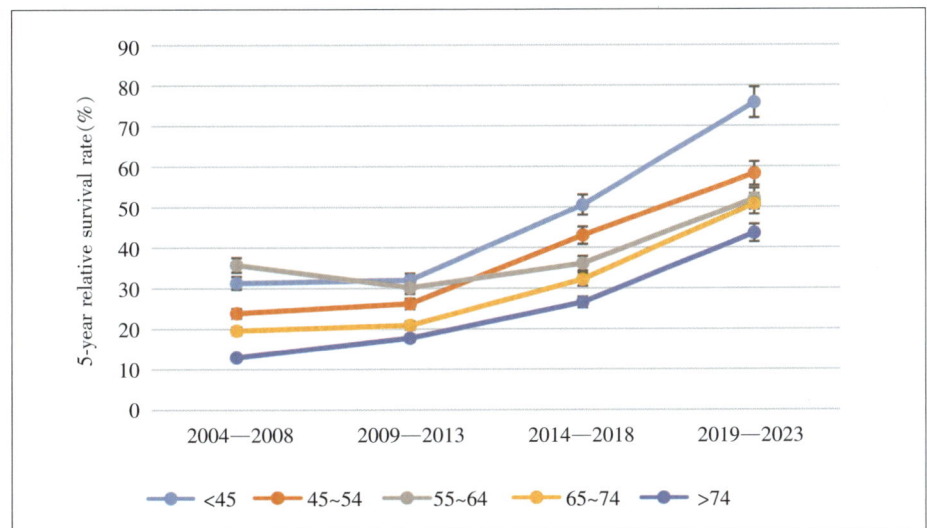

图3-3-4　2004—2023年台州市不同诊断年龄组肺癌患者的5年相对生存率

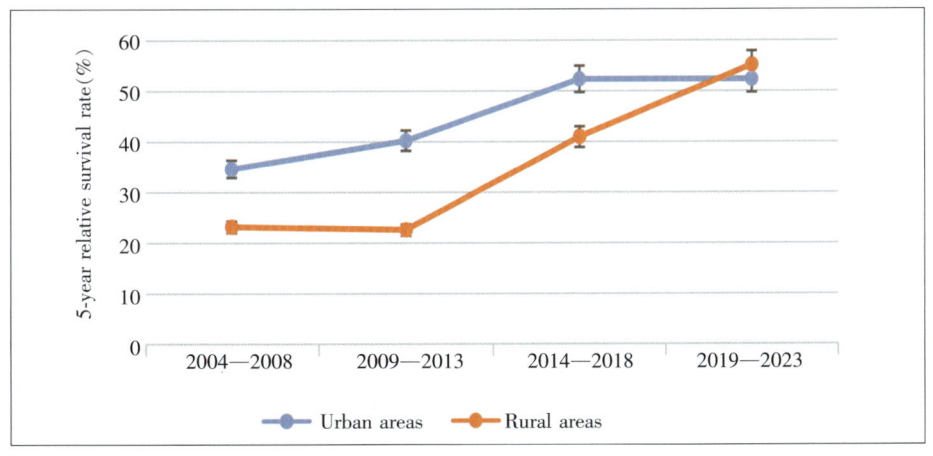

图3-3-5　2004—2023年台州市农村和城镇肺癌患者的5年相对生存率

3 影响台州市肺癌患者5年相对生存率的因素分析

相对生存率是衡量长期生存率的一个重要指标,它反映了某一地区癌症预防和预后的水平。肿瘤患者5年相对生存率的计算方法有队列法、完全法和周期法。我们之所以选择周期法,是因为Brenner[13]提出相对另外两种较为传统的方法,周期法是一种及时、准确评估长期生存率的新方法。周期法也被称为评估癌症患者长期生存率的"金标准"。然而,由于公开的癌症登记数据有延迟,所以周期法不能反映癌症患者的最新长期生存率,生存率可能被低估,使周期法评估生存率存在一定折衷。因此,Brenner[14]在2006年进一步提出了基于模型的周期法,这种方法不仅可以估计近期的生存趋势,而且可以利用肿瘤登记数据预测未来的生存率[15]。我们能提供最新和准确的台州市肺癌患者(2014—2018年)的生存率,就是用基于模型的周期法,而且根据2004—2018年台州市人口肿瘤登记处的数据还可以精准预测2019—2023年的生存率。

许多研究[14-16]证明,在使用大数据集时,周期法比完全法和队列法提供更精确的癌症生存率估计。我们的研究结果发现,虽然2004—2008年、2009—2013年和2014—2018年期间肺癌患者数量在增加(表3-3-4),但肺癌患者的5年相对生存率在这3个时期也在提高(图3-3-3)。长期生存率的显著提高证实了台州市肺癌预后良好的趋势,这个结果与其他亚洲国家如日本[17]和韩国[18]的趋势相似。

我们根据文献报道推测,肺癌的早期筛查、规范化治疗和扩大医疗保险可能是台州市5年相对生存率增加的主要原因。首先,CT肺癌筛查在我国已逐步应用于健康体检,CT肺癌筛查可早期发现肺癌和发现后早期治疗。在中国,CT筛查可降低大约72万人死亡和580万人的寿命减少,在不同的指导方针下,男性和女性的死亡率分别降低6.30%~6.58%和1.97%~2.79%[19]。近几年研究表明,低剂量计算机断层扫描(low-dose computed tomography,LDCT)的筛查已被证明有助于降低与肺癌相关的死亡率,如果不进行CT筛查,2016—2050年期间,将有1 498万人死于肺癌[20]。第二,肺癌的治疗方法在不断更新。手术是主要的治疗方法,除了外科手术外,还有其他治疗方法,包括放射治疗、胸腔镜下肺段切除术和热消融治疗等。其中,胸腔镜下肺段切除术的5年总生存率和无复发生存率分别为93.4%和90.8%[21]。即使是非小细胞肺癌早治疗后的生存期也比晚期治疗明显延长[22]。第三,在我国,自2009年医疗体制改革以来,实施了有效的策略来扩大医疗保险,近年来,无论是在城市还是农村地区,都能获得负担得起的医疗服务[23],从而使得患者及早就医,早发现早治疗,提高了肺癌患者的生存率。

在这项研究中,肺癌患者的相对生存率按诊断年龄、性别和地区进一步分层。诊断年龄在 65 岁至 74 岁之间的肺癌患者人数最多,平均诊断年龄为 65.9 岁(表 3-3-4,图 3-3-4),与其他研究相似[18,24]。此外,随着诊断年龄的增加,5 年生存率下降(表 3-3-5,表 3-3-7),由此说明发现越早,生存率越高。值得注意的是,4 个时期男性患者的 5 年生存率均低于女性患者,男性和女性患者之间的差距随着时间推移逐渐增大。众多研究证明,无论在中国[7,25]还是国外[26],男性肺癌的发病率和死亡率均高于女性,而且男性的 5 年生存率也低于女性[27]。现在中国一半以上的男性是烟民,随着中国人口老龄化,吸烟死亡人数将达到前所未有的水平[19]。目前被诊断患有肺癌的吸烟者发病年龄有年轻化趋势,而且老年人中吸烟者的比例也在不断上升[28],并且与吸烟者相比,从不吸烟者肺癌的预后更好[29]。室内接触二手烟和环境污染是导致不吸烟女性患肺癌的主要危险因素。因此,吸烟可能是导致男性和女性肺癌生存率不同的主要原因。所以,尽早全面戒烟,减少二手烟接触,可能会减少肺癌的发生,提高肺癌的生存率,尤其是对中老年男性患者尤其重要。

2004—2008 年、2009—2013 年和 2014—2018 年期间,居住在农村地区的肺癌患者数量是城镇地区的 5 倍多(表 3-3-4)。2014—2018 年城镇和农村患者的 5 年相对生存率分别是 52.3%和 38.9%。农村肺癌人数多,生存率低,也是农村地区的医疗补助扩展率低[30]、CT 筛查较少[31]和晚发现晚治疗[32]等因素导致。与城市人口相比,农村人口的吸烟率更高[33]。所以农村地区肺癌的 5 年相对生存率比城镇要低。但预测模型却显示了农村肺癌患者相对生存率朝着积极良好的结果发展,在 2019—2023 年期间,农村地区肺癌患者 5 年相对生存率达到 55.1%,超过了城镇地区的 52.3%(表 3-3-7),说明台州市农村肺癌的生存率有了很大的提高,而且超过了城镇地区。这意味着台州市政府对农村医疗卫生建设的重视将取得良好的结果。扩大医疗保险、戒烟、加强 CT 筛查和有效治疗措施等,也许是提高台州市农村肺癌患者生存率的方式方法。值得注意的是,随着农村人群收入的提高,胸部 CT 筛查越来越被人们接受,这可能也是发现农村高危人群的有效手段[34]。我们发现,预测 2019—2023 年台州市肺癌患者 5 年整体生存率为 52.7%(表 3-3-7),明显高于 2014—2018 年的 40.2%(表 3-3-5),说明台州市医疗体系和肺癌筛查体系在不断完善,当前的医疗政策在发挥积极作用。

总之,本文应用周期法提供浙江省台州市及时准确的肺癌 5 年相对生存率整体及分层数据,以及在基于模型的周期法的基础上,建立了一个 GLM 模型预测肺癌患者的生存变化趋势，预测浙江省台州市肺癌患者的未来5年相对生存率。本文根据国际疾病分类法选出ICD-10编码为C33-C34肺癌患者，并且台州市9个肿瘤登记处的数据是合理的、高质量的，再根据DCO比例小于13%，对4个肿瘤登记处的数据进行进一步分析，删除失访、未知和缺失病例。因此，本研究计算的长期生存率的数据是可靠和严谨的。

（李润华，张　敏，程永然，蒋曦依，唐慧娟，王良友，陈天辉，陈必成）

参考文献：

[1] Feng RM, Zong YN, Cao SM, et al. Current cancer situation in China: good or bad news from the 2018 Global Cancer Statistics?[J]. Cancer Commun (Lond), 2019, 39(1):22.

[2] Word Cancer Research Fund, AmericanInstitute for Cancer Research. Lung cancer statistics[EB/OL].https://www.wcrf.org/dietandcancer/cancer-trends/lung-cancer-statistics.

[3] Yang DW, Liu Y, Bai CX, et al. Epidemiology of lung cancer and lung cancer screening programs in China and the United States[J]. Cancer Lett, 2020, 468:82–87. DOI: 10.1016/j.canlet.2019.10.009.

[4] Didkowska J, Wojciechowska U, Mańczuk M, et al. Lung cancer epidemiology: contemporary and future challenges worldwide[J]. Ann Transl Med, 2016, 4(8):150. DOI: 10.21037/atm.2016.03.11.

[5] 陈万青，李贺，孙可欣，等. 2014年中国恶性肿瘤发病和死亡分析[J]. 中华肿瘤杂志, 2018, 40(1):5-13. Chen WQ, Li H, Sun KX, et al. Report of cancer incidence and mortality in China, 2014[J]. Chinese Journal of Oncology, 2018, 40(1):5-13.

[6] 李雪琴，陈中文，金鎏，等. 2010年至2014年浙江省肿瘤登记地区肺癌发病和死亡情况分析[J]. 中国肿瘤临床, 2018, 45(22):1151-1154. Li XQ, Chen ZW, Jin L, et al. Analysis of incidence and mortality of lung cancer in cancer registries of Zhejiang, 2010–2014[J]. Chinese Journal of Clinical Oncology, 2018, 45(22):1151-1154.

[7] 柴文杰，王良友，乔冬菊，等. 2010~2016年浙江省台州市肺癌发病和死亡趋势分析[J]. 中国肿瘤, 2018, 27(7):509-513. Chai WJ, Wang LY, Qiao DJ, et al. Incidence and mortality trend of lung cancer in Taizhou city, Zhejiang province from 2010 to 2016[J]. China Cancer, 2018, 27(7):509-513.

[8] Allemani C, Weir HK, Carreira H, et al. Global surveillance of cancer survival 1995–2009: analysis of individual data for 25,676,887 patients from 279 population-based registries in 67 countries (CONCORD-2)[J]. Lancet, 2015, 385(9972):977-1010.

[9] Allemani C, Matsuda T, Di Carlo V, et al. Global surveillance of trends in cancer survival 2000–14

(CONCORD-3): analysis of individual records for 37 513 025 patients diagnosed with one of 18 cancers from 322 population-based registries in 71 countries[J]. Lancet, 2018, 391(10125): 1023-1075.

[10] Zeng HM, Chen WQ, Zheng RS, et al. Changing cancer survival in China during 2003-15: a pooled analysis of 17 population-based cancer registries[J]. Lancet Glob Health, 2018, 6(5): e555-e567.

[11] Zeng HM, Zheng RS, Guo YM, et al. Cancer survival in China, 2003-2005: a population-based study[J]. Int J Cancer, 2015, 136(8): 1921-1930.

[12] Jiang XY, Wang LY, Cheng YR, et al. Assessment of long-term survival of cancer patients using cancer registry data from eastern China: period analysis is superior to traditional methods [J]. Int J Cancer, 2020, 147(4): 996-1005.

[13] Brenner H, Arndt V. Further enhanced monitoring of cancer patient survival by stage-adjusted period analysis[J]. Cancer Epidemiol Biomarkers Prev, 2005, 14(8): 1917-1921.

[14] Brenner H, Hakulinen T. Up-to-date and precise estimates of cancer patient survival: model-based period analysis[J]. Am J Epidemiol, 2006, 164(7): 689-696.

[15] Gondos A, Bray F, Brewster DH, et al. Recent trends in cancer survival across Europe between 2000 and 2004: a model-based period analysis from 12 cancer registries [J]. Eur J Cancer, 2008, 44(10): 1463-1475.

[16] Brenner H, Hakulinen T. Up-to-date long-term survival curves of patients with cancer by period analysis [J]. J Clin Oncol, 2002, 20(3): 826-832.

[17] Oze I, Ito H, Nishino Y, et al. Trends in small-cell lung cancer survival in 1993—2006 based on population-based cancer registry data in Japan[J]. J Epidemiol, 2019, 29(9): 347-353.

[18] Shin A, Oh CM, Kim BW, et al. Lung cancer epidemiology in Korea[J]. Cancer Res Treat, 2017, 49(3): 616-626.

[19] Sheehan DF, Criss SD, Gazelle GS, et al. Evaluating lung cancer screening in China: implications for eligibility criteria design from a microsimulation modeling approach[J]. PLoS One, 2017, 12(3): e0173119.

[20] Sharma M, Surani S. Exploring novel technologies in lung cancer diagnosis: do we have room for improvement?[J]. Cureus, 2020, 12(1): e6828.

[21] Mun MY, Nakao M, Matsuura Y, et al. Thoracoscopic segmentectomy for small-sized peripheral lung cancer[J]. J Thorac Dis, 2018, 10(6): 3738-3744.

[22] Akyıl M, Tezel Ç, Akyıl FT, et al. Prognostic significance of pathological complete response in non-small cell lung cancer following neoadjuvant treatment[J]. Turk Gogus Kalp Damar Cerrahisi Derg, 2020, 28(1): 166-174.

[23] Xu AJ, Zare H, Dai X, et al. Defining hospital community benefit activities using Delphi technique: A comparison between China and the United States[J]. PLoS One, 2019,14(11):e0225243.

[24] Tan KS, Eguchi T, Adusumilli PS. Reporting net survival in populations: a sensitivity analysis in lung cancer demonstrates the differential implications of reporting relative survival and cause-specific survival[J]. Clin Epidemiol, 2019,11:781-792.

[25] Cao MM, Chen WQ. Epidemiology of lung cancer in China[J]. Thorac Cancer, 2019,10(1):3-7.

[26] Bhatta DN, Hiatt RA, Van Loon K, et al. Exposure to household tobacco smoke and risk of cancer morbidity and mortality: analysis of data from the Afghanistan demographic and health survey 2015[J]. Prev Med, 2019,123:217-224.

[27] Brustugun OT, Grønberg BH, Fjellbirkeland L, et al. Substantial nation-wide improvement in lung cancer relative survival in Norway from 2000 to 2016[J]. Lung Cancer, 2018,122:138-145.

[28] Campling BG, Ye Z, Lai YZ, et al. Disparity in age at lung cancer diagnosis between current and former smokers[J]. J Cancer Res Clin Oncol, 2019,145(5):1243-1251.

[29] Boeckx B, Shahi RB, Smeets D, et al. The genomic landscape of nonsmall cell lung carcinoma in never smokers[J]. Int J Cancer, 2019,146(11):3207-3218.

[30] Eberth JM, Zahnd WE, Adams SA, et al. Mortality-to-incidence ratios by US congressional district: implications for epidemiologic, dissemination and implementation research, and public health policy[J]. Prev Med, 2019,129S:105849.

[31] Odahowski CL, Zahnd WE, Eberth JM. Challenges and opportunities for lung cancer screening in rural America[J]. J Am Coll Radiol, 2019,16(4 Pt B):590-595.

[32] Nicoli CD, Sprague BL, Anker CJ, et al. Association of rurality with survival and guidelines-concordant management in early-stage non-small cell lung cancer[J]. Am J Clin Oncol, 2019,42(7):607-614.

[33] Nash SH, Day G, Zimpelman G, et al. Cancer incidence and associations with known risk and protective factors: the Alaska EARTH study[J]. Cancer Causes Control, 2019,30(10):1067-1074.

[34] Chen YF, Watson TR, Criss SD, et al. A simulation study of the effect of lung cancer screening in China, Japan, Singapore, and South Korea[J]. PLoS One, 2019,14(7):e0220610.

第4章 甲状腺癌患者5年相对生存率的精准评估和预测

摘 要 背景：基于人群的肿瘤登记数据和周期分析法，使用浙江省台州市的肿瘤登记数据准确评估及预测甲状腺癌患者的长期生存情况。方法：选择台州市4个具有高质量数据的肿瘤登记处，纳入2004—2018年诊断为甲状腺癌的患者。采用周期分析评估长期生存率，并进一步按性别、诊断年龄和区域进行分层，并采用基于模型的周期分析法预测2019—2023年甲状腺癌患者的5年相对生存率(RS)。结果：2014—2018年诊断的甲状腺癌患者的5年RS为87.7%，其中男性为79.4%，女性为91.2%。5年相对生存率从<45岁年龄段的94.9%逐渐下降到>74岁年龄段的81.3%。城镇5年RS高于农村(93.2% vs 86.1%)。与2009—2013年期间相比，2014—2018年期间总体5年相对生存率呈上升趋势。2019—2023年甲状腺癌患者的总体预测5年生存率为91.4%，男性和女性分别为84.3%和92.5%。与2014—2018年期间相比，预测2019—2023年期间男性与女性患者的5年相对生存率差异将会减小。结论：由于周期分析可为甲状腺癌患者提供及时准确的生存评估，值得进一步推广应用，为甲状腺癌的预防和干预提供重要依据。

关键词 甲状腺癌；相对生存率；基于人群的肿瘤登记；周期分析法；预测

甲状腺癌(thyroid cancer)是临床上最常见的甲状腺恶性肿瘤，占全身恶性肿瘤的1%~1.5%[1]。除髓样癌外，绝大部分甲状腺癌起源于滤泡上皮细胞，是全球发病率增长速度最快的恶性肿瘤之一，其发生极易消耗患者家庭的财力和精力，严重影响到患者的生命健康和生存质量[2-4]。国际癌症研究署发布GLOBOCAN 2018最新数据显示，甲状腺癌在全球有56.7万例,全球发病率为3.1/10万,其发病率排名第9位;女性发病率比男性高约3倍(10.2/10万)[5]。中国肿瘤登记地区数据显示,2010年全国城市地区甲状腺癌发病率约为5.34/10万,农村地区发病率约为2.88/10万[6]。2013年全国城市地区发病率上升到15.03/10万,同时,农村地区上升到5.41/10万[7]。2012年,我国国家癌症中心发布的肿瘤登记年报显示,城市女性甲状腺癌患病位居女性癌症第4位[8]。

近30年来,甲状腺癌发病率持续快速增长,引起了人们的广泛关注[9-12]。然而,甲状腺癌的生存率在全球大部分地区逐年升高,据以往文献报道,20世纪40年代美国甲状腺癌病人5年存活率仅为64.0%,20世纪60年代生存率(美国白种人)升高至83.0%[13]。2013年美国国家卫生健康研究院监测、流行病学和最终结果 SEER(Surveillance, Epidemiology, and End Results Program)数据库发布癌症病人生存现状调查数据,甲状腺癌病人5年相对存活率(经种族、性别、诊断年数、临床分期和年龄调整)上升至98.2%,在所有癌症中排第2位[14-17]。据欧洲87个癌症数据登记处统计,在2000—2007年期间,欧洲29个国家1年、5年生存率分别达到91%和87%[18-19]。

中国22个癌症登记处分别提供了2003—2005年、2004—2005年甲状腺癌生存率的数据情况,2003—2005年期间甲状腺癌的生存率为67.5%,女性生存率(73.7%)高于男性生存率(54.3%)[20];2012—2015年,甲状腺癌生存率已上升到84.3%,女性生存率(86.5%)依旧高于男性(79.3%)[21]。有研究显示,2003—2015年浙江省甲状腺癌5年生存率达到96.98%,与其他癌症同期生存率相比,排第1位[22],分别高于2002—2012年上海市男性(93%)和女性(95.3%)甲状腺癌5年生存率[23],远高于1985—1999年陕西省男性(73.3%)和女性(80.9%)甲状腺癌5年生存率[24]。我国甲状腺癌发病率逐年升高,甲状腺癌病人生存现状与欧美等西方国家尚存在较大差距。但在过去40年中,我国甲状腺癌的诊治逐渐发生了变化,精准的术前诊断,全面的病情评估,规范化的手术及术后治疗,精准化功能保护,规范化随访,都进一步提高了甲状腺癌患者的生存率[13]。

长期存活率如5年、10年存活率作为评价癌症预后的重要指标,被广泛应用于肿瘤诊疗进展的监测[25-26]。甲状腺癌患者长期生存的精准评估与预测信息对于评估癌症治疗效果和癌症负担至关重要。准确、及时地揭示一个国家或地区经济和医疗等基本条件差别显著的地域间甲状腺癌患者长期存活率的整体状况及其动态趋势,并挖掘背后的因素,可督促有关部门采取重要的行政和公共卫生干预措施以提高患者的长期存活率。如何及时、准确地评估甲状腺癌患者的长期存活是一个全球性的技术难题。近年来出现了周期分析法和基于模型的周期分析法,基于人群的肿瘤登记数据准确评估甲状腺癌患者的长期生存。周期分析法能够提供更及时、更准确的甲状腺癌患者的长期生存率。相较于传统的队列法,周期分析法和基于模型的周期分析法在生存分析的时效性和准确性方面更具优势。周期分析法纳入的病例均为感兴趣时期内的病例,能够体现新近诊断患者的实际生存情况;而基于模型的周期分析法不仅能利用已有的数据来估算存活率和分析变化趋势,还能预测未来的存活率[27-28]。

基于肿瘤登记数据对甲状腺癌患者采用周期分析法系统地评估长期生存率,国内至今未见文献报道。本文旨在应用周期法提供浙江省台州市及时的 5 年相对生存率及分层数据,并基于模型的周期分析法的概念、原理、计算方法和应用预测浙江省台州市甲状腺癌患者未来 5 年长期生存率。

1 甲状腺癌患者长期生存精准评估:周期分析法的应用

应用周期分析法评估浙江省台州市及时的 5 年相对生存率及分层数据。本研究数据来源于浙江省台州市肿瘤登记数据库:包括 9 个县区数据,根据"只有死亡医学证明书(death certificate only,DCO)"病例比例小于 13% 的标准纳入四县区(路桥区、玉环市、仙居县、温岭市)数据进一步分析。选取 2004 年 1 月 1 日至 2018 年 12 月 31 日期间诊断的患者为研究对象,随访至 2018 年 12 月 31 日。按照甲状腺癌 ICD-10 编码 C73 从数据库中纳入甲状腺癌患者总共 8 066 例。删除失访 867 例,记录不详 104 例,删除 DCO 病例 42 例,然后通过 IARCcrgTools 工具进一步审核数据后(删除逻辑错误 218 例),最终纳入 6 835 例合格病例。

本文首先采用周期分析法报道 2014—2018 年期间甲状腺癌患者的 5 年相对生存率。周期分析法纳入的研究对象分为两部分,即一部分是感兴趣时期内新确诊的患者,另一部分是感兴趣时期之前确诊但在感兴趣时期内仍存活的患者。纳入的研究对象是 2014—2018 年确诊的患者以及在 2009—2013 年确诊且在 2014—2018 年存活的患者,随访时间为 2014—2018 年。该方法需对感兴趣时期之前确诊的左删失数据和感兴趣时期结束之后仍存活的右删失数据进行处理。周期分析法是将数据整理成寿命表的形式,计算随访第 i 年的条件 1 年生存率 S_i,表示为:

$$S_i = 1 - \frac{d_i}{n_i - c_i/2}$$

式中 n_i 代表随访第 i 年的年初人口数,d_i 代表随访至第 i 年结束时的死亡人数,c_i 代

第 i 年内删失人数。k 年的真实生存率 $\overline{S_k}$ 由 k 年的条件 1 年生存率累乘而得,表示为:

$$\overline{S_k}=\prod_{i=1}^{k} S_i$$

相对生存率是真实生存率与期望生存率之比,表示为:

$$R_i=\frac{\overline{S_k}}{S_k^*}$$

当计算 5 年相对生存率时,上式中的 k=5。其中,式中 $\overline{S_k}$ 代表真实生存率,S_k^* 代表期望生存率。其中,期望生存率采用 Ederer Ⅱ 法计算。相对生存率的点估计值及其标准误采用 Greenwood 法计算。

结果显示,在 2004—2018 年期间,浙江省台州市四县区甲状腺癌患者的发病情况见表 3-4-1,发病总人数是 6 835 例。男性和女性发病人数分别是 1 619 例和 5 216 例。诊断年龄在<45 岁、45~54 岁、55~64 岁、65~74 岁和>74 岁的患者发病人数分别是 2 317 例、2 488 例、1 423 例、482 例和 125 例。城镇和农村患者的发病人数分别是 1 374 例和 5 461 例。在 2004—2008 年、2009—2013 年和 2014—2018 年期间发病人数分别是 162 例、1 503 例和 5 170 例。浙江省台州市四县区甲状腺癌患者的平均诊断年龄是 49.3 岁。

在 2014—2018 年期间,浙江省台州市四县区甲状腺癌患者的 5 年相对生存率是 87.7%,结果见表 3-4-2。进一步按照性别、诊断年龄和区域进行分层分析,男性和女性患者的

表 3-4-1 浙江省台州市四县区甲状腺癌发病基本情况(2004—2018 年)

病例特征	总病例 (6 835 例)	诊断区间		
		2004—2008 年 (162 例)	2009—2013 年 (1 503 例)	2014—2018 年 (5 170 例)
性别				
男性	1 619	35	350	1 234
女性	5 216	127	1 153	3 936
区域分布				
城镇	1 374	25	252	1 097
农村	5 461	137	1 251	4 073
平均年龄(岁)	49.3	47.4	49.5	48.4
诊断年龄(岁)				
<45	2 317	76	526	1 715
45~54	2 488	44	489	1 955
55~64	1 423	23	337	1 063
65~74	482	17	113	352
>74	125	2	38	85

5年相对生存率分别是79.4%和91.2%。在不同诊断年龄分层中，<45岁、45~54岁、55~64岁、65~74岁和>74岁患者的5年相对生存率分别是94.9%、92.1%、91.2%、85.8%和81.3%。城镇和农村患者的5年相对生存率分别是93.2%和81.3%。

表 3-4-2　2014—2018 年台州市四县区甲状腺癌患者生存率

病例特征	估计值(%)	标准误
全部患者	87.7	0.5
性别		
男性	79.4	0.4
女性	91.2	0.2
诊断年龄(岁)		
<45	94.9	0.3
45~54	92.1	0.3
55~64	91.2	0.7
65~74	85.8	1.8
>74	81.3	4.2
区域分布		
城镇	93.2	0.3
农村	86.1	0.2

2　甲状腺患者长期生存预测：基于模型的周期分析法的应用

肿瘤登记系统的数据登记和发布普遍存在延迟性(一般滞后1~5年)。在无法获得最新数据的情况下，采用周期分析法估算存活率也无法及时反映肿瘤患者最新的生存情况。因此Brenner等[29]在周期分析法的基础上，于2006年进一步提出了基于模型的周期分析法。

基于模型的周期法预测2019—2023年期间浙江省台州市四县区甲状腺患者的总体生存率，再按照性别、诊断年龄和区域进一步分层分析甲状腺患者的生存率。基于完整的肿瘤登记数据，在周期分析法的基础上建立广义线性模型，可估算甲状腺癌患者的生存率、分析生存率变化趋势及预测未来生存率。该方法是基于存活率随时期均匀变化的前提下建立的模型，理论上当存活率保持不变或均匀上升时，延长时间跨度，生存分析的准确性提高；反之，当存活率非均匀上升甚至下降时，延长时间跨度，生存分析的准确性降低[30]。例如，某肿瘤登记系统最新的随访患者数据截至2018年12月31日，基于2004—2008年、2009—2013年和2014—2018年3个时期的数据，可预测2019—2023年确诊甲状腺癌患者的生存率，首先按周期分析法的原理分别纳入以上 3 个时期确诊的病例；然后计算每 1 年的暴露人数和死亡人数，并计算每 1 年的条件 1 年生存率；最后以随访时期和随访年份为自变量，每 1 年的条件 1 年生存率为因变量拟合回归模型(Poisson 回归或二项回归)。

确诊后第 j 个时期随访第 i 年的条件 1 年生存率 r_{ij} 表示为：

$$r_{ij}=\exp[-\exp(\alpha_i+j\times\beta)]$$

式中的 j 代表随访时期，具体编码为：j=0 代表第 1 个随访时期,j=1 代表第 2 个随访时期,j=k 代表第 k+1 个随访时期。上述例子中,j=0 代表 2004—2008 年,j=1 代表 2009—2013 年,j=2 代表 2014—2018 年。i 代表每个时期内随访第 i 年,例如,在 2004—2008 年,2004 年对应 i=1,2005 年对应 i=2,以此类推。

第 j 个时期随访累计满 5 年的相对存活率表示为：

$$R_j=\prod_{i=1}^{5}r_{ij}=\prod_{i=1}^{5}\exp[-\exp(\alpha_i+j\times\beta)]$$

基于模型的周期法充分地利用了已有的肿瘤登记系统数据，提高了生存分析的准确性和时效性(表 3-4-3)。上述计算利用 R 软件中的广义线性模型 GLM 函数和 PeriodR 包实现。

表 3-4-3 基于模型的周期法原理图

确诊年份	随访年份			
	2004—2008	2009—2013	2014—2018	2019—2023
1999—2003				
2004—2008				
2009—2013				
2014—2018				
2019—2023				

结果显示，预测 2019—2023 年浙江省台州市四县区甲状腺癌患者的 5 年相对生存率是 91.4%,结果见表 3-4-4。其中男性和女性患者的 5 年相对生存率分别是 84.3%和 92.5%,<45 岁、45~54 岁、55~64 岁、65~74 岁和>74 岁患者的 5 年相对生存率分别是 96.2%、92.8%、92.4%、87.9%和 82.8%。与 2009—2013 年期间相比,2014—2018 年期间总体 5 年相对生存率呈上升趋势。与 2014—2018 年期间相比,预测 2019—2023 年期间男性与女性患者的 5 年相对生存率差异将会增大。与 2014—2018 年期间相比,预测 2019—2023 年期间所有年龄段患者的 5 年相对生存率将呈上升趋势。在 2004—2018 年期间,农村患者的 5 年相对生存率始终低于城镇患者。预测 2019—2023 年期间,城镇患者的 5 年相对生存率仍高于农村患者(图 3-4-1~3-4-3)。

表 3-4-4　预测 2019—2023 年台州市四县区甲状腺癌患者的生存率

病例特征	估计值(%)
全部患者	91.4
性别	
男	84.3
女	92.5
诊断年龄(岁)	
<45	96.2
45~54	92.8
55~64	92.4
65~74	87.9
>74	82.8
区域	
城镇	94.1
农村	87.9

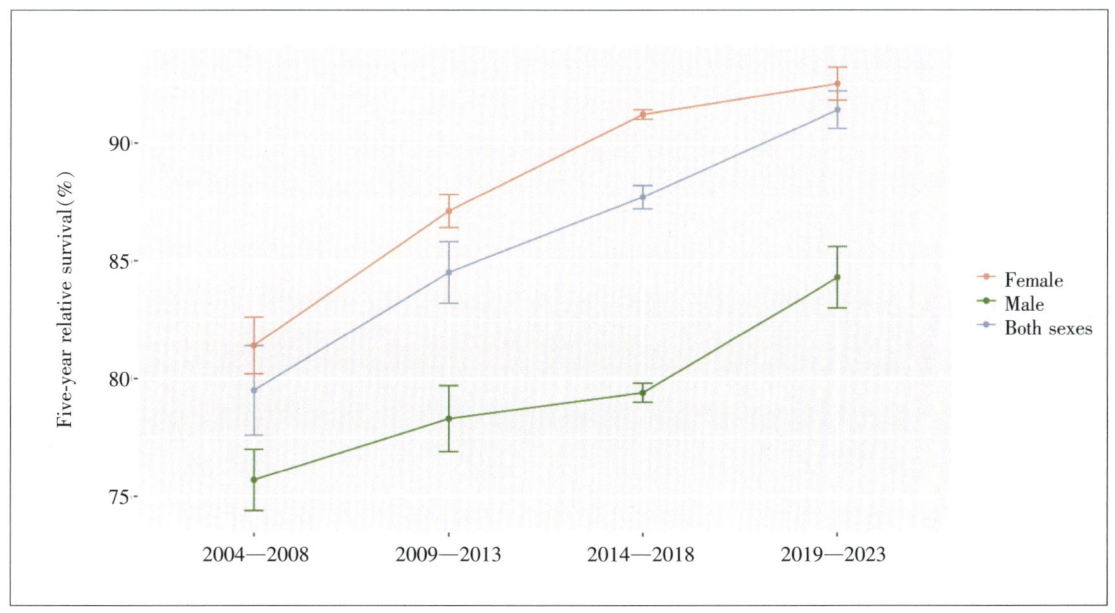

图 3-4-1　2004—2023 年期间总体及按性别分层甲状腺癌患者 5 年相对生存率

近年来,欧美地区多个国家逐渐应用周期分析法[31-35]和基于模型的周期分析法[36-39]来监测肿瘤患者的生存情况。而在国内,周期分析法逐渐应用于肿瘤患者生存情况的监测,但至今尚未有采用基于模型的周期分析法估算或预测甲状腺癌患者存活率的研究报道。本文应用周期分析法、基于模型的周期法,分别对浙江省台州市甲状腺癌患者 5 年相对生存率及分

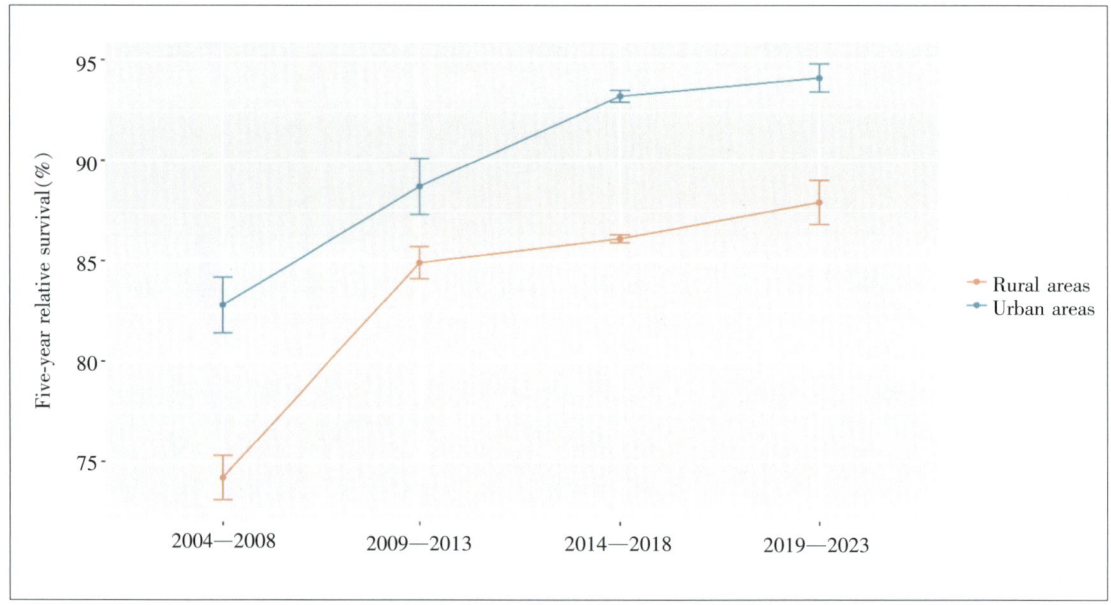

图 3-4-2　2004—2023 年期间按城乡分层甲状腺癌患者 5 年相对生存率

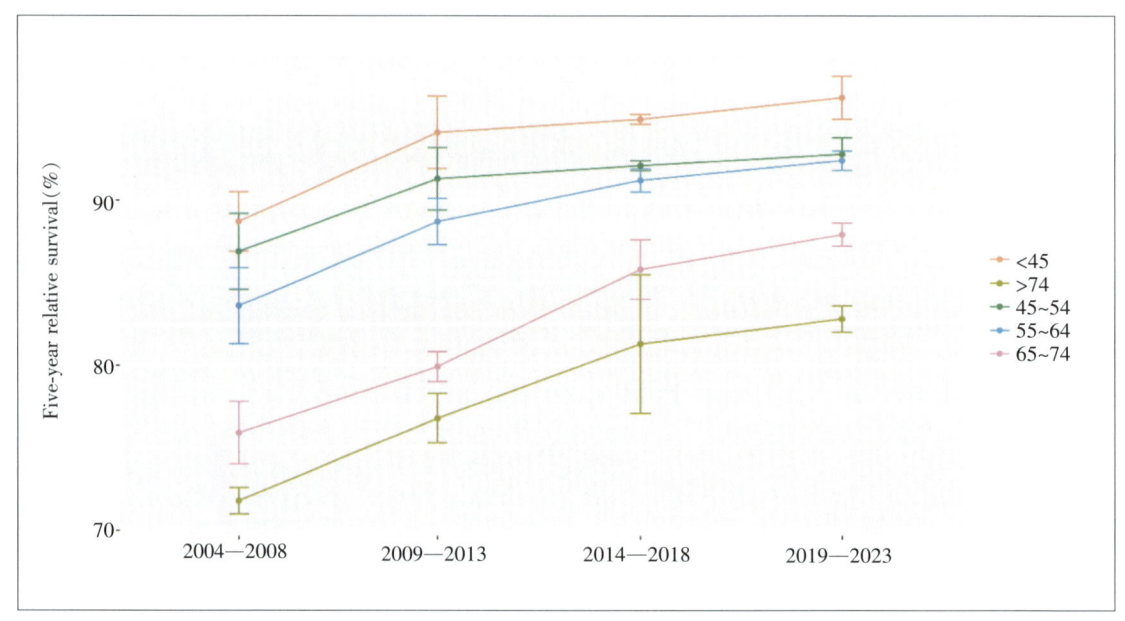

图 3-4-3　2004—2023 年期间按诊断年龄分层甲状腺癌患者 5 年相对生存率

层数据、未来 5 年相对生存率进行了评估和预测。相较于传统的队列法,周期分析法和基于模型的周期分析法在生存分析的时效性和准确性方面更具优势,值得在我国进一步推广应用,为临床实践和公共卫生决策提供指导。

(张璐瑶,卢大林,黄佳佳,程永然,蒋曦依,唐慧娟,王良友,陈天辉)

参考文献：

[1] Cabanillas ME, Mcfadden DG, Durante C. Thyroid cancer[J]. Lancet, 2016, 388(10061): 2783-2795.

[2] Seib CD, Sosa JA. Evolving understanding of the epidemiology of thyroid cancer [J]. Endocrinol Metab Clin North Am, 2019, 48(1): 23-35.

[3] Takano T. Natural history of thyroid cancer[J]. Endocr J, 2017, 64(3): 237-244.

[4] Asa SL. The current histologic classification of thyroid cancer [J]. Endocrinol Metab Clin North Am, 2019, 48(1): 1-22.

[5] Bray F, Ferlay J, Soerjomataram I, et al. Global cancer statistics 2018: GLOBOCAN estimates of incidence and mortality worldwide for 36 cancers in 185 countries[J]. CA Cancer J Clin, 2018, 68(6): 394-424.

[6] 杨雷,郑荣寿,王宁,等. 2010年中国甲状腺癌发病与死亡情况[J]. 中华预防医学杂志, 2014, 48(8): 663-668.

Yang L, Zheng RS, Wang N, et al. Analysis of incidence and mortality of thyroid cancer in China, 2010[J]. Chinese Journal of Preventive Medicine, 2014, 48(8): 663-668.

[7] 杨雷,郑荣寿,王宁,等. 2013年中国甲状腺癌发病与死亡情况[J]. 中华肿瘤杂志, 2017, 39(11): 862-867.

Yang L, Zheng RS, Wang N, et al. Analysis of incidence and mortality of thyroid cancer in China, 2013[J]. Chinese Journal of Oncology, 2017, 39(11): 862-867.

[8] 陈万青,郑荣寿,张思维等,等. 2012中国恶性肿瘤发病和死亡分析[J]. 中国肿瘤, 2016, 55(1): 1-8.

Chen WQ, Zheng RS, Zhang SW, et al. Report of cancer incidence and mortality in China, 2012 [J]. China Cancer, 2016, 25(1): 1-8.

[9] Uhry Z, Belot A, Colonna M, et al. National cancer incidence is estimated using the incidence/mortality ratio in countries with local incidence data: is this estimation correct?[J]. Cancer Epidemiol, 2013, 37(3): 270-277.

[10] Curado MP, Edwards B, Shin HR, et al. Cancer incidence in five continents[M]. Lyon: IARC, 2007: 67-71.

[11] Chen AY, Jemal A, Ward EM. Increasing incidence of differentiated thyroid cancer in the United States, 1988-2005[J]. Cancer, 2009, 115(16): 3801-3807.

[12] Wei WQ, Zeng HM, Zheng RS, et al. Cancer registration in China and its role in cancer prevention and control[J]. Lancet Oncol, 2020, 21(7): e342-e349.

[13] 田文,郗洪庆. 甲状腺癌病人生存现状分析[J]. 中国实用外科杂志, 2016, 36(5): 489-493.

Tian W, Xi HQ. Analysis of the survival status of patients with thyroid carcinoma [J]. Chinese Journal of Practical Surgery, 2016, 36(5): 489-493.

[14] Centers for Disease Control and Prevention. Surveillance, Epidemiology, and End Results(SEER) Program [EB/OL]. [2021-06-08]. https://www.cdc.gov/cancer/uscs/technical_notes/contributors/seer.htm

[15] Siegel RL,Miller KD,Jemal A. Cancer statistics,2015[J]. CA Cancer J Clin,2015,65(1):5-29.

[16] Al-Qurayshi Z,Khadra H,Chang K,et al. Risk and survival of patients with medullary thyroid cancer:National perspective[J]. Oral Oncol,2018,83:59-63.

[17] Edge SB,Compton CC. The American Joint Committee on Cancer:the 7th edition of the AJCC cancer staging manual and the future of TNM[J]. Ann Surg Oncol,2010,17(6):1471-1474.

[18] Maso LD,Tavilla A,Pacini F,et al. Survival of 86,690 patients with thyroid cancer:A population-based study in 29 European countries from EUROCARE-5[J]. Eur J Cancer,2017,77:140-152.

[19] De Angelis R,Sant M,Coleman MP,et al. Cancer survival in Europe 1999-2007 by country and age:results of EUROCARE-5-a population-based study[J]. Lancet Oncol,2014,15(1):23-34.

[20] Zeng HM,Zheng RS,Guo Y,et al. Cancer survival in China,2003-2005:a population-based study[J]. Int J Cancer,2015,136(8):1921-1930.

[21] Zeng HM,Chen WQ,Zheng RS,et al. Changing cancer survival in China during 2003-15:a pooled analysis of 17 population-based cancer registries[J]. Lancet Glob Health,2018,6(5):e555-e567.

[22] 姜春晓,沈永洲,张志浩,等. 2003~2015年浙江省海宁市居民癌症发病率及生存率分析[J]. 中国肿瘤,2018,27(4):267-272.

Jiang CX,Shen YZ,Zhang ZH,et al. Analysis of incidence and survival rate of cancer among residents in Haining city from 2003 to 2015[J]. China Cancer,2018,27(4):267-272.

[23] 沈琪,倪翀,乔鹏,等. 2002-2012年上海市杨浦区社区人群甲状腺癌的发病和生存情况分析[J]. 第二军医大学学报,2016,37(5):569-575.

Shen Q,Ni C,Qiao P,et al. Incidence and survival analysis of thyroid cancer among permanent resident in Yangpu district of Shanghai during 2002-2012 [J]. Academic Journal of Second Military Medical University,2016,37(5):569-575.

[24] 门伯媛,高海燕,侯铁军,等. 甲状腺癌生存率及其影响因素[J]. 西安医科大学学报,2001,22(3):267-269.

Men BY,Gao HY,Hou TJ,et al. Survival rate and its influential factors of the thyroid cancer [J]. Journal of Xi'an Medical University,2001,22(3):267-269.

[25] Luo JF,Xiao LH,Wu CX,et al. The incidence and survival rate of population-based pancreatic cancer patients:Shanghai Cancer Registry 2004-2009[J]. PLoS One,2013,8(10):e76052.

[26] Sant M,Allemani C,Berrino F,et al. Breast carcinoma survival in Europe and the United States[J]. Cancer,2004,100(4):715-722.

[27] 唐慧娟,蒋曦依,楼建林,等. 基于人群的肿瘤登记数据评估患者生存的方法学研究进展[J]. 浙江大学学报(医学版),2018,47(1):104-109.

Tang HJ, Jiang XY, Lou JL, et al. Methodology for survival assessment of cancer patients using population-based cancer registration data[J]. Journal of Zhejiang University(Medical Sciences),2018,47(1):104-109.

[28] Jiang XY, Wang LY, Cheng YR, et al. Assessment of long-term survival of cancer patients using cancer registry data from eastern China:period analysis is superior to traditional methods [J]. Int J Cancer, 2020,147(4):996-1005.

[29] Brenner H, Hakulinen T. Up-to-date and precise estimates of cancer patient survival:model-based period analysis[J]. Am J Epidemiol,2006,164(7):689-696.

[30] Brenner H, Hakulinen T. Maximizing the benefits of model-based period analysis of cancer patient survival [J]. Cancer Epidemiol Biomarkers Prev,2007,16(8):1675-1681.

[31] Allemani C, Weir HK, Carreira H, et al. Global surveillance of cancer survival 1995-2009:analysis of individual data for 25,676,887 patients from 279 population-based registries in 67 countries (CONCORD-2)[J]. Lancet,2015,385(9972):977-1010.

[32] Pulte D, Gondos A, Brenner H. Trends in survival after diagnosis with hematologic malignancy in adolescence or young adulthood in the United States,1981-2005[J]. Cancer,2009,115(21):4973-4979.

[33] Hiripi E, Gondos A, Emrich K, et al. Survival from common and rare cancers in Germany in the early 21st century[J]. Ann Oncol,2012,23(2):472-479.

[34] Jansen L, Castro FA, Gondos A, et al. Recent cancer survival in Germany:an analysis of common and less common cancers[J]. Int J Cancer,2015,136(11):2649-2658.

[35] Brenner H. Long-term survival rates of cancer patients achieved by the end of the 20th century:a period analysis[J]. Lancet,2002,360(9340):1131-1135.

[36] Brenner H, Hakulinen T. Long-term cancer patient survival achieved by the end of the 20th century:most up-to-date estimates from the nationwide Finnish cancer registry[J]. Br J Cancer,2001,85(3):367-371.

[37] Gondos A, Bray F, Brewster DH, et al. Recent trends in cancer survival across Europe between 2000 and 2004:a model-based period analysis from 12 cancer registries[J]. Eur J Cancer,2008,44(10):1463-1475.

[38] Gondos A, Bray F, Hakulinen T, et al. Trends in cancer survival in 11 European populations from 1990 to 2009:a model-based analysis[J]. Ann Oncol,2009,20(3):564-573.

[39] Gondos A, Holleczek B, Arndt V, et al. Trends in population-based cancer survival in Germany:to what extent does progress reach older patients?[J]. Ann Oncol,2007,18(7):1253-1259.

[40] Gondos A, Krilaviciute A, Smailyte G, et al. Cancer surveillance using registry data:Results and recommendations for the Lithuanian national prostate cancer early detection programme [J]. Eur J Cancer, 2015, 51(12):1630-1637.

第5章 结直肠癌患者5年相对生存率的精准评估和预测

摘 要 **背景**：利用浙江省台州市的肿瘤登记数据,采用周期分析法来准确评估及预测结直肠癌患者的长期生存情况。**方法**：选择台州市4个具有高质量数据的肿瘤登记处,纳入2004—2018年诊断为结直肠癌的患者。采用周期分析法评估长期生存率,进一步按性别、诊断年龄和区域进行分层,并采用基于模型的周期分析法预测2019—2023年结直肠癌患者的5年相对生存率（RS）。**结果**：2014—2018年诊断的结直肠癌患者的5年RS为78.8%,其中男性为74.9%,女性为86.1%。5年相对生存率从<45岁年龄段的84.1%逐渐下降到>74岁年龄段患者的48.9%。城镇患者5年RS(83.9%)高于农村患者(75.8%)。2019—2023年结直肠癌患者的总体预测5年相对生存率为85.9%,男性和女性分别为79.1%和87.7%。在结直肠癌患者中,总体5年相对生存率在4个时期（2004—2008年,2009—2013年,2014—2018年和2019—2023年）呈升高趋势。与2014—2018年期间相比,预测2019—2023年女性患者的5年相对生存率呈上升趋势,男性与女性患者的5年相对生存率差异呈缩小趋势。**结论**：周期分析法可为结直肠癌患者提供及时和准确的生存评估,值得进一步推广应用,为结直肠癌的预防和干预提供重要依据。

关键词 结直肠癌;相对生存率;基于人群的肿瘤登记;周期分析法;预测

结直肠癌是原发于结肠和直肠的下消化道恶性肿瘤,又称为大肠癌,是胃肠道中常见的恶性肿瘤,癌变部位可位于盲肠、升结肠、横结肠、降结肠、乙状结肠和直肠。结直肠癌早期症状不明显,随着病灶的增大而出现排便习惯改变、便血、腹泻、腹泻与便秘交替、局部腹痛以及脏器转移等症状,通过肠镜检查并取组织病理化验可以确诊。腺癌是结直肠癌最常见的病理类型,约占95%以上,其亚型印戒细胞癌和黏液型腺癌多呈浸润性生长,易发生远处转移,预后较差。病理分期诊断以国际抗癌联盟UICC的分期标准多见,也称为TNM分期,T表示原发肿瘤浸润深度,N表示淋巴结转移情况,M表示是否有远处转移。病理分期标准不仅可以指导临床医生确定治疗方案,还可以判断结直肠癌患者的预后。

迄今,全球结直肠癌发病率和死亡率呈上升趋势,发病率随个体年龄增长而增加,根据2018年全球癌症发病数据显示,结直肠癌居全球恶性肿瘤第3位。结直肠癌具有明显的地域分布差异,原属低发区的非洲、亚洲及拉丁美洲和欧洲的部分地区,近年来结直肠癌的发病率亦不断攀升。结直肠癌的发病与不良的饮食和生活习惯相关,其中肥胖、久坐、高脂、高蛋白、少膳食纤维、油炸、腌制的饮食,以及酒精和烟草都被认为是导致结直肠癌发病的驱动因素[1]。

2018年全球结直肠癌发病人数1 849 518例,占全部恶性肿瘤发病总数的10.2%,年龄标准化发病率19.7/10万,居第3位,仅次于肺癌和乳腺癌。其中,我国结直肠癌发病人数521 490例,占我国全部恶性肿瘤发病总数的12.2%,年龄标准化发病率23.7/10万,发病率仅次于肺癌。英国结直肠癌发病总数47 892例,占英国全部恶性肿瘤发病总数的10.7%,年龄标准化发病率32.1/10万,居全部恶性肿瘤发病率的第4位。美国结直肠癌发病人数155 098例,占美国全部恶性肿瘤发病总数的7.3%,年龄标准化发病率25.6/10万,居全部恶性肿瘤发病率的第3位[2]。

2018年全球结直肠癌死亡人数880 792例,占全部恶性肿瘤死亡人数的9.2%,年龄标准化死亡率8.9/10万,居第3位。其中,我国结直肠癌死亡人数247 563例,占我国全部恶性肿瘤死亡人数的8.6%,年龄标准化死亡率10.9/10万,死亡率居第5位,低于肺癌、胃癌、肝癌和食管癌;分别居男性死因第5位和女性死因第3位。英国结直肠癌死亡人数20 957例,占英国全部恶性肿瘤死亡人数的11.7%,年龄标准化死亡率11.1/10万;美国结直肠癌死亡人数54 611例,占美国全部恶性肿瘤死亡人数的8.9%,年龄标准化死亡率8.2/10万,英国和美国结直肠癌死亡率均仅次于肺癌。女性结直肠癌在英国的发病率是我国的1.4倍,但英国死亡率却是中国的0.9倍,尽管发病率不断上升,发达国家早期筛查和有效治疗是降低的结直肠癌死亡率的原因[2]。

我国结直肠癌发病率和死亡率均随着个体年龄的增长而逐渐增长,发病年龄多在40~60岁,男性高于女性,不同性别的增长趋势相似,并呈现明显的地区差异,其中,城市地区高于农村地区,东部地区高于中部和西部地区。1980—2007年期间,我国结直肠癌新发病例增加109.8%,平均年增加4%;死亡病例数增加44.2%,年均增加1.6%[3]。1973—1975年,1990—1992年,2004—2005年以及2015年我国结肠癌粗死亡率分别为4.2/10万、5.3/10万、7.3/10万、13.6/10万,年龄标准化死亡率分别为4.2/10万、4.5/10万、4.7/10万、5.8/10万[4]。

2015年我国结直肠癌发病和死亡世标率均低于世界平均水平,从2015年全国368个肿瘤登记点的数据估算我国结直肠癌新发病例数约为38.76万例(男性22.50万例,女性16.26万例),中标率为18.02/10万(男性21.36/10万,女性14.79/10万),世标率为17.81/10万(男性21.21/10万,女性14.54/10万)。结直肠癌死亡人数约为18.71万例(男性10.95万例,女性7.76万例),中标率为8.21/10万(男性10.08/10万,女性6.47/10万),世标率为8.12/10万(男性10.01/10万,女性6.37/10万)[5]。

浙江省属于我国的东部地区,结直肠癌发病率高于全国平均水平,近年来其结直肠癌发病率和死亡率基本保持稳定,40岁以后发病率明显增高,2010—2014年浙江省肿瘤登记地区结直肠癌新发病例20 983例,粗发病率为35.82/10万,结直肠癌死亡8 934例,粗死亡率为15.25/10万。城市和农村居民结直肠癌发病率分别为37.69/10万和31.14/10万,死亡率分别为15.73/10万和14.05/10万。男性和女性结直肠癌发病率分别为41.53/10万和30.11/10万,死亡率分别为17.74/10万和12.76/10万[6]。2015年浙江省10个肿瘤登记地区结直肠癌发病率为37.56/10万,居男性和女性恶性肿瘤发病的第4位;浙江结直肠癌死亡率为17.74/10万,居男性恶性肿瘤死因的第4位,女性恶性肿瘤死因第2位[7]。台州市是浙江省东南部的一个主要城市,2014年台州市结直肠癌标化死亡率为9.79/10万,其病死率仅次于肺癌、肝癌和胃癌[8]。

在过去20年间,全球结直肠癌的生存趋势总体上持平,或呈上升趋势,而且结直肠癌的生存率在全球差异很大,1995—1999年至2000—2014年期间,中国、以色列和韩国结直肠癌生存率提高了10%以上,日本、澳大利亚、意大利等的5年生存率增加了5%~10%[9]。1995—1999年至2000—2014年期间,加拿大、中国、以色列的直肠癌5年生存率增加了10%或更多,韩国和斯洛文尼亚的增长约为20%[9]。在2010—2014年期间确诊的结肠癌患者中,有4个国家的生存率高于70%,分别是以色列、约旦、韩国和澳大利亚;有25个国家(地区)的生存率在50%~69%之间,包括毛里求斯、哥斯达黎加、波多黎各、加拿大、美国、日本、新加坡、丹麦、芬兰、冰岛、爱尔兰、挪威、瑞典、英国、意大利、葡萄牙、斯洛文尼亚、西班牙、奥地利、比利时、法国、德国、荷兰、瑞士和新西兰。5年净生存率低于50%的有厄瓜多尔(48%)、泰国(47%)、俄罗斯(45%)和印度(39%)[9]。

2010—2014年期间确诊的直肠癌患者中,有23个国家(地区)的生存率在60%~69%之间,包括加拿大、美国、新加坡、日本、以色列、丹麦、芬兰、冰岛、爱尔兰、挪威、瑞典、英国、意大利、葡萄牙、斯洛文尼亚、西班牙、奥地利、比利时、法国、德国、荷兰、瑞士、新西兰。生存率在50%~59%之间的国家(地区)有阿根廷、巴西、哥斯达黎加、马提尼克、秘鲁(利马)、波多黎各、乌拉圭、马来西亚(槟城)、中国、科威特和土耳其等。斯洛伐克(49%)、波兰(48%)、克罗地亚(48%)、保加利亚(46%)、厄瓜多尔(45%)、泰国(44%)、俄罗斯(42%)和印度(30%)的5年生存率低于50%[9]。

尽管我国结直肠癌患者的5年生存率在不断提高,但是仍然低于许多发达国家。我国17个肿瘤登记中心的数据显示,2003—2005年、2006—2008年、2009—2011年和2012—2015年期间结直肠癌患者的年龄标化5年相对生存率分别为47.2%、52.7%、52.7%和56.9%,呈缓慢上升趋势[10]。表3-5-1为2003—2015年中国结直肠癌年龄标化5年相对生存率,农村地区患者的5年生存率低于城市患者,2003—2015年期间城市地区结直肠癌患者生存率从51.2%上升到59.3%,农村地区生存率也从38.4%增加到52.6%,从2009年开始女性结直肠癌患者的生存率略高于男性。图3-5-1显示了2003—2015年,无论中国农村地区还是城市,结直肠癌5年相对生存率高于所有肿瘤5年相对生存率的平均值,城市和农村结直肠癌的5年生存率平稳上升,农村患者(无论男性还是女性)5年生存率上升幅度大于城市患者,农村和城市之间的生存率差距在不断缩小。浙江省结直肠癌生存率高于全国平均水平,早在2005—2010年期间有研究报道结直肠癌患者5年相对生存率为58.73%,男、女性生存率差异无统计学意义;结肠癌患者5年相对生存率(61.47%)高于直肠癌患者(56.45%);城市地区结直肠癌患者5年相对生存率(64.09%)高于农村地区(55.16%)[11]。

目前国内外评估结直肠癌5年相对生存率的方法主要是队列法和完全法,基于结直肠癌

表3-5-1 2003—2015年中国结直肠癌的年龄标化5年相对生存率趋势

	城市地区					农村地区				
	2003—2005	2006—2008	2009—2011	2012—2015	平均变化	2003—2005	2006—2008	2009—2011	2012—2015	平均变化
合计	51.2% (49.9~52.6)	56.6% (55.5~57.7)	56.6% (55.6~57.7)	59.3 (58.4~60.1)	2.3% (-0.6~5.1)	38.4% (36.5~40.2)	43.9% (42.3~45.5)	44.9% (43.3~46.5)	52.6% (51.4~53.8)	4.5% (0.9~8.2)
男性	51.8% (49.9~53.6)	56.7% (55.2~58.2)	56.0% (54.6~57.5)	58.5% (57.3~59.6)	1.8% (-1.1~4.7)	39.3% (36.6~42.0)	44.7% (42.4~47.0)	44.8% (42.5~47.1)	52.9% (51.1~54.6)	4.3% (-0.1~8.7)
女性	50.5% (48.6~52.4)	56.5% (54.9~58.1)	57.4% (55.8~59.0)	60.2% (59.0~61.5)	2.8% (0~5.6)	37.5% (35.0~40.1)	43.2% (40.9~45.5)	45.3% (43.1~47.6)	52.9% (51.3~54.6)	5.0% (2.0~7.9)

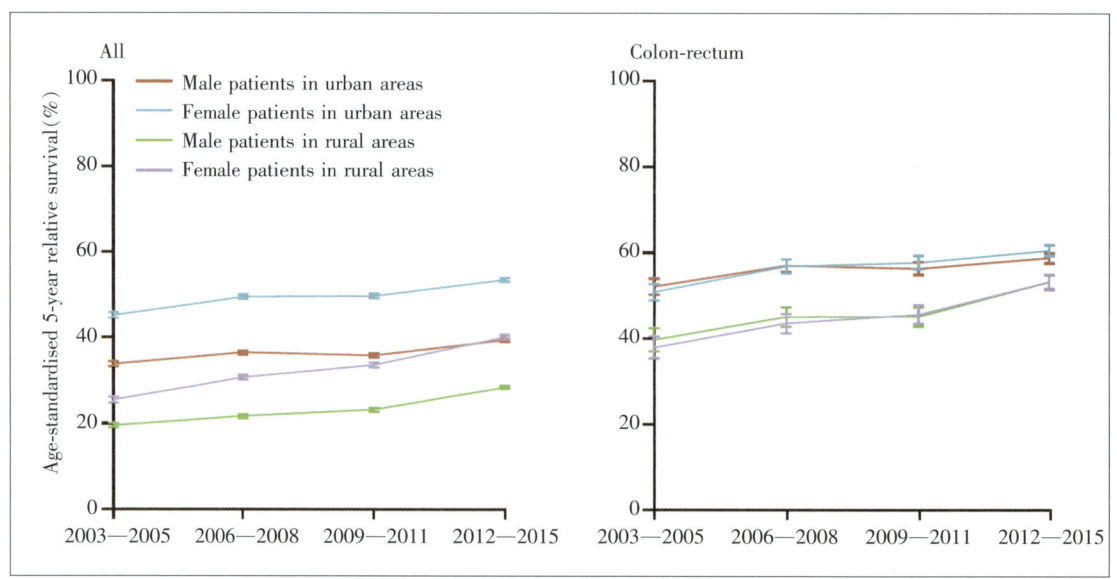

图3-5-1　2003—2015年中国结直肠癌的年龄标化5年相对生存率趋势图

对人体健康和生命安全产生的危害,准确评估和预测结直肠癌患者5年相对生存率和分析影响生存率的因素是我国亟待解决的重大科技问题。近年研究表明,周期法在时间和效率上优于传统的队列法和完全法,周期法计算的5年相对生存率更接近于真实5年生存率[12]。

我们的团队用周期法来评估浙江省台州市结直肠癌患者总体5年相对生存率及分层数据。

1　应用周期法提供浙江省台州市结直肠癌患者及时和准确的总体5年相对生存率及分层数据

评估结直肠癌5年相对生存率,反映的是结直肠癌患者在假设结直肠癌是其唯一死因的理想状况下的净死亡率,我们的团队第一次使用周期法来评估结直肠癌的5年相对生存率,也是我国首次用周期法评估结直肠癌患者长期生存情况。下面将周期法如何准确评估浙江省台州市结直肠癌患者的总体5年相对生存率和分层数据报告如下:

1.1　研究对象

本研究数据来源于浙江省台州市肿瘤登记处:包括9个县区数据,根据"只有死亡医学证明书(death certificate only,DCO)"病例比例小于13%的标准纳入其中四县区(路桥区、玉环市、仙居县、温岭市)数据进一步分析,选取2004年1月1日至2018年12月31日期间诊断的结直肠癌患者为研究对象,随访至2018年12月31日。按照结直肠癌ICD-10编码

C18-C20 从数据库中纳入结直肠癌患者总共 10 966 例,删除失访 1 120 例,记录不详 180 例,删除最后随访时间缺失的病例 752 例,然后通过 IARCcrgTools 工具进一步审核数据后(删除逻辑错误 428 例),最终纳入 8 486 例合格病人。

1.2 统计学处理

用周期法计算 2014—2018 年期间结直肠癌患者的 5 年相对生存率。周期法纳入的研究对象分为两部分,即一部分是感兴趣时期内新确诊的患者,另一部分是感兴趣时期之前确诊但在感兴趣时期内仍存活的患者。纳入的研究对象是 2014—2018 年确诊的患者以及在 2009—2013 年确诊且在 2014—2018 年存活的患者,随访时间为 2014—2018 年。该方法需对感兴趣时期之前确诊的左删失数据和感兴趣时期结束之后仍存活的右删失数据进行处理。周期法是将数据整理成寿命表的形式,计算随访第 i 年的条件 1 年生存率 S_i,表示为:

$$S_i = 1 - \frac{d_i}{n_i - c_i/2}$$

式中 n_i 代表随访第 i 年的年初人口数,d_i 代表随访至第 i 年结束时的死亡人数,c_i 代表第 i 年内删失人数。k 年的真实生存率 $\overline{S_k}$ 由 k 年的条件 1 年生存率累乘而得,表示为:

$$\overline{S_k} = \prod_{i=1}^{k} S_i$$

相对生存率是真实生存率与期望生存率之比,表示为:

$$R_i = \frac{\overline{S_k}}{S_k^*}$$

当计算 5 年相对生存率时,上式中的 k=5。其中,式中 $\overline{S_k}$ 代表真实生存率,S_k^* 代表期望生存率。其中,期望生存率采用 Ederer Ⅱ 法计算。相对生存率的点估计值及其标准误采用 Greenwood 法计算。

相对生存率是观察到的生存与人群中同时期、同性别及同年龄组人群的期望生存率的比值。期望生存率来自于按照年龄、性别、区域及纪年时间分类的人群寿命表。周期法评估 2014—2018 年期间结直肠癌患者总体 5 年相对生存率及分层(性别、诊断年龄、区域)数据。

1.3 结直肠癌发病基本情况

在 2004—2018 年期间,浙江省台州市四县区结直肠癌患者的发病情况见表 2。发病总人数是 8 486 例,男性和女性发病人数分别是 4 987 例和 3 499 例。诊断年龄在<45 岁、45~54 岁、55~64 岁、65~74 岁和>74 岁的患者人数分别为 548 例、1 125 例、2 178 例、2 351 例和 2 284 例。城镇和农村患者人数分别是 1 512 和 6 974 例。结直肠癌患者的平均诊断年龄是 64.6 岁。

表3-5-2　浙江省台州市四县区结直肠癌发病基本情况(2004—2018年)

病例特征	总病例 (8 486例)	诊断区间		
		2004—2008年 (692例)	2009—2013年 (2 854例)	2014—2018年 (4 940例)
性别				
男性	4 987	423	1 689	2 875
女性	3 499	269	1 165	2 065
区域分布				
城镇	1 512	45	528	939
农村	6 974	647	2 326	4 001
平均年龄(岁)	64.6	63.4	65.6	66.9
诊断年龄(岁)				
<45	548	61	213	274
45~54	1 125	89	389	647
55~64	2 178	162	718	1 298
65~74	2 351	215	764	1 372
>74	2 284	165	770	1 349

1.4　2014—2018年结直肠癌患者生存率

基于周期分析法估算数据库中最新时期(2014—2018年)结直肠癌患者的5年相对生存率,结果见表3-5-3。在2014—2018年期间,浙江省台州市四县区结直肠癌患者的5年相对生存率是78.8%。进一步按性别、诊断年龄、区域分布进行分层分析:男性和女性患者的5年相对生存率分别是74.9%和86.1%。在不同诊断年龄分层中,<45岁、45~54岁、55~64岁、

表3-5-3　2014—2018年台州市四县区结直肠癌患者生存率

病例特征	估计值(%)	标准误
全部患者	78.8	0.7
性别		
男	74.9	0.4
女	86.1	0.6
诊断年龄(岁)		
<45	84.1	1.4
45~54	80.6	1.8
55~64	75.9	1.2
65~74	67.4	0.8
>74	48.9	0.9
区域分布		
城镇	83.9	2.1
农村	75.8	0.8

65~74岁和>74岁结直肠癌患者的5年相对生存率分别是84.1%、80.6%、75.9%、67.4%和48.9%。城镇和农村患者的5年相对生存率分别是83.9%和75.8%。

2 基于模型的周期法预测浙江省台州市结直肠癌患者未来5年相对生存率

2.1 方法

基于完整的肿瘤登记数据,在周期法的基础上建立广义线性模型,可估算肿瘤患者的生存率,分析生存率变化趋势及预测未来生存率。例如,某肿瘤登记系统最新的随访患者数据截至2018年12月31日,基于2004—2008年、2009—2013年和2014—2018年3个时期的数据,可预测2019—2023年确诊患者的生存率。基于模型的周期法充分利用了已有的肿瘤登记系统数据,提高了生存分析的准确性和时效性。上述计算利用R软件中的广义线性模型GLM函数和PeriodR包实现。基于模型的周期法预测2019—2023年期间结直肠癌患者的总体生存率,再按照性别、诊断年龄和区域分布进一步分层分析。

2.2 预测2019—2023年结直肠癌患者生存率

表3-5-4预测2019—2023年期间结直肠癌患者的5年相对生存率为85.9%,其中,男性和女性结直肠癌患者的5年相对生存率分别为79.1%和87.7%。不同诊断年龄分层中,<45

表3-5-4 预测2019-2023年台州市四县区结直肠癌患者的生存率

病例特征	估计值(%)
全部患者	85.9
性别	
男	79.1
女	87.7
诊断年龄(岁)	
<45	88.9
45~54	86.2
55~64	81.8
65~74	72.6
>74	53.4
区域分析	
城镇	89.3
农村	80.2

岁、45~54 岁、55~64 岁、65~74 岁和>74 岁结直肠癌患者的 5 年相对生存率分别是 88.9%、86.2%、81.8%、72.6% 和 53.4%。城镇和农村患者的 5 年相对生存率分别是 89.3% 和 80.2%。

在结直肠癌患者中，总体 5 年相对生存率在 4 个时期（2004—2008 年，2009—2013 年，2014—2018 年和 2019—2023 年）呈升高趋势。与 2014—2018 年期间相比，预测 2019—2023 年女性患者的 5 年相对生存率呈上升趋势，男性与女性患者的 5 年相对生存率差异呈缩小趋势。与 2004—2008 年期间相比，后续 3 个时期的各诊断年龄分层患者的 5 年相对生存率呈上升趋势，其中<45 岁患者在 2009—2013 年上升最明显。预测 2019—2023 年期间城镇患者的 5 年相对生存率略高于农村患者，城镇接近 90%，农村约 80%（图 3-5-2~3-5-4）。

3 影响台州市结直肠癌患者 5 年相对生存率的因素分析

相对生存率是衡量长期生存率的一个重要指标，它反映了某一地区癌症预防和预后的水平。肿瘤患者 5 年相对生存率的计算方法有队列法、完全法和周期法。在使用大数据集时，周期法比完全法和队列法提供的癌症生存率估算值更精确。根据浙江省台州市四县区结直肠癌患者的 5 年相对生存率估算结果，采用周期法得到的结果偏差和标准误值最小，表明周期分析法的稳健性优于队列法和完全法。周期法由 Brenner[13] 提出，是一种及时、准确评估长

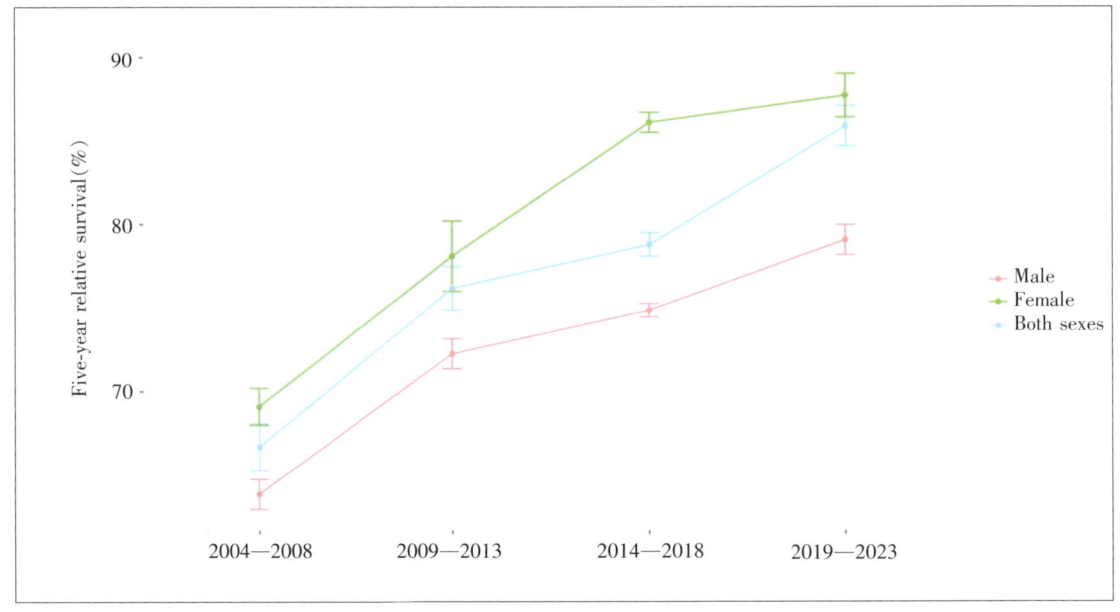

图3-5-2　2004—2023 年台州市男性和女性结直肠癌患者的 5 年相对生存率

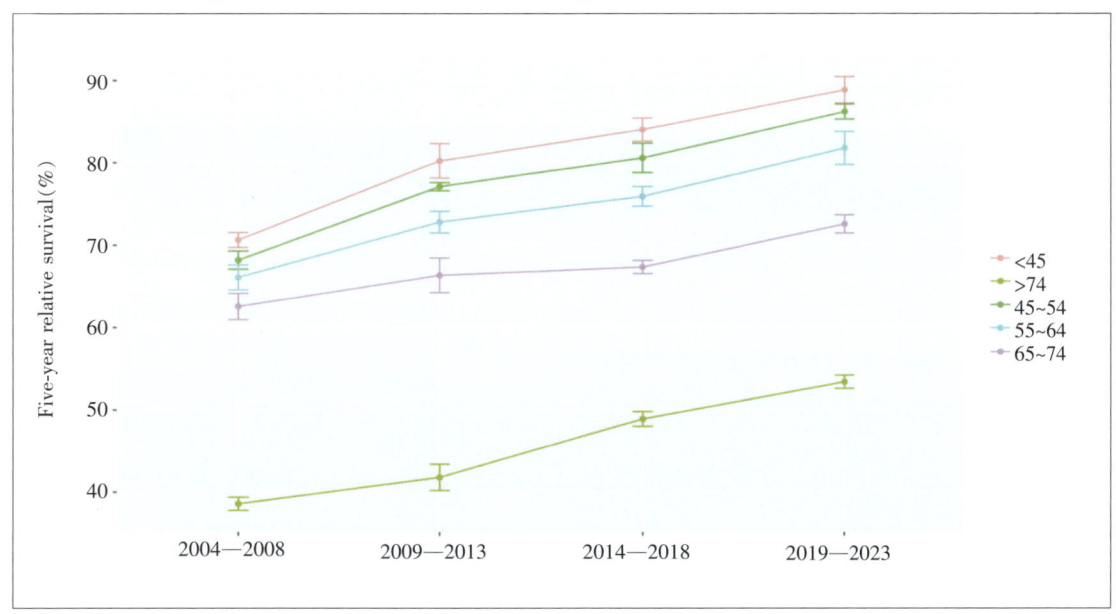

图3-5-3 2004—2023年台州市不同诊断年龄组结直肠癌患者的5年相对生存率

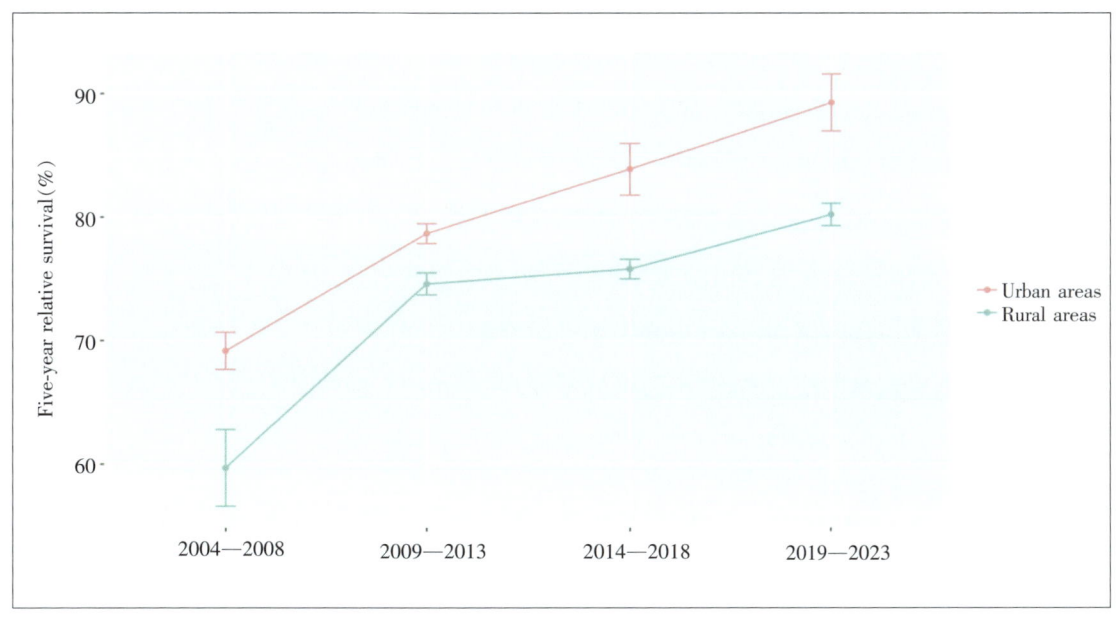

图3-5-4 2004—2023年台州市农村和城镇结直肠癌患者的5年相对生存率

期生存率的新方法。然而,由于公开的肿瘤登记数据是延迟的,所以周期法不能反映癌症患者的最新长期生存率,生存率可能被低估,使周期法评估生存率存在一定折衷。因此,Brenner[14]在2006年进一步提出了基于模型的周期法,这种方法不仅可以估算近期的生存趋势,而且可以利用肿瘤登记数据预测未来的生存率[15]。本书基于模型的周期法提供了及时和准确的台州市结直肠癌患者(2014—2018年)的生存率,并精准预测2019—2023年的生存率。

2004—2008年、2009—2013年、2014—2018年3个时期的结直肠癌患者发病人数在增加(表3-5-2),与2009—2013年期间相比,2014—2018年和2019—2023年2个时期的结直肠癌患者的5年相对生存率提高(图3-5-2)。长期生存率的显著提高证实了台州市结直肠癌预后良好的趋势,这个结果与全球的趋势相似。

我们根据文献报道推测,结直肠癌的早期筛查、规范化治疗和扩大医疗保险可能是台州市结直肠癌5年相对生存率增加的主要原因。

首先,中国开展结直肠癌的筛查效果明显,根据《大肠癌早诊早治项目技术方案》,采用危险度评估问卷调查和免疫法便潜血试验相结合的方法进行大肠癌初筛,对初筛结果阳性的高危人群采用电子肠镜作进一步检查。便潜血试验是一种简便的结直肠癌筛查方法,适用于农村地区、低收入人群和肠镜依从性差的地区。我国通过便潜血试验初筛阳性率14%、结直肠病变检出率16%和结直肠癌检出率1%,其中结直肠病变检出率分层分析发现城市(17%)高于农村(8%);南方地区(15%)略高于北方(12%);基于体检人群开展大肠癌结果(13%)略低于社区自然人群(16%)[15]。便潜血优点是无创、安全,受检者依从性较好,缺点是诊断的特异性和灵敏度低,最新的免疫化学法大便潜血试验也只能检测出50%~60%的大肠癌,所以便潜血试验只能用于大肠癌普查初筛并对筛检人群进行随访。肠镜是筛查结直肠癌最直观、最有效的方法,有利于早期发现大肠癌及癌前病变。近年来,随着中国经济的发展和健康教育的干预,人们对结直肠癌防治知识认知水平有显著提高,对高危人群实施健康信念干预模式,帮助其树立健康的信念,提高了肠镜筛查的依从性。对高危人群和高危地区采取肠镜检测,可以发现早期结直肠癌,不仅可以早发现、早治疗,还可以降低死亡率和提高生存率。浙江省温岭市结直肠癌初筛阳性(问卷调查+便潜血阳性)的高危人群中,5年内完成肠镜检查的顺应性为38.87%,结直肠癌检出率为1.35%[16]。广州市大肠癌初筛阳性人群,在1年内完成肠镜检查的顺应性为21.6%,结直肠癌检出率为2.4%[17]。血清中肿瘤生物学标志物也是结直肠癌筛查的重要工具,癌胚抗原(CEA)是最常用的生物学标志物,为了提高结直肠癌筛查的灵敏度和特异性,CEA常与其他生物学标志物联合应用来诊断大肠癌,例如神经元特异性烯醇化酶(NSE)、癌抗原(CA)199、CA125和CA242等[18],联合应用较单个标志物敏感。近年来有报道称microRNAs作为结直肠癌诊断的生物学标志物具有的潜在价值,microRNAs检测比便潜血和CEA检测具有更高的灵敏度和特异性。MicroRNAs检测与便潜血和CEA检测在结直肠癌诊断中可以互补[19]。

第二，结直肠癌的治疗方法在不断更新。结直肠癌手术切除为首选，辅之以放射治疗、化疗药物治疗及中医药治疗等。早期结直肠癌采用经内镜下切除治疗，已经取得较好疗效。有报道称，年龄<50岁发病的早期结直肠癌患者5年相对生存率可以达到96.7%[20]。近年来由于微创外科技术、围手术期综合治疗发展和临床外科技术研究，中国结直肠外科得以快速发展。经肛全直肠系膜切除、盆腔侧方淋巴结清扫、直肠癌新辅助治疗完全缓解临床的"等待与观察"策略，机器人结直肠外科手术引领着新时代外科手术发展的潮流，可以降低中转开腹率、减少术后功能障碍、减少术中出血等，目前中国机器人结直肠肿瘤手术已得以迅速发展[21-22]。有报道称，80岁以上结直肠癌患者手术后总体5年生存率也可达36%[23]。

第三，在中国，自2009年医疗体制改革以来，实施了有效的策略来扩大医疗保险，近年来，无论是在城市还是农村地区，都能获得负担得起的医疗服务[24]，从而使得患者及早就医、早发现、早治疗，提高了结直肠癌患者的生存率。

在本研究中，结直肠癌患者的相对生存率进一步按性别、诊断年龄和区域分布分层。本研究发现：2004—2008年、2009—2013年和2014—2018年这3个时期男性患者的5年生存率均低于女性患者，2004—2008年男、女性患者5年相对生存率差距不明显，2009—2013年到2014—2018年期间男、女性患者5年相对生存率差距增大，预测2019—2023年男、女性患者之间的差距呈缩小趋势。众多研究证明，无论在中国还是国外，男性结直肠癌的发病率和死亡率均高于女性，而且男性的5年生存率略低于女性[9]。

除了油腻的膳食和肥胖与结直肠癌的发病率密切相关外，吸烟与结直肠癌的发生风险得到证实，患结直肠癌的危险性随吸烟强度和吸烟时间呈线性增加[25]，女性吸烟者患结直肠癌的风险也比从不吸烟和曾经吸烟的女性增加[26]。饮酒与结直肠癌的风险也得到证实，与从不饮酒的人相比，男性饮酒量≥20g/d，女性饮酒量≥40g/d的OR分别为2.39和3.52。无论男性、女性，吸烟和饮酒均增加患结直肠癌的风险[27]。与吸烟者相比，从不吸烟者结直肠癌的预后更好，吸烟与较低的总生存率相关，饮酒与生存率也存在相关性[28]。我国一半以上的男性是烟民，远远大于女性烟民，随着中国人口老龄化，吸烟死亡人数将达到前所未有的水平[29]。中国人均饮酒量节节上升，预测2030年中国人均饮酒量将超越美国，特别是男性饮酒量在不断上升。这些也许是男性结直肠癌患者的5年生存率均低于女性患者的原因。所以，尽早戒烟、戒酒，可能会减少结直肠癌的发生，提高结直肠癌的生存率，对男性患者尤其重要。

2004—2008年、2009—2013年和2014—2018年，居住在农村地区的结直肠癌患者数量大于城镇地区（表3-5-2）。2014—2018年城镇和农村患者的5年相对生存率分别是83.9%和

75.8%。预测2019—2023年城镇和农村患者的5年相对生存率分别是89.3%和80.2%。农村结直肠癌患病率高、生存率低于城镇患者,推测是由于农村人口的吸烟率和饮酒量高所致。同时,与农村地区结直肠癌筛查不及时相关,农村地区甲级医院少、居民经济收入低、文化教育水平低、多无医保、肠镜顺应性差等都会影响结直肠癌的筛查,一般出现腹痛症状、大便性状改变或血便史就医,晚发现、晚治疗也许是农村地区结直肠癌5年相对生存率低于城镇地区的原因。即使在发达国家,农村男性结直肠癌5年生存率也低于城市男性患者[30]。预测模型显示农村结直肠癌患者相对生存率朝着积极良好的结果发展,在2019—2023年期间,农村地区结直肠癌患者5年相对生存率将大幅度提升。这意味着台州市政府对农村医疗卫生建设的重视将取得良好的结果,农村居民对结直肠癌防治知识不断提高。

2014—2018年,<45岁、45~54岁、55~64岁、65~74岁和>74岁结直肠癌患者的5年相对生存率分别是84.1%、80.6%、75.9%、67.4%和48.9%。预测2019—2023年,<45岁、45~54岁、55~64岁、65~74岁和>74岁结直肠癌患者的5年相对生存率分别是88.9%、86.2%、81.8%、72.6%和53.4%。可见各个年龄阶段的生存率都随着时间的推移大多在不断升高,从2009—2013年期间开始<45岁的结直肠癌5年生存率有了大幅度提高。有报道年龄小于50岁的结直肠癌患者治愈率达65%,其生存率明显高于年龄大于50岁的确诊患者[31]。预测2019—2023年,所有年龄段结直肠癌患者的5年相对生存率也将有大幅度的提高,说明目前台州市对结直肠癌教育干预、筛查和治疗策略等将对结直肠癌人群的生存率产生积极影响。

总之,本文应用周期法提供浙江省台州市及时准确的结直肠癌5年相对生存率总体及分层数据,并进一步预测浙江省台州市结直肠癌患者的未来5年相对生存率。2004—2008年、2009—2013年和2014—2018年台州市结直肠癌5年生存率随着时间推移在不断上升,预测2019—2023年也将有进一步提升。随着台州市居民对结直肠癌认知的提高、经济收入增加、不良饮食和生活习惯改变、减肥、戒烟、戒酒人群比例增加,以及台州市政府卫生事业建设和癌症控制计划不断完善,这些因素可能导致了台州市结直肠癌患者生存率的提高。

(张 敏,李润华,程永然,蒋曦依,唐慧娟,王良友,陈天辉)

参考文献:

[1] Rawla P,Sunkara T,Barsouk A. Epidemiology of colorectal cancer:incidence,mortality,survival,and risk factors[J]. Prz Gastroenterol,2019,14(2):89-103. DOI:10.5114/pg.2018.81072.

[2] Feng RM,Zong YN,Cao SM,et al. Current cancer situation in China:good or bad news from the 2018

Global Cancer Statistics?[J]. Cancer Commun (Lond),2019,39(1):22. DOI:10.1186/s40880-019-0368-6.

[3] 万德森.我国结直肠癌的流行趋势及对策[J].中华肿瘤杂志,2011,33(7):481–483.
Wan DS. Epidemic trend and countermeasures of colorectal cancer in China[J]. Chinese Journal of Oncology,2011,33(7):481–483.

[4] Wei WQ,Zeng HM,Zheng RS,et al. Cancer registration in China and its role in cancer prevention and control[J]. Lancet Oncol,2020,21(7):e342–e349. DOI:10.1016/S1470-2045(20)30073-5.

[5] 吴春晓,顾凯,龚杨明,等.2015年中国结直肠癌发病和死亡情况分析[J].中国癌症杂志,2020,30(4):241–245.
Wu CX,Gu K,Gong YM,et al. Analysis of incidence and mortality of colorectal cancer in China,2015[J]. China Oncology,2020,30(4):241–245.

[6] 陈新民,姜春晓,张安羽,等.浙江省居民结直肠癌发病与死亡资料分析[J].预防医学,2019,31(12):1200–1204.
Chen XM,Jiang CX,Zhang AY,et al. Incidence and mortality of colorectal cancer in Zhejiang province[J]. Preventive Medicine,2019,31(12):1200–1204.

[7] 王悠清,李辉章,龚巍巍,等.2015年浙江省肿瘤登记地区恶性肿瘤发病与死亡分析[J].中国肿瘤,2019,28(1):4–14.
Wang YQ,Li HZ,Gong WW,et al. Analysis of cancer incidence and mortality in Zhejiang cancer registries,2015[J]. China Cancer,2019,28(1):4–14.

[8] 屈若祎,吴想军,李子巍,等.2004-2010年中国消化道恶性肿瘤死亡率趋势分析[J].中国卫生统计,2017,34(1):43–46.
Qu RW,Wu XJ,Li ZW,et al. Analysis of digestive malignant tumor mortality trend from 2004 to 2010 in China[J]. Chinese Journal of Health Statistics,2017,34(1):43–46.

[9] Allemani C,Matsuda T,Di Carlo V,et al. Global surveillance of trends in cancer survival 2000–14 (CONCORD-3): analysis of individual records for 37 513 025 patients diagnosed with one of 18 cancers from 322 population-based registries in 71 countries[J]. Lancet,2018,391(10125):1023–1075.

[10] Zeng HM,Chen WQ,Zheng RS,et al. Changing cancer survival in China during 2003–15: a pooled analysis of 17 population-based cancer registries[J]. Lancet Glob Health,2018,6(5):e555–e567.

[11] 罗胜兰,胡如英,龚巍巍,等.浙江省2005-2010年结直肠癌生存率分析[J].中华流行病学杂志,2013,34(12):1194–1197.
Luo SL,Hu RY,Gong WW,et al. Survival rate of colorectal cancer patients during 2005–2010 in Zhejiang province,China[J]. Chinese Journal of Epidemiology,2013,34(12):1194–1197.

[12] Jiang XY, Wang LY, Cheng YR, et al. Assessment of long-term survival of cancer patients using cancer registry data from eastern China: period analysis is superior to traditional methods [J]. Int J Cancer, 2020, 147(4): 996–1005.

[13] Brenner H, Arndt V. Further enhanced monitoring of cancer patient survival by stage-adjusted period analysis[J]. Cancer Epidemiol Biomarkers Prev, 2005, 14(8): 1917–1921.

[14] Brenner H, Hakulinen T. Up-to-date and precise estimates of cancer patient survival: model-based period analysis[J]. Am J Epidemiol, 2006, 164(7): 689–696.

[15] 袁平,马杏凡. 中国结直肠癌筛查效果 meta 分析[J]. 中国医药导报, 2020, 17(8): 106–112.
Yuan P, Ma XF. Meta-analysis on the effect of colorectal cancer screening in China [J]. China Medical Herald, 2020, 17(8): 106–112.

[16] 丁燕,冯俊,姚俊,等. 浙江省温岭市 2011~2016 年大肠癌早诊早治筛查结果分析[J]. 中国肿瘤, 2018, 27(9): 652–655.
Ding Y, Feng J, Yao J, et al. Screening for colorectal cancer in Wenling city Zhejiang province from 2011 to 2016[J]. China Cancer, 2018, 27(9): 652–655.

[17] 吴亚南,梁颖茹,冯志强,等. 广州市大肠癌初筛阳性人群肠镜顺应性及影响因素的随访研究[J]. 中山大学学报(医学版), 2019, 40(2): 257–263.
Wu YN, Liang YR, Feng ZQ, et al. Colonoscopy adherence and related factors among preliminary screened-positive population in Guangzhou: a follow-up study [J]. Journal of Sun Yat-sen University (Medical Sciences), 2019, 40(2): 257–263.

[18] Luo H, Shen KX, Li B, et al. Clinical significance and diagnostic value of serum NSE, CEA, CA19-9, CA125 and CA242 levels in colorectal cancer[J]. Oncol Lett, 2020, 20(1): 742–750.

[19] Li XD, Chen R, Li ZF, et al. Diagnostic value of combining miRNAs, CEA measurement and the FOBT in colorectal cancer screening[J]. Cancer Manag Res, 2020, 12: 2549–2557.

[20] Chen JN, Zhang QW, Pan YB, et al. Young-onset early colorectal cancer had similar relative survival to but better overall survival than conventional early colorectal cancer: a large population-based study [J]. Front Oncol, 2020, 10: 96.

[21] 姚宏伟,张忠涛. 回眸 2019—聚焦中国结直肠外科的发展与研究[J]. 中华胃肠外科杂志, 2020, 23(1): 15–19.
Yao HW, Zhang ZT. Looking back 2019: focusing on the development and research of colorectal surgery in China[J]. Chinese Journal of Gastrointestinal Surgery, 2020, 23(1): 15–19.

[22] 郑鹏,冯青阳,许剑民. 中国结直肠肿瘤机器人手术开展的现状与思考[J]. 中华胃肠外科杂志, 2020, 23

(4):336-340.

Zheng P,Feng QY,Xu JM. Current status and consideration of robotic surgery for colorectal cancer in China[J]. Chinese Journal of Gastrointestinal Surgery,2020,23(4):336-340.

[23] Mäkelä JT,Klintrup KH,Rautio TT. Mortality and survival after surgical treatment of colorectal cancer in patients aged over 80 years[J]. Gastrointest Tumors,2017,4(1-2):36-44.

[24] Tan KS,Eguchi T,Adusumilli PS. Reporting net survival in populations: a sensitivity analysis in lung cancer demonstrates the differential implications of reporting relative survival and cause-specific survival [J]. Clin Epidemiol,2019,11:781-792.

[25] Botteri E,Borroni E,Sloan EK,et al. Smoking and colorectal cancer risk,overall and by molecular subtypes: a meta-analysis[J]. Am J Gastroenterol,2020,115(12):1940-1949.DOI:10.14309/ajg.0000000000000803.

[26] Eng VA,David SP,Li S,et al. The association between cigarette smoking,cancer screening,and cancer stage: a prospective study of the women's health initiative observational cohort [J]. BMJ Open,2020,10(8):e037945. DOI:10.1136/bmjopen-2020-037945.

[27] Lee S,Woo H,Lee J,et al. Cigarette smoking,alcohol consumption,and risk of colorectal cancer in South Korea: a case-control study[J]. Alcohol,2019,76:15-21.

[28] Jayasekara H,English DR,Haydon A,et al. Associations of alcohol intake,smoking,physical activity and obesity with survival following colorectal cancer diagnosis by stage,anatomic site and tumor molecular subtype[J]. Int J Cancer,2018,142(2):238-250.

[29] Sheehan DF,Criss SD,Gazelle GS,et al. Evaluating lung cancer screening in China: implications for eligibility criteria design from a microsimulation modeling approach[J]. PLoS One,2017,12(3):e0173119.

[30] Rogers CR,Blackburn BE,Huntington M,et al. Rural-urban disparities in colorectal cancer survival and risk among men in Utah: a statewide population-based study[J]. Cancer Causes Control,2020,31(3):241-253.

[31] Abdollahi M,Kasiri N,Pourhoseingholi MA,et al. Determination of cut point in the age of colorectal cancer diagnosis using a survival cure model[J]. Asian Pac J Cancer Prev,2019,20(9):2819-2823.

第6章 胃癌患者5年相对生存率的精准评估和预测

摘　要　**背景**：基于人群的肿瘤登记数据和周期分析法，使用来自浙江省台州市的肿瘤登记数据准确评估及预测胃癌患者的长期生存。**方法**：选择台州市4个具有高质量数据的肿瘤登记处，纳入2004—2018年诊断为胃癌并随访至2018年底的数据。采用周期分析评估5年相对生存率，并进一步按性别、诊断年龄和区域进行分层。此外，采用基于模型的周期分析法预测2019—2023年胃癌患者的5年相对生存率(RS)。**结果**：2014—2018年胃癌患者5年RS为58.1%，其中男性为56.7%，女性为63.5%。5年相对生存率从<45岁年龄段的66.2%逐渐下降到>74岁年龄段的43.9%。城镇5年RS高于农村。预测2019—2023年胃癌患者5年生存率为64.8%，男性和女性分别为59.4%和68.2%。与前3个期间段相比，在2019—2023年期间预测5年生存率女性比男性上升趋势明显；除>74岁年龄段的生存率显著升高外，其他诊断年龄段的生存率增幅相差不大。**结论**：周期分析可为胃癌患者提供及时准确的生存评估，值得进一步推广应用，为胃癌的预防和干预提供重要依据。

关键词　胃癌；相对生存率；基于人群的肿瘤登记；周期分析法；预测

胃癌(gastric cancer)是指原发于胃的上皮源性恶性肿瘤，是全球最常见的消化系统恶性肿瘤之一，其发病率和病死率均居全球癌症的前列，严重威胁着人类健康。2018年世界范围内新发胃癌约103.3万例，居癌症发病率第5位；死亡病例约78.3万例，居癌病死亡率第3位[1]。我国是胃癌高发国家，根据2019年全国肿瘤登记中心数据显示，我国胃癌新发病例约40.3万例，居癌症发病率第2位；死亡病例约29.1万例，居癌症死亡率第3位，我国胃癌新发病例和死亡病例约占全球42.6%和45%[2]。随着我国经济快速发展，环境污染、心理压力增大等问题凸显，我国胃癌发病呈上升趋势，由1990年的24.72/10万，上升至2017年的39.78/10万[3]。因此，降低我国胃癌的发病率和病死率是亟待解决的重大公共健康问题。

近年来，随着诊疗技术的进步，胃癌患者的生存率呈增长趋势。2018年，国际癌症生存率研究（CONCORD-3）系统分析了2000—2014年五大洲癌症患者的生存数据，结果显示2000—2004年、2005—2009年、2010—2014年各大洲胃癌患者的5年生存率普遍呈上升趋势[4]。2015年全国肿瘤登记中心综合全国17个以人群为基础的肿瘤登记处的生存数据显示，2003—2005年中国胃癌患者的5年标化生存率为27.4%(95%CI:0.267~0.281)，城市和农村地区分别为32.5%(95%CI:0.312~0.339)和24.9%(95%CI:0.241~0.258)[5]，2006—2015年期间5年标化生存率有所增长，基本维持在30%左右[6]，但与胃癌同样高发的日本和韩国相比，仍有一定差距。日本早在1983年即开展了以胃双重对比造影和纤维胃镜检查为主要手段的全民定期普查[7]。随着诊断技术的不断更新，其筛查出的早期胃癌占全部胃癌的比例已从约42%提高至目前的70%左右[8]，因此，日本胃癌的5年生存率已超过65%[9]。韩国从1999年开始进行胃癌的内镜筛查[10]，其胃癌患者的5年生存率也从20世纪90年代中期的42.8%上升至当前的67%左右[11]。有研究结果显示，2011—2016年浙江省胃癌患者中位生存期为38.0个月。1、3、5年生存率分别为86.2%(8 927/10 356)、52.5%(5 437/10 356)、36.0%(3 728/10 356)，5年生存率高于上海市闵行区(29.67%)，略高于哈尔滨市(35.6%)，而农村地区胃癌患者的死亡风险大约是城市的3倍[12]。

胃癌的预后生存期与诊治时机密切相关，进展期胃癌即使行外科手术，5年生存率仍低于30%[13]，而早期胃癌治疗后5年生存率可显著提高[14]。因此，在自然人群中推行早期胃癌筛查措施和高危人群进行内镜精查策略，是有效降低胃癌死亡率及提高生存率的主要策略。但我国早期胃癌的诊治率低于10%，远低于日本和韩国[15]。《中国癌症防治三年行动计划(2015—2017年)》明确指出，在我国需要推广和完善癌症筛查及早诊早治策略，扩大癌症筛查和早诊早治覆盖面，力争重点地区、重点癌症早诊率达到50%[16]。2015年我国启动了国内首个无症状早期胃癌筛查项目——消化道肿瘤防治中心(GICC)项目。2018年，全国首个以三级医联体模式进行的消化道肿瘤筛查与防治项目进行落地试点，目前已在全国范围内逐步进行推广，这对进一步完善我国早期胃癌的筛查策略起到积极的促进作用，是提高我国胃癌生存率的重要策略之一。

基于人群的肿瘤登记是肿瘤防控工作的一项基础性工作，可获取及时、准确的肿瘤相关发病、死亡和生存信息,为评价肿瘤防治效果、制订肿瘤防治规划提供科学依据[17]。肿瘤长期生存率,如 5 年、10 年生存率,是量化肿瘤患者预后的一个重要指标,被广泛应用于肿瘤诊疗进展的监测[18-19]。然而目前基于人群的肿瘤登记计算生存率时,通常采用队列法(cohort analysis)和完全法(complete analysis)等生存分析方法。队列法是将感兴趣时期 n 年之前的确诊病例纳入队列,随访至感兴趣时期结束[20];完全法纳入的是感兴趣时期之前和感兴趣时期内的所有确诊病例,随访至感兴趣时期结束[21]。这两种方法纳入的均是感兴趣时期之前的生存信息,估计得到的结果具有明显的滞后性,不能准确反映肿瘤患者的最新生存情况。

鉴于传统分析方法存在一定的局限性,德国流行病学家 Hermann Brenner 于 1996 年提出一种新的生存分析方法——周期分析法(period analysis)[22-23],其纳入的病例分为两部分,一部分为感兴趣时期内新确诊的病例,另一部分为感兴趣时期之前确诊但在感兴趣时期内仍存活的病例,该方法可提供更真实的肿瘤患者生存信息。此外,Brenner 教授还在周期分析法的基础上提出了一种基于模型的周期分析法(model-based period analysis)[24],即基于广义线性模型,利用已有的完整肿瘤登记数据构建回归模型,预测未来一定时期内肿瘤患者的生存率。目前,欧美国家已广泛应用周期分析法来估计本地区最新的肿瘤患者生存率[25-27],但在我国肿瘤登记机构中的应用仍然较少。

本文旨在根据浙江省台州市肿瘤登记处数据,采用周期分析法计算 2014—2018 年浙江省台州市胃癌患者的 5 年生存率,对预后影响因素(性别、诊断年龄及区域)进行分层分析,并采用基于模型的周期分析法预测 2019—2023 年的 5 年生存率。

1 胃癌患者长期生存精准评估:周期分析法的应用

本研究选择浙江省台州市肿瘤登记数据库:包括 9 个县区数据,根据"只有死亡医学证明书(death certificate only,DCO)"病例比例小于 13% 的标准,纳入其中四县区(玉环市、路桥区、温岭市和仙居县)胃癌患者的病例数据进一步分析。选取 2004 年 1 月 1 日至 2018 年 12 月 31 日期间诊断并随访至 2018 年 12 月 31 日的胃癌患者为研究对象,按照胃癌 ICD-10 编码 C16 从数据库中纳入胃癌患者总共 12 832 例,删除失访病例 1 015 例,记录不详 135 例,删除最后随访时间缺失的病例 1 367 例,然后通过 IARCcrgTools 工具进一步审核数据后(逻辑错误 1 076 例),最终纳入 9 239 例合格病人。

采用周期分析法计算 2014—2018 年期间胃癌患者的 5 年相对生存率(relative survival,

RS）及标准误（standard error,SE），其中观察生存率采用寿命表法计算，期望生存率采用Ederer Ⅱ法计算，两者之比得到相对生存率，绘制总体生存曲线，并按照不同预后影响因素，包括性别（男性、女性）、诊断年龄（<45岁、45~54岁、55~64岁、65~74岁、>74岁）、区域分布（城镇、农村）进行分层，分析各亚组间2014—2018年的5年生存率变化趋势。

结果显示，在2004—2018年期间，浙江省台州市四县区胃癌患者基本情况见表3-6-1。发病总人数是9 239例。男性和女性发病人数分别是6 614例和2 625例。诊断年龄在<45岁、45~54岁、55~64岁、65~74岁和>74岁的患者发病人数分别是415例、987例、2 198例、2 789例和2 850例。城镇和农村发病人数分别是576例和8 663例。胃癌患者平均诊断年龄是67.4岁。

表3-6-1　浙江省台州市四县区胃癌发病基本情况（2004—2018年）

病例特征	总病例 （9 239例）	诊断区间		
		2004—2008年 （1 763例）	2009—2013年 （3 498例）	2014—2018年 （3 978例）
性别				
男性	6 614	1 175	2 479	2 960
女性	2 625	588	1 019	1 018
区域分布				
城镇	576	21	213	342
农村	8 663	1 742	3 285	3 636
平均诊断年龄（岁）	67.4	65.9	67.1	67.6
诊断年龄（岁）				
<45	415	87	118	210
45~54	987	212	381	394
55~64	2 198	378	873	947
65~74	2 789	631	1 086	1 072
>74	2 850	455	1 040	1 355

在2014—2018年期间，浙江省台州市四县区胃癌患者的总体5年生存率为58.1%，结果如表3-6-2所示。进一步将5年生存率按预后影响因素（性别、诊断年龄、区域分布）进行分层分析。男性和女性患者的5年生存率分别为56.7%和63.5%；在不同诊断年龄分层中，<45岁、45~54岁、55~64岁、65~74岁和>74岁患者的5年生存率分别是66.2%、59.1%、53.5%、49.2%和43.9%；农村和城镇患者的5年生存率分别为60.9%和56.3%。

表3-6-2　2014—2018年浙江省台州市四县区胃癌患者5年相对生存率

病例特征	估计值(%)	标准误
全部患者	58.1	0.6
性别		
男性	56.7	0.8
女性	63.5	1.4
区域分布		
城镇	60.9	2.3
农村	56.3	1.1
诊断年龄(岁)		
<45	66.2	3.4
45~54	59.1	1.5
55~64	53.5	1.1
65~74	49.2	0.9
>74	43.9	0.7

2　胃癌患者长期生存预测：基于模型的周期分析法的应用

为预测2019—2023年期间浙江省台州市胃癌患者的5年生存率，首先按照周期分析法纳入2004—2008年、2009—2013年、2014—2018年3个时期的观察对象，然后以随访时期及随访年份为自变量，每1年的条件1年生存率为因变量，采用二项回归建立广义线性回归模型，对未来2019—2023年期间的5年生存率进行预测估计。所有分析均采用R软件进行，对在该时期开始之前诊断的左截尾数据和在该时期结束时仍存活的右截尾数据进行清理。统计学分析运用Brenner等编写的SAS宏命令程序period包。

结果显示，预计2019—2023年期间胃癌患者的5年生存率达到64.8%，较往年呈明显升高趋势(表3-6-3)。与前3个期间段相比，在2019—2023年期间，预测女性较男性的5年生存率上升趋势明显；除>74岁组的生存率显著升高外，其他诊断年龄组的生存率增幅相差不大；城镇和农村的生存率均呈上升趋势。不同亚组的生存率变化趋势见图3-6-1(性别分层)、图3-6-2(诊断年龄分层)、图3-6-3(区域分层)。

表3-6-3 预测 2019—2023 年浙江省台州市四县区胃癌患者 5 年生存率

病例特征	估计值(%)
全部患者	64.8
性别	
男性	59.4
女性	68.2
诊断年龄(岁)	
<45	70.1
45~54	65.9
55~64	61.2
65~74	57.8
>74	51.2
区域分布	
城镇	66.8
农村	62.7

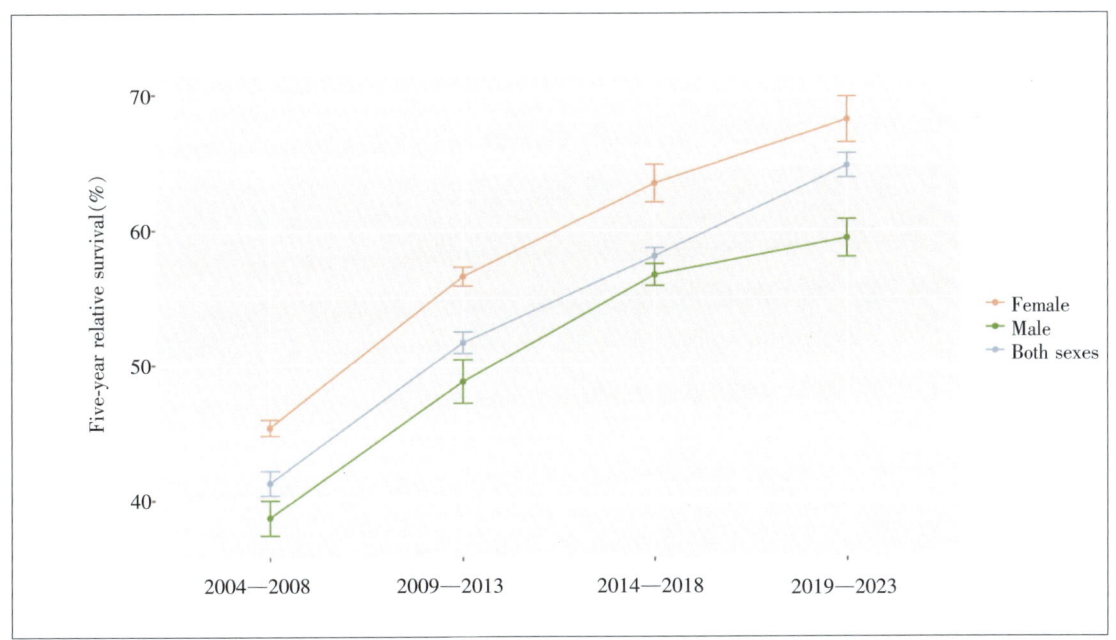

图3-6-1 2004—2023 年台州市男性和女性胃癌患者的 5 年相对生存率

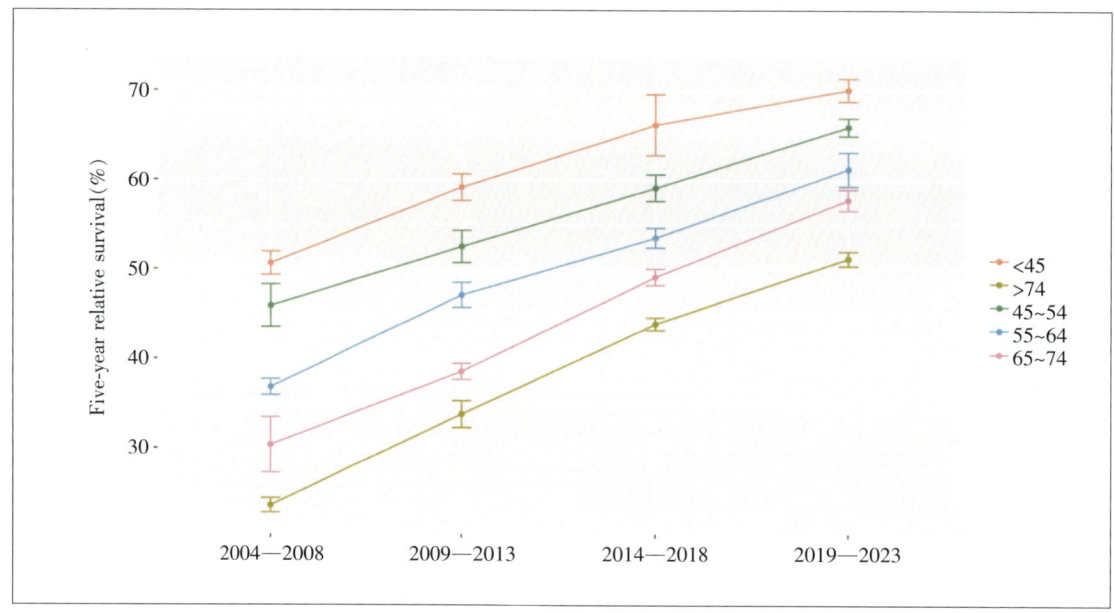

图3-6-2　2004—2023年台州市不同诊断年龄胃癌患者的5年相对生存率

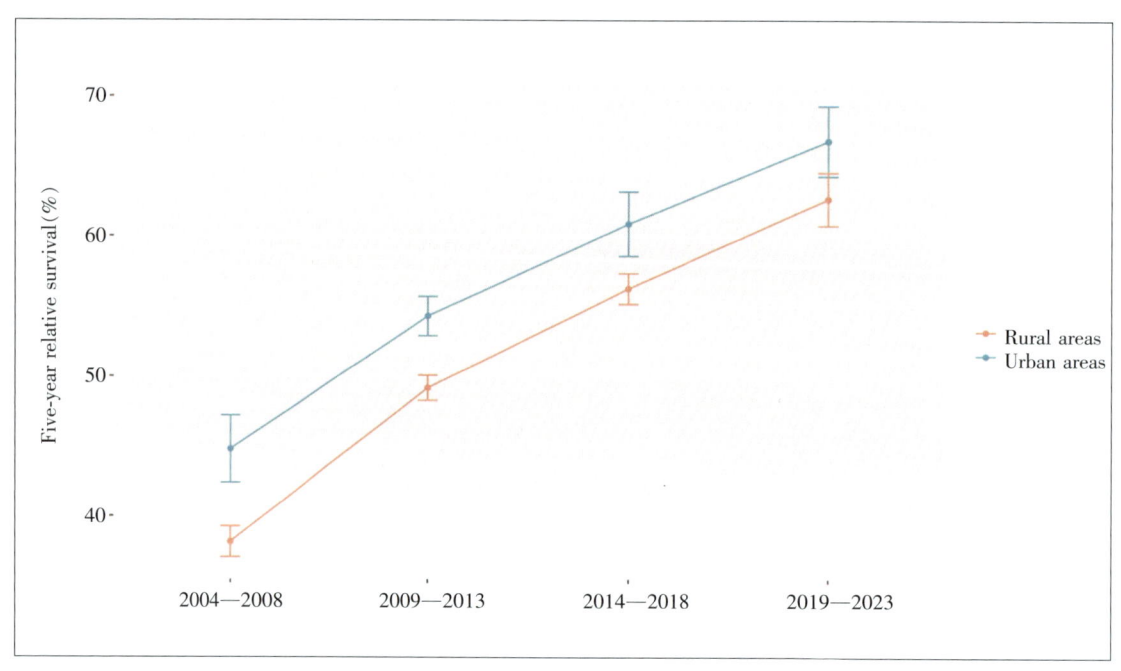

图3-6-3　2004—2023年台州市城镇和农村胃癌患者的5年相对生存率

（杜　菲，雷慧君，李润华，程永然，蒋曦依，唐慧娟，王良友，凌志强，陈天辉）

参考文献：

[1] Freddie B, Jacques F, Isabelle S, et al. Global cancer statistics 2018: GLOBOCAN estimates of incidence and mortality worldwide for 36 cancers in 185 countries[J]. CA Cancer J Clin, 2018, 68(6): 394–424.

[2] 郑荣寿, 孙可欣, 张思维, 等. 2015年中国恶性肿瘤流行情况分析[J]. 中华肿瘤杂志, 2019, 41(1): 19–28.
Zheng RS, Sun KX, Zhang SW, et al. Report of cancer epidemiology in China, 2015 [J]. Chinese Journal of Oncology, 2019, 41(1): 19–28.

[3] 王静雷, 杨一兵, 耿云霞, 等. 1990—2017年中国胃癌发病、患病及死亡状况趋势分析[J]. 中国慢性病预防与控制, 2020, 28(5): 321–325.
Wang JL, Yang YB, Geng YX, et al. Trend analysis of the morbidity, prevalence and mortality of stomach cancer in china from 1990 to 2017[J]. Chinese Journal of Prevention and Control of Chronic Diseases, 2020, 28(5): 321–325.

[4] Allemani C, Matsuda T, Di Carlo V, et al. Global surveillance of trends in cancer survival 2000-14 (CONCORD-3): analysis of individual records for 37 513 025 patients diagnosed with one of 18 cancers from 322 population-based registries in 71 countries[J]. Lancet, 2018, 391(10125): 1023–1075.

[5] Zeng HM, Zheng RS, Guo YM, et al. Cancer survival in China, 2003–2005: a population- based study[J]. Int J Cancer, 2015, 136(8): 1921–1930.

[6] Zeng HM, Chen WQ, Zheng RS, et al. Changing cancer survival in China during 2003-15: a pooled analysis of 17 population-based cancer registries[J]. Lancet Global Health, 2018, 6(5): e555–e567.

[7] Oshima A. A critical review of cancer screening programs in Japan [J]. Int J Technol Assess Health Care, 1994, 10(3): 346–358.

[8] Inoue M, Tsugane S. Epidemiology of gastric cancer in Japan[J]. Postgrad Med J, 2005, 81(957): 419–424.

[9] Nakayama H, Toh Y, Fujishita M, et al. Present status of support for adolescent and young adult cancer patients in member hospitals of Japanese Association of Clinical Cancer Centers [J]. Jpn J Clin Oncol, 2020, 50(11): 1282–1289.

[10] Lee WC. Breast, stomach and colorectal cancer screening in Korea [J]. J Med Screen, 2006, 13 (Suppl 1): S20–S22.

[11] Choi IJ. Gastric cancer screening and diagnosis[J]. Korean J Gastroenterol, 2009, 54(2): 67–76.

[12] 方良妹, 胡琰. 2011-2016年浙江省胃癌患者的生存分析[J]. 中国卫生统计, 2019, 36(5): 735–736, 739.
Fang LM, Hu Y. Survivor analysis of gastric cancer patients of Zhejiang province, 2011–2016 [J]. Chinese Journal of Health Statistics, 2019, 36(5): 735–736, 739.

[13] Katai H, Ishikawa T, Akazawa K, et al. Five-year survival analysis of surgically resected gastric cancer cases in Japan: a retrospective analysis of more than 100,000 patients from the nationwide registry of the

Japanese Gastric Cancer Association (2001–2007)[J]. Gastric Cancer, 2018, 21(1): 144–154.

[14] Sumiyama K. Erratum to: past and current trends in endoscopic diagnosis for early stage gastric cancer in Japan[J]. Gastric Cancer, 2017, 20(3): 562–562.

[15] Ren W, Yu J, Zhang ZM, et al. Missed diagnosis of early gastric cancer or high-grade intraepithelial neoplasia[J]. World J Gastroenterol, 2013, 19(13): 2092–2096.

[16] 中国抗癌协会. 卫计委: 中国癌症防治三年行动计划(2015—2017年)[EB/OL]. [2015-10-28]. http://www.caca.org.cn/system/2015/10/28/011243026.shtml.
China Anti-Cancer Association. National Health Commission: 3-year action project of cancer prevention and treatment in China (2015–2017) [EB/OL]. [2015–10–28]. http://www.caca.org.cn/system/2015/10/28/011243026.shtml.

[17] Bishop KD, Olszewski AJ. Epidemiology and survival outcomes of ocular and mucosal melanomas: a population-based analysis[J]. Int J Cancer, 2014, 134(12): 2961–2971.

[18] Luo JF, Xiao LH, Wu CX, et al. The incidence and survival rate of population-based pancreatic cancer patients: Shanghai Cancer Registry 2004–2009[J]. PLoS One, 2013, 8(10): e76052.

[19] Sant M, Allemani C, Berrino F, et al. Breast carcinoma survival in Europe and the United States[J]. Cancer, 2004, 100(4): 715–722.

[20] Brenner H, Hakulinen T. Period estimates of cancer patient survival are more up-to-date than complete estimates even at comparable levels of precision[J]. J Clin Epidemiol, 2006, 59(6): 570–575.

[21] Brenner H, Gefeller O. Deriving more up-to-date estimates of long-term patient survival [J]. J Clin Epidemiol, 1997, 50(2): 211–216.

[22] Brenner H, Gefeller O. An alternative approach to monitoring cancer patient survival [J]. Cancer, 1996, 78(9): 2004–2010.

[23] Brenner H, Gefeller O, Hakulinen T. A computer program for period analysis of cancer patient survival[J]. Eur J Cancer, 2002, 38(5): 690–695.

[24] Brenner H, Hakulinen T. Up-to-date and precise estimates of cancer patient survival: model-based period analysis[J]. Am J Epidemiol, 2006, 164(7): 689–696.

[25] Jansen L, Castro FA, Gondos A, et al. Recent cancer survival in Germany: an analysis of common and less common cancers[J]. Int J Cancer, 2015, 136(11): 2649–2658.

[26] Hiripi E, Gondos A, Emrich K, et al. Survival from common and rare cancers in Germany in the early 21st century[J]. Ann Oncol, 2012, 23(2): 472–479.

[27] Holleczek B, Jansen L, Brenner H. Breast cancer survival in Germany: a population-based high resolution study from Saarland[J]. PLoS One, 2013, 8(7): e70680.

第 7 章　乳腺癌患者 5 年相对生存率的精准评估和预测

摘　要　**背景**：基于浙江省台州市的肿瘤登记数据，采用周期分析法来准确评估及预测乳腺癌患者的长期生存。**方法**：选择台州市 4 个具有高质量数据的肿瘤登记处，纳入 2004—2018 年诊断为乳腺癌的患者。采用周期分析法评估长期生存率，并进一步按性别、诊断时年龄和区域进行分层，并采用基于模型的周期分析法预测 2019—2023 年乳腺癌患者的 5 年相对生存率（RS）。**结果**：2014—2018 年诊断的乳腺癌患者的 5 年 RS 为 88.8%，其中男性为 83.7%，女性为 90.5%。5 年相对生存率从<45 岁年龄段的 94.8% 逐渐下降到>74 岁年龄段的 83.3%。城镇 5 年 RS(91.9%)高于农村（86.7%）。预测 2019—2023 年乳腺癌患者的总体 5 年生存率为 91.5%，男性和女性分别为 84.8% 和 93.5%。与 2014—2018 年期间相比，预测 2019—2023 年期间男性与女性患者的 5 年相对生存率差异将会增大，且男性患者 5 年相对生存率低于女性患者。**结论**：由于周期分析法可为乳腺癌患者提供及时准确的生存评估，值得进一步推广应用，为乳腺癌的预防和干预提供重要依据。

关键词　乳腺癌；相对生存率；基于人群的肿瘤登记；周期分析法；预测

乳腺癌(breast cancer)是一种常见的恶性肿瘤，主要发生在乳腺上皮组织。乳腺癌患者 99% 为女性，男性仅占 1%。乳腺癌已成为全球女性癌症死亡的第一大原因，女性乳腺癌患者死亡数量占了所有女性癌症的 15%[1-2]。自进入 21 世纪以来，随着人民生活水平的不断提高，人们的饮食结构、生活行为方式发生了较大变化，乳腺癌发病呈快速上升态势。国际癌症研究署发布 GLOBOCAN 2018 最新数据显示，2018 年全球前三位主要癌症分别为肺癌、乳腺癌和结直肠癌,乳腺癌位列女性所有恶性肿瘤发病首位[3];中国肿瘤登记地区女性乳腺癌发病率,城市地区由2000年的37.86/10万上升到2014年的68.94/10万,农村地区由11.57/10万上升到35.31/10万[4]。

无论我国还是西方国家,乳腺癌均是女性第一位的恶性肿瘤,对女性健康和生命构成严重威胁,是当今社会的重大公共卫生问题。美国癌症协会(ACS)综合美国监测、流行病学和最终结果(SEER)数据中心统计资料显示,2005—2011年不同人种/种族乳腺癌患者的5年生存率为80%~92%[5](表3-7-1)[6-7]。欧美人群中不同年份跨度的女性乳腺癌患者生存率显示,1年相对生存率中位数为98.0%(范围58.9%~99.0%)[8-17],5年相对生存率在45.1%~93.0%,中位数为80.4%[8-13,15-24]。近30年来,上述地区女性乳腺癌5年相对生存率都呈缓慢增长趋势,增长了10%~20%不等。发展中国家女性乳腺癌5年相对生存率在50%~60%[25]。2015年,国际癌症生存率研究(CONCORD-2)继CONCORD之后又系统分析了1995—2009年五大洲乳腺癌患者的生存数据,结果显示1995—1999年、2000—2004年、2005—2009年3个不同时期乳腺癌患者的生存率普遍呈上升趋势[6]。

表3-7-1　部分国家或地区2005—2009年乳腺癌患者5年生存率

国家/地区	5年生存率(%)	95%CI
美国	88.6	0.885~0.887
澳大利亚	86.2	0.885~0.887
德国	85.3	0.849~0.856
瑞典	86.2	0.855~0.869
英国	81.1	0.809~0.814
波兰	74.1	0.735~0.747
日本	84.7	0.841~0.853
中国	80.9	0.791~0.827
印度	60.4	0.465~0.743
马来西亚(槟城)	67.8	0.624~0.733
蒙古	56.5	0.461~0.668
南非	53.4	0.355~0.713

2015年全国肿瘤登记中心综合全国17个以人群为基础的肿瘤登记处的生存数据显示,2003—2005年人群乳腺癌患者的1、3和5年观察生存率分别为90.5%、80.0%和72.7%,5年相对生存率为73.0%(95%CI:0.712~0.749),城市和农村地区乳腺癌患者的5年相对生存率分别为77.8%(95%CI:0.757~0.799)和55.9%(95%CI:0.519~0.603)[26]。相比而言,中国乳腺癌生存率稍低于以欧美人为主的全球乳腺癌5年生存率水平,尤其是农村女性。

城市地区 5 年相对生存率已达到 70% 以上,与同期的欧美水平仅相差 10%~15%,显著高于亚洲其他发展中国家水平[25]。中国女性乳腺癌患者 10 年生存率在 56.8%~84.4% 之间[8-13,15-24,27-34]。乳腺癌相对其他癌症预后较好,农村地区患者的生存率低于城市地区(表 3-7-2~3-7-3)[7,14,35-37],以启东为代表的农村地区则比城市低 10% 左右(表 3-7-4)[38]。有研究结果

表3-7-2　中国部分地区乳腺癌患者 5 年生存率

地区	时段(年份)	5 年生存率(%)
北京	1982—1983	66.3
	1987—1988	74.2
上海	1988—1991	71.7
天津	1981—1985	60.6
浙江	2005—2010	80.2
中国 17 个肿瘤登记处	2003—2005	73.0

表3-7-3　中国女性乳腺癌患者生存率

区域	观察生存率						5 年相对生存率	
	1 年		3 年		5 年			
	率(%)	95%CI	率(%)	95%CI	率(%)	95%CI	率(%)	95%CI
城市	92.4	0.917~0.930	84.7	0.838~0.855	77.9	0.769~0.789	77.8	0.757~0.799
农村	85.3	0.838~0.867	66.5	0.646~0.684	57.7	0.557~0.597	55.9	0.519~0.603
合计	90.5	0.899~0.911	80.0	0.792~0.808	72.7	0.718~0.736	73.0	0.712~0.749

表3-7-4　中国部分地区乳腺癌 5 年生存率及其变化

地区	时段(年份)	观察生存率(%)	相对生存率(%)
上海城市地区	1972—1976	55.5	59.1
	1980—1984	64.6	68.7
	1988—1991	67.0	71.4
	2002—2004	79.5	90.8
北京城市地区	1982—1983	62.0	66.3
	1987—1988	68.7	74.2
天津	1981—1985	55.0	60.6
江苏省启东市	1972—2000	55.9	58.4
	1972—1976	51.7	54.4
	1977—1981	57.3	59.9
	1982—1986	55.5	57.8
	1987—1991	58.7	61.3
	1992—2000	56.0	59.4

显示，浙江省乳腺癌的1年观察生存率和相对生存率分别为76.89%和80.26%，5年相对生存率高于20世纪90年代上海（71.70%）、天津（60.64%）及江苏启东（2001—2007年）（71.70%）报告的结果[39-41]，但低于美国、加拿大、澳大利亚、英国、芬兰、韩国及日本报告的结果[42-46]。中国乳腺癌生存率数据在过去30年中取得了明显的提升，这是由于多种原因造成的。随着经济水平的提高，国民对健康更加关注，未来乳腺癌患者早期发现的概率会更高，治疗效果也会更好，中国乳腺癌生存率数据还能再获得提升。

长期生存率如5年、10年生存率作为评价癌症预后的重要指标，被广泛应用于肿瘤诊疗进展的监测[47-48]。乳腺癌患者长期生存的精准评估与预测信息对于评估癌症治疗效果和癌症负担至关重要。准确、及时地揭示一个国家或地区经济和医疗等基本条件差别显著的地域间（例如城市和农村）乳腺癌症患者长期存活率的整体状况及其动态趋势，并挖掘背后的因素，可督促有关部门采取重要的行政和公共卫生干预措施，以提高患者的长期存活率。如何及时、准确地评估乳腺癌患者的长期存活是一个全球性的技术难题。近年来出现了周期分析法和基于模型的周期分析法，基于人群的肿瘤登记数据准确评估乳腺癌患者的长期生存情况。周期分析法能够提供及时、准确的乳腺癌患者的长期生存率。相比较于传统的队列法，周期分析法和基于模型的周期分析法在生存分析的时效性及准确性方面更具优势。周期分析法纳入的病例均为感兴趣时期内的病例，能够体现新近诊断患者的实际生存情况；而基于模型的周期分析法不仅能利用已有的数据来估算生存率和分析变化趋势，还能预测未来的生存率。

基于肿瘤登记数据对乳腺癌患者采用周期分析法系统地评估长期生存率，国内至今未见文献报道。本文旨在应用周期法提供浙江省台州市及时准确的5年相对生存率及分层数据，并应用基于模型的周期分析法预测浙江省台州市乳腺癌患者未来5年长期生存率。

1 乳腺癌患者长期生存精准评估：周期分析法的应用

本研究数据来源于浙江省台州市肿瘤登记数据库：包括9个县区数据，根据"只有死亡医学证明书（death certificate only, DCO）"病例比例小于13%的标准纳入其中四县区（路桥区、玉环市、仙居县、温岭市）数据进一步分析，选取2004年1月1日至2018年12月31日期间诊断并随访至2018年12月31日的乳腺癌患者为研究对象，按照乳腺癌ICD-10编码C50从数据库中纳入乳腺癌患者总共7 492例，删除失访832例，记录不详92例，删除最后随访时间缺失的病例 142 例,然后通过 IARCcrgTools 工具进一步审核数据后(删除逻辑错误 267 例),最终纳入 6 159 例合格病人。

首先采用周期分析法估算 2014—2018 年期间乳腺癌患者的 5 年相对生存率。周期分析法纳入的研究对象分为两部分:一部分是感兴趣时期内新确诊的患者,另一部分是感兴趣时期之前确诊但在感兴趣时期内仍存活的患者。纳入的研究对象是 2014—2018 年确诊的患者以及在 2009—2013 年确诊且在 2014—2018 年存活的患者,随访时间为 2014—2018 年。该方法需对感兴趣时期之前确诊的左删失数据和感兴趣时期结束之后仍存活的右删失数据进行处理。周期分析法是将数据整理成寿命表的形式,计算随访第 i 年的条件 1 年生存率 S_i,表示为:

$$S_i = 1 - \frac{d_i}{n_i - c_i/2}$$

式中 n_i 代表随访第 i 年的年初人口数,d_i 代表随访至第 i 年结束时的死亡人数,c_i 代表第 i 年内删失人数。k 年的真实生存率 $\overline{S_k}$ 由 k 年的条件 1 年生存率累乘而得,表示为:

$$\overline{S_k} = \prod_{i=1}^{k} S_i$$

相对生存率是真实生存率与期望生存率之比,表示为:

$$R_i = \frac{\overline{S_k}}{S_k^*}$$

当计算 5 年相对生存率时,上式中的 k=5。其中,式中 $\overline{S_k}$ 代表真实生存率,S_k^* 代表期望生存率。其中,期望生存率采用 Ederer Ⅱ 法计算。相对生存率的点估计值及其标准误采用 Greenwood 法计算。

结果显示,在 2004—2018 年期间,浙江省台州市四县区乳腺癌患者基本情况见表 3-7-5。发病总人数是 6 159 例。男性和女性发病人数分别是 82 例和 6 077 例。诊断年龄在<45 岁、45~54 岁、55~64 岁、65~74 岁和>74 岁的患者发病人数分别是 1 508 例、2 387 例、1 391 例、618 例和 255 例。城镇和农村发病人数分别是 1 282 例和 4 877 例。乳腺癌患者平均诊断年龄是 51.3 岁。

在 2014—2018 年期间,浙江省台州市四县区乳腺癌患者的 5 年相对生存率是 88.8%,结果见表 3-7-6。进一步将 5 年相对生存率按照不同影响因素(性别、诊断年龄、区域)进行分层分析。男性和女性患者 5 年相对生存率分别是 83.7%和 90.5%,结果见图 3-7-1。在不同诊断年龄分层中,<45 岁、45~54 岁、55~64 岁、65~74 岁和>74 岁患者的 5 年相对生存率分别是

94.8%、93.8%、91.4%、87.9%和83.3%(图3-7-2)。城镇和农村患者的5年相对生存率分别是91.9%和86.7%,结果见图3-7-3。

表3-7-5 浙江省台州市四县区乳腺癌发病基本情况(2004—2018年)

病例特征	总病例 (6 159例)	诊断区间		
		2004—2008年 (485例)	2009—2013年 (1 814例)	2014—2018年 (3 860例)
性别				
男性	82	9	33	40
女性	6 077	476	1 781	3 820
区域分布				
城镇	1 282	61	441	780
农村	4 877	424	1 373	3 080
平均年龄(岁)	51.3	53.5	52.3	50.8
诊断年龄(岁)				
<45	1 508	142	526	840
45~54	2 387	153	591	1 643
55~64	1 391	74	411	906
65~74	618	61	192	365
>74	255	55	94	106

表3-7-6 2014—2018年台州市四县区乳腺癌患者生存率

病例特征	估计值(%)	标准误
全部患者	88.8	0.5
性别		
男性	83.7	1.2
女性	90.5	0.7
诊断年龄(岁)		
<45	94.8	1.4
45~54	93.8	0.5
55~64	91.4	0.7
65~74	87.9	1.1
>74	83.3	0.8
区域分布		
城镇	91.9	0.3
农村	86.7	0.5

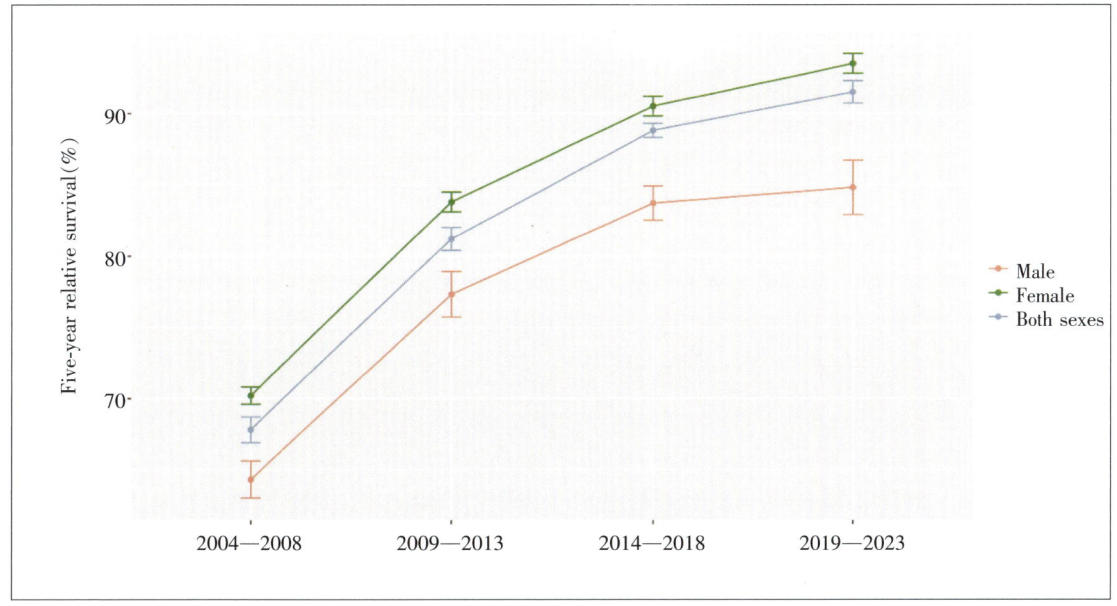

图3-7-1 2004—2023年台州市四县区分男女性乳腺癌患者5年相对生存率

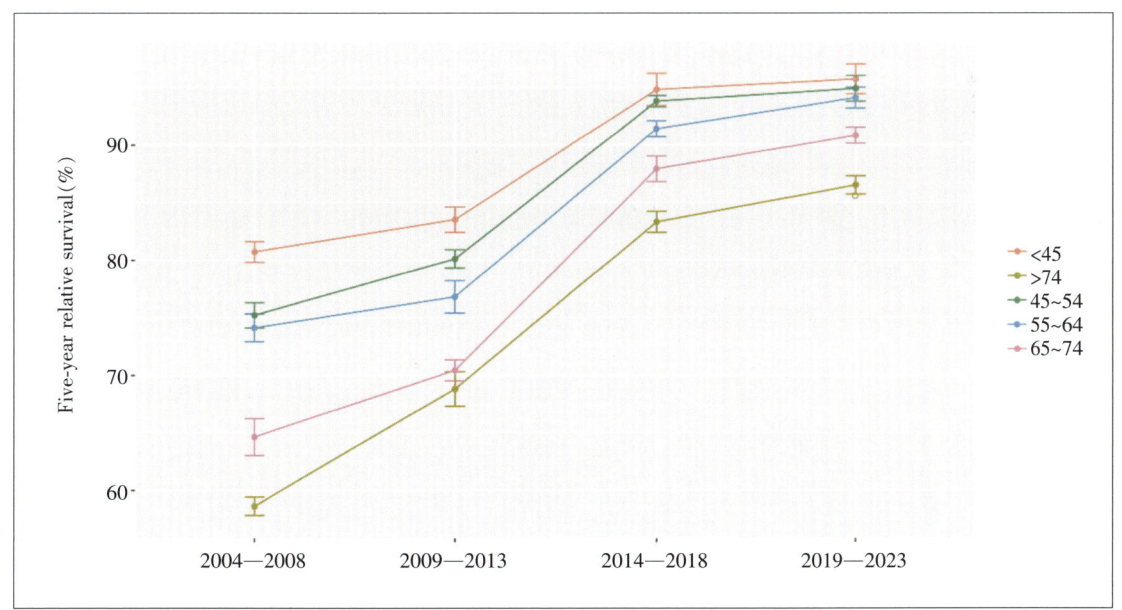

图3-7-2 2004—2023年台州市四县区分诊断年龄组乳腺癌患者5年相对生存率

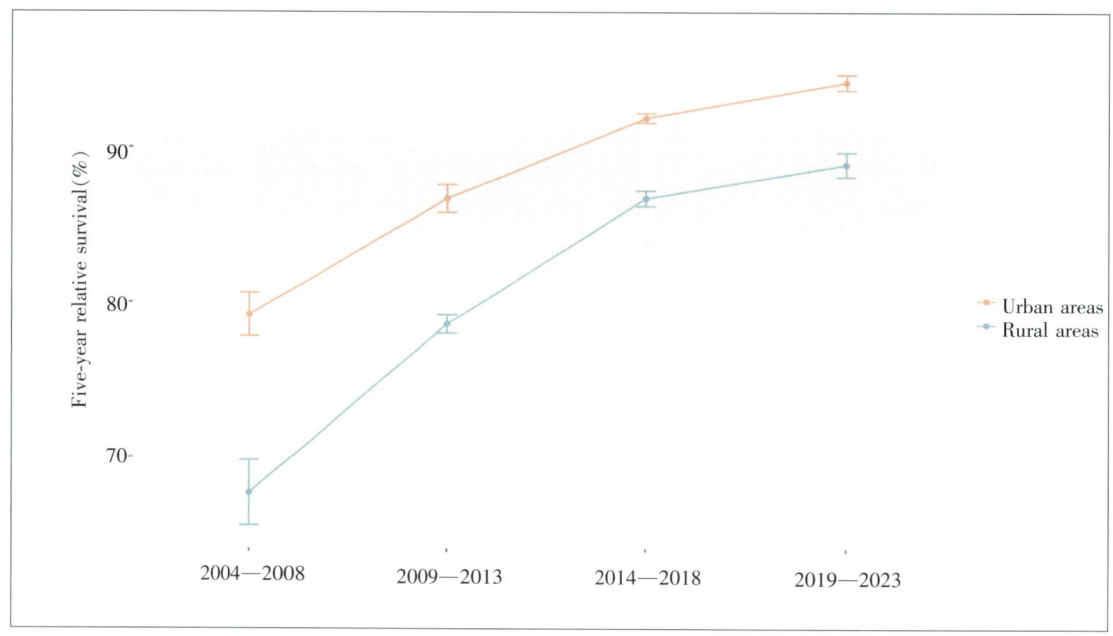

图3-7-3　2004—2023年台州市四县区分区域乳腺癌患者5年相对生存率

采用周期分析法估算的存活率更接近真实存活率。张华等[49]采用队列法和周期分析法分别分析了2002—2011年上海市某医院女性乳腺癌患者的生存情况。结果显示,采用队列法估算5年存活率为90.9%,后者更接近真实存活率(92.3%)。

2　乳腺癌患者长期生存预测:基于模型的周期分析法的应用

肿瘤登记系统的数据登记和发布普遍存在延迟性(一般滞后1~5年)。在无法获得最新数据的情况下,采用周期分析法估算存活率也无法及时反映肿瘤患者最新的生存情况。因此Brenner等[50]在周期分析法的基础上,于2006年进一步提出了基于模型的周期分析法。

基于模型的周期法预测2019—2023年期间浙江省台州市四县区乳腺癌患者的总体生存率,再按照性别、诊断年龄和区域进一步分层分析乳腺癌患者的生存率。基于完整的肿瘤登记数据,在周期分析法的基础上建立广义线性模型,可估算乳腺癌患者的生存率,分析生存率变化趋势及预测未来生存率。该方法是基于存活率随时期均匀变化的前提下建立的模型,理论上当存活率保持不变或均匀上升时,延长时间跨度,生存分析的准确性提高;反之,当存活率非均匀上升甚至下降时,延长时间跨度,生存分析的准确性降低[51]。例如,某肿瘤登记系统最新的随访患者数据截至2018年12月31日,基于2004—2008年、2009—2013年和2014—2018年3个时期的数据,可预测2019—2023年确诊乳腺癌患者的生存率,首先按周期分析法的原理分别纳入以上3个时期确诊的病例;然后计算每1年的暴露人数和死亡人数,并计算每1年的条件1年生存率;最后以随访时期和随访年份为自变量,每1年的条件1年存活率为因变量拟合回归模型(Poisson回归或二项回归)。

确诊后第 j 个时期随访第 i 年的条件1年生存率 r_{ij} 表示为:

$$r_{ij}=\exp[-\exp(\alpha_i+j\times\beta)]$$

式中的j代表随访时期,具体编码为:j=0代表第1个随访时期,j=1代表第2个随访时期,j=k代表第k+1个随访时期。上述例子中,j=0代表2004—2008年,j=1代表2009—2013年,j=2代表2014—2018年。i代表每个时期内随访第i年,例如,在2004—2008年,2004年对应i=1,2005年对应i=2,以此类推。

第j个时期随访累计满5年的相对存活率表示为:

$$R_j=\prod_{i=1}^{5}r_{ij}=\prod_{i=1}^{5}\exp[-\exp(\alpha_i+j\times\beta)]$$

基于模型的周期法充分利用了已有的肿瘤登记系统数据,提高了生存分析的准确性和时效性(表3-7-7)。上述计算利用R软件中的广义线性模型GLM函数和PeriodR包实现。

表3-7-7 基于模型的周期法原理图

确诊年份	随访年份			
	2004—2008	2009—2013	2014—2018	2019—2023
1999—2003				
2004—2008				
2009—2013				
2014—2018				
2019—2023				

结果显示,预测2019—2023年期间乳腺癌患者的5年相对生存率为91.5%,总体5年相对生存率在4个时期都呈升高趋势,结果见表3-7-8和图3-7-1。男性和女性患者的5年相对生存率分别是84.8%和93.5%,与2014—2018年期间相比,预测女性患者的5年相对生存率仍然出现上升趋势,预测2019—2023年期间男性与女性患者的5年相对生存率差异将会增大,且男性患者5年相对生存率仍然低于女性患者。与2009—2013年期间相比,2014—2018年期间各年龄组患者的5年相对生存率均呈现上升趋势。与2014—2018年期间相比,预测2019—2023年期间各诊断年龄分层患者的5年相对生存率都呈上升趋势。预测

表3-7-8　预测2019—2023年台州市四县区乳腺癌患者的生存率

病例特征	估计值(%)
全部患者	91.5
性别	
男性	84.8
女性	93.5
诊断年龄(岁)	
<45	95.7
45~54	94.9
55~64	94.1
65~74	90.8
>74	86.5
区域分布	
城镇	94.2
农村	88.9

2019—2023年的城镇患者的5年相对生存率高于农村患者。

近年来，欧美地区多个国家逐渐应用周期分析法[6,52-58]和基于模型的周期分析法[59-64]来监测肿瘤患者的生存情况。而在国内，周期分析法逐渐应用于肿瘤患者生存情况的监测，但至今尚未有采用基于模型的周期分析法估算或预测乳腺癌患者生存率的研究报道。本文应用周期分析法、基于模型的周期法，分别对浙江省台州市乳腺癌患者5年相对生存率及分层数据、未来5年相对生存率进行了评估和预测。相比较于传统的队列法，周期分析法和基于模型的周期分析法在生存分析的时效性和准确性方面更具优势，值得在我国进一步推广应用，为临床实践和公共卫生决策提供指导。

(张璐瑶，李润华，雷慧君，陆　叶，黄佳佳，程永然，蒋曦依，唐慧娟，王良友，卢大林，陈天辉)

参考文献：

[1] Chen WQ, Zheng RS, Baade PD, et al. Cancer statistics in China, 2015[J]. CA Cancer J Clin, 2016, 66(2): 115–132.

[2] Wei WQ, Zeng HM, Zheng RS, et al. Cancer registration in China and its role in cancer prevention and control[J]. Lancet Oncol, 2020, 21(7): e342–e349.

[3] Bray F, Ferlay J, Soerjomataram I, et al. Global cancer statistics 2018: GLOBOCAN estimates of incidence and mortality worldwide for 36 cancers in 185 countries[J]. CA Cancer J Clin, 2018, 68(6): 394–424.

[4] 孙可欣,郑荣寿,顾秀英,等.中国肿瘤登记地区女性乳腺癌发病趋势及年龄变化情况分析[J].中华预防医学杂志,2018,52(6):567-572.
Sun KX,Zheng RS,Gu XY,et al. Onset trend and age change of breast cancer in women with tumor registration in China[J]. Chinese Journal of Preventive Medicine,2018,52(6):567-572.

[5] Desantis CE,Fedewa SA,Sauer AG,et al. Breast cancer statistics,2015: convergence of incidence rates between black and white women[J]. CA Cancer J Clin,2016,66(1):31-42.

[6] Allemani C,Weir HK,Carreira H,et al. Global surveillance of cancer survival 1995-2009: analysis of individual data for 25,676,887 patients from 279 population-based registries in 67 countries (CONCORD-2)[J]. Lancet,2015,385(9972):977-1010.

[7] 左婷婷,陈万青.中国乳腺癌全人群生存率分析研究进展[J].中国肿瘤临床,2016,43(14):639-642.
Zuo TT,Chen WQ. Advances in research on population-based female breast cancer survival in China[J]. Chinese Journal of Clinical Oncology,2016,43(14):636-642.

[8] Campbell ID,Scott N,Seneviratne S,et al. Breast cancer survival in New Zealand women[J]. ANZ J Surg,2015,85(7-8):546-552.

[9] Barchielli A,Paci E,Balzi D,et al. Population-based breast cancer survival. Mammographic screening activities in central Italy[J]. Cancer,1994,74(12):3126-3134.

[10] Gajalakshmi CK,Shanta V,Swaminathan R,et al. A population-based survival study on female breast cancer in Madras,India[J]. Br J Cancer,1997,75(5):771-775.

[11] Larranaga N,Sarasqueta C,Martinez-Camblor P,et al. Female breast cancer in Gipuzkoa: prognostic factors and survival[J]. Clin Transl Oncol,2009,11(2):96-102.

[12] Nelson RA,Guye ML,Luu T,et al. Survival outcomes of metaplastic breast cancer patients: results from a US population-based analysis[J]. Ann Surg Oncol,2015,22(1):24-31.

[13] Zhu J,Chen JG,Chen YS,et al. Female breast cancer survival in Qidong,China,1972-2011: a population-based study[J]. BMC Cancer,2014,14:318.

[14] Walters S,Maringe C,Butler J,et al. Breast cancer survival and stage at diagnosis in Australia,Canada,Denmark,Norway,Sweden and the UK,2000-2007: a population-based study[J]. BrJCancer,2013,108(5):1195-1208.

[15] Dabakuyo TS,Bonnetain F,Roignot P,et al. Population-based study of breast cancer survival in Cote d'Or (France): prognostic factors and relative survival[J]. Ann Oncol,2008,19(2):276-283.

[16] Baburin A,Aareleid T,Padrik P,et al. Time trends in population-based breast cancer survival in Estonia: analysis by age and stage[J]. Acta Oncol,2014,53(2):226-234.

[17] Abdullah NA, Mahiyuddin WRW, Muhammad NA, et al. Survival rate of breast cancer patients in Malaysia: apopulation-based study[J]. Asian Pac J Cancer Prev, 2013, 14(8):4591-4594.

[18] Christensen LH, Engholm G, Ceberg J, et al. Can the survival difference between breast cancer patients in Denmark and Sweden 1989 and 1994 be explained by patho-anatomical variables?- a population-based study[J]. Eur J Cancer, 2004, 40(8):1233-1243.

[19] Clayforth C, Fritschi L, Mcevoy S, et al. Five-year survival from breast cancer in Western Australia over a decade[J]. Breast, 2007, 16(4):375-381.

[20] Elkin EB, Hudis C, Begg CB, et al. The effect of changes in tumor size on breast carcinoma survival in the U.S.:1975-1999[J]. Cancer, 2005, 104(6):1149-1157.

[21] Holleczek B, Brenner H. Provision of breast cancer care and survival in Germany-results from a population-based high resolution study from Saarland[J]. BMC Cancer, 2014, 14:757.

[22] Jensena AR, Ewertz M, Cold S, et al. Time trends and regional differences in registration, stage distribution, surgical management and survival of breast cancer in Denmark[J]. Eur J Cancer, 2003, 39(12):1783-1793.

[23] Pal S, Lüchtenborg M, Davies EA, et al. The treatment and survival of patients with triple negative breast cancer in a London population[J]. Springerplus, 2014, 3:553.

[24] Taylor R, Coates M. Breast cancer five-year survival in New South Wales women, 1972 to 1991[J]. Aust N Z J Public Health, 1997, 21(2):199-205.

[25] Sankaranarayanan R, Swaminathan R, Lucas E. Cancer survival in Africa, Asia, the Caribbean and Central America [M]. Lyon, France: IARC Press, 2011:162.

[26] Zeng HM, Zheng RS, Guo YM, et al. Cancer survival in China, 2003-2005: a population- based study[J]. Int J Cancer, 2015, 136(8):1921-1930.

[27] Tejler G, Norberg B, Dufmats M, et al. Survival after treatment for breast cancer in a geographically defined population[J]. Br J Surg, 2004, 91(10):1307-1312.

[28] Sant M, Allemani C, Capocaccia R, et al. Stage at diagnosis is a key explanation of differences in breast cancer survival across Europe[J]. Int J Cancer, 2003, 106(3):416-422.

[29] Ali AMG, Greenberg D, Wishart GC, et al. Patient and tumour characteristics, management, and age-specific survival in women with breast cancer in the East of England[J]. Br J Cancer, 2011, 104(4):564-570.

[30] Wishart GC, Greenberg DC, Chou P, et al. Treatment and survival in breast cancer in the Eastern Region of England[J]. AnnOncol, 2010, 21(2):291-296.

[31] Holleczek B, Arndt V, Stegmaier C, et al. Trends in breast cancer survival in Germany from 1976 to 2008- a period analysis by age and stage[J]. Cancer Epidemiol, 2011, 35(5):399-406.

[32] Holleczek B,Brenner H. Trends of population-based breast cancer survival in Germany and the US：decreasing discrepancies,but persistent survival gap of elderly patients in Germany [J]. BMC Cancer, 2012,12：317.

[33] Allemani C,Sant M,Weir HK,et al. Breast cancer survival in the US and Europe：a CONCORD high-resolution study[J]. Int J Cancer,2013,132(5)：1170-1181.

[34] Ugnat AM,Xie L,Morriss J,et al. Survival of women with breast cancer in Ottawa,Canada：variation with age,stage,histology,grade and treatment[J]. Br J Cancer,2004,90(6)：1138-1143.

[35] Kwong A,Mang OW,Wong CH,et al. Breast cancer in Hong Kong,Southern China：the first population-based analysis of epidemiological characteristics,stage-specific,cancer-specific,and disease-free survival in breast cancer patients：1997-2001[J]. Ann Surg Oncol,2011,18(11)：3072-3078.

[36] Jung KW,Won YJ,Kong HJ,et al. Survival of Korean adult cancer patients by stage at diagnosis,2006-2010：national cancer registry study[J]. Cancer Res Treat,2013,45(3)：162-171.

[37] 陈万青,郑荣寿. 中国女性乳腺癌发病死亡和生存状况[J]. 中国肿瘤临床,2015,42(13)：668-674.
Chen WQ,Zheng RS. Incidence,mortality and survival analysis of breast cancer in China [J]. Chinese Journal of Clinical Oncology,2015,42(13)：668-674.

[38] 龚巍巍,罗胜兰,胡如英,等. 2005-2010年浙江省女性乳腺癌、宫颈癌与卵巢癌生存率分析[J]. 中国预防医学杂志,2014,48(5)：366-369.
Gong WW,Luo SL,Hu RY,et al. An analysis of survival in major malignancies during 1972~2000 in Qidong,China[J]. Chinese Journal of Preventive Medicine,2014,48(5)：366-369.

[39] 项永兵,金凡,陈浩泉,等. 上海市区1988年-1991年肿瘤患者生存率分析[J]. 中国肿瘤,1996,5(11)：6-8.
Xiang YB,Jin F,Chen HQ,et al. Analysis of survival in tumor patients from 1988 to 1991 in Shanghai,China[J]. China Cancer,1996,5(11)：6-8.

[40] 王庆生,林小萍,李润田,等. 天津市恶性肿瘤相对生存率分析[J]. 中国肿瘤,2001,10(5)：276-277.
Wang QS,Lin XP,Li RT,et al. An analysis of relative survival rate in patients with malignant in Tianjin[J]. China Cancer,2001,10(5)：276-277.

[41] 陈永胜,朱健,张永辉,等. 启东市2001~2007年女性乳腺癌患者的生存率分析[J]. 中华乳腺病杂志(电子版),2011,5(1)：12-17.
Chen YS,Zhu J,Zhang YH,et al. Analysis on the survival of female breast cancer from 2001 to 2007 in Qidong city[J]. Chinese Journal of Breast Disease(Electronic Edition), 2011,5(1)：12-17.

[42] Hayat MJ,Howlader N,Reichman ME,et al. Cancer statistics,trends,and multiple primary cancer analyses

from the Surveillance, Epidemiology, and End Results (SEER) Program[J]. Oncologist, 2007, 12(1): 20-37.

[43] Ellison LF, Wilkins K. An update on cancer survival[J]. Health Rep, 2010, 21(3): 55-60.

[44] Coleman MP, Forman D, Bryant H, et al. Cancer survival in Australia, Canada, Denmark, Norway, Sweden, and the UK, 1995-2007 (the International Cancer Benchmarking Partnership): an analysis of population-based cancer registry data[J]. Lancet, 2011, 377(9760): 127-138.

[45] Jung KW, Park S, Kong HJ, et al. Cancer statistics in Korea: incidence, mortality, survival, and prevalence in 2009[J]. Cancer Res Treat, 2012, 44(1): 11-24.

[46] Matsuda T, Ajiki W, Marugame T, et al. Population-based survival of cancer patients diagnosed between 1993 and 1999 in Japan: a chronological and international comparative study [J]. Jpn J Clin Oncol, 2011, 41(1): 40-51.

[47] Luo JF, Xiao LH, Wu CX, et al. The incidence and survival rate of population-based pancreatic cancer patients: Shanghai Cancer Registry 2004-2009[J]. PLoS One, 2013, 8(10): e76052.

[48] Sant M, Allemani C, Berrino F, et al. Breast carcinoma survival in Europe and the United States[J]. Cancer, 2004, 100(4): 715-722.

[49] 张华, 曹志刚, 柳光宇, 等. 队列法、完全法和现时生存分析方法在乳腺癌随访研究中的应用[J]. 肿瘤, 2014, 34(6): 550-556.
Zhang H, Cao ZG, Liu GY, et al. Use of cohort analysis, complete analysis and period analysis in estimating long-term survival of breast cancer[J]. Tumor, 2014, 34(6): 550-556.

[50] Brenner H, Hakulinen T. Up-to-date and precise estimates of cancer patient survival: model-based period analysis[J]. Am J Epidemiol, 2006, 164(7): 689-696.

[51] Brenner H, Hakulinen T. Maximizing the benefits of model-based period analysis of cancer patient survival [J]. Cancer Epidemiol Biomarkers Prev, 2007, 16(8): 1675-1681.

[52] Pulte D, Gondos A, Brenner H. Trends in survival after diagnosis with hematologic malignancy in adolescence or young adulthood in the United States, 1981-2005[J]. Cancer, 2009, 115(21): 4973-4979.

[53] Hiripi E, Gondos A, Emrich K, et al. Survival from common and rare cancers in Germany in the early 21st century[J]. Ann Oncol, 2012, 23(2): 472-479.

[54] Jansen L, Castro FA, Gondos A, et al. Recent cancer survival in Germany: an analysis of common and less common cancers[J]. Int J Cancer, 2015, 136(11): 2649-2658.

[55] Brenner H. Long-term survival rates of cancer patients achieved by the end of the 20th century: a period analysis[J]. Lancet, 2002, 360(9340): 1131-1135.

[56] Brenner H, Hakulinen T. Long-term cancer patient survival achieved by the end of the 20th century: most

up-to-date estimates from the nationwide Finnish cancer registry[J]. Br J Cancer,2001,85(3):367-371.

[57] Brenner H,Kaatsch P,Burkhardt-Hammer T,et al. Long-term survival of children with leukemia achieved by the end of the second millennium[J]. Cancer,2001,92(7):1977-1983.

[58] Burkhardt-Hammer T,Spix C,Brenner H,et al. Long-term survival of children with neuroblastoma prior to the neuroblastoma screening project in Germany[J]. Med Pediatr Oncol,2002,39(3):156-162.

[59] Gondos A,Bray F,Brewster DH,et al. Recent trends in cancer survival across Europe between 2000 and 2004: a model-based period analysis from 12 cancer registries[J]. Eur J Cancer,2008,44(10):1463-1475.

[60] Gondos A,Bray F,Hakulinen T,et al. Trends in cancer survival in 11 European populations from 1990 to 2009: a model-based analysis[J]. Ann Oncol,2009,20(3):564-573.

[61] Gondos A,Holleczek B,Arndt V,et al. Trends in population-based cancer survival in Germany: to what extent does progress reach older patients?[J]. Ann Oncol,2007,18(7):1253-1259.

[62] Gondos A,Krilaviciute A,Smailyte G,et al. Cancer surveillance using registry data: results and recommendations for the Lithuanian national prostate cancer early detection programme [J]. EurJ Cancer,2015,51(12):1630-1637.

[63] Sirri E,Castro FA,Kieschke J,et al. Recent trends in survival of patients with pancreatic cancer in Germany and the United States[J]. Pancreas,2016,45(6):908-914.

[64] Brenner H,Gondos A,Arndt V. Recent major progress in long-term cancer patient survival disclosed by modeled period analysis[J]. J Clin Oncol,2007,25(22):3274-3280.

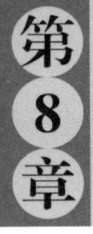

肝癌患者 5 年相对生存率的精准评估和预测

摘　要　**背景**：基于浙江省台州市的肿瘤登记数据，采用周期分析法来及时评估及预测肝癌患者的长期生存。**方法**：选择台州市 4 个具有高质量数据的肿瘤登记处，纳入 2004—2018 年诊断为肝癌的患者并随访至 2018 年底。采用周期分析法评估长期生存率，并进一步按性别、诊断年龄和区域进行分层，并采用基于模型的周期分析法预测 2019—2023 年肝癌患者的 5 年相对生存率（RS）。**结果**：2014—2018 年诊断的肝癌患者的 5 年 RS 为 32.4%，其中男性为 29.3%，女性为 36.1%。5 年相对生存率从 <45 岁年龄段的 38.2% 逐渐下降到 >74 岁年龄段的 18.8%。城镇 5 年 RS（36.8%）高于农村（29.3%）。预测 2019—2023 年肝癌患者的总体 5 年生存率为 41.4%，男性和女性分别为 38.3% 和 47.2%，城镇患者的 5 年相对生存率将大于农村患者。与 2014—2018 年期间相比，预测 2019—2023 年期间男性和女性患者的 5 年相对生存率差异将会增大。与 2014—2018 年期间相比，预测 2019—2023 年期间各诊断年龄分层患者的 5 年相对生存率都呈上升趋势。**结论**：周期分析法为肝癌患者提供及时和准确的生存评估，值得进一步推广应用，为肝癌的预防和干预提供重要依据。

关键词　肝癌；生存率；基于人群的肿瘤登记；周期分析法

肝癌（liver cancer）是指发生于肝脏的恶性肿瘤，包括原发性肝癌和转移性肝癌两种。原发性肝癌是临床上最常见的恶性肿瘤之一，根据细胞分型可将原发性肝癌分为肝细胞型肝癌（hepatocellular carcinoma）和胆管细胞型肝癌（cholangiocarcinoma），大约75%的原发性肝癌属于肝细胞型肝癌[1-2]。肝癌发病率在全球范围内有很大的地域差别,我国肝癌发病率高于世界其他国家,中国肝癌新发病例数约占世界肝癌新发病例总数的50%[3-7]。根据GLOBOCAN 2018,全球肝癌发病841 080例,而中国肝癌发病392 868例,占46.71%[8]。中国肿瘤登记年报数据显示[9-18],在2005—2014年期间中国肝癌粗发病率基本趋于稳定。中国肝癌发病有明显的城乡差异,农村肝癌发病率高于城市,根据我国国家癌症中心数据统计显示:2014年我国肝癌粗发病率(crude incidence rate, CIR)和年龄标准化发病率(age-standardized incidence rate, ASIR)分别为26.67/10万和17.81/10万;无论男性还是女性,农村地区的发病率(CIR:27.90/10万,ASIR:20.07/10万)均高于城市地区(CIR:25.65/10万,ASIR:16.13/10万);我国西部欠发达地区发病率最高(CIR:29.27/10万,ASIR:20.85/10万),其次是中部(CIR:26.73/10万,ASIR:18.23/10万)和东部(CIR:24.60/10万,ASIR:15.31/10万)地区[19-22]。

肝癌的全人群生存率指标代表了一个国家或地区全部人口的肝癌患者生存情况,可综合反映该国家或地区的肝癌防治水平。肝癌在发展中国家和发达国家都是致命的,在1995—2009年期间,肝癌的年龄标准化5年净生存率普遍较低(10%~20%)[23-26]。CONCORD-3研究[27]纳入71个国家322个癌种,其数据显示,在2010—2014年期间肝癌患者5年生存率在5%~30%。其中,韩国、新加坡、比利时和意大利肝癌5年生存率在20%~29%之间。大部分国家和地区2000—2014年期间与1995—2009年期间的肝癌生存率相比变化不大,加拿大、美国、日本及8个欧洲国家、澳大利亚、新西兰则增加了5%~10%[28]。

据我国全国肿瘤登记中心综合全国17个以人群为基础的肿瘤登记处的生存数据统计[29-30],2003—2005年中国肝癌患者的1、3和5年观察生存率分别为27.2%、12.7%和8.9%,5年相对生存率为10.1%(95%CI:9.5%~10.7%)。其中男性5年观察生存率和5年相对生存率分别为8.7%(95%CI:8.2%~9.2%)和10.2%(95%CI:9.5%~11.0%),女性5年观察生存率和5年相对生存率分别为9.7%(95%CI:8.8%~10.6%)和10.3%(95%CI:9.4%~11.4%,表3-8-1)[31]。城市地区肝癌患者的1、3和5年观察生存率分别为32.9%、19.4%和14.7%,农村地区肝癌患者的1、3和5年观察生存率分别为24.0%、9.0%和5.7%,城市地区肝癌患者的观察生存率相对较高。城市和农村地区肝癌患者的5年相对生存率分别为16.1%(95%CI:15.0%~17.2%)和6.3%(95%CI:5.7%~7.0%)。2003—2005年期间,肝癌生存率总体相对较低,农村地区无论男性和女性肝癌患者的生存率均低于城市地区(表3-8-1)[31]。在2003—2015年期间,肝癌年龄标准化5年相对生存率整体有所升高(10.1%~12.1%),其中城市地区男、女性年龄标准化5年相对生存率均有所下降(男性:16.1%~14.2%,女性:16.8%~15.3%),

农村地区男、女性年龄标准化5年相对生存率均有所升高（男性：6.8%~11.1%，女性：7.9%~12.4%）；2012—2015年中国肝癌5年生存率为12.1%（95%CI：11.7%~12.6%），其中城市肝癌5年生存率为14.0%（95% CI：13.3%~14.7%）；农村肝癌5年生存率为11.2%（95%CI：10.6%~11.8%，表3-8-2）[30]。有研究结果显示，2001—2007年期间，浙江省肝癌的5年相对生存率为19.09%，高于江苏省启东市[32]。2003—2013年浙江省海宁和嘉善肿瘤登记地区数据统计显示，肝癌5年相对生存率小于30%，2011—2014年期间男性肝癌5年生存率为11.3%，女性肝癌5年生存率为8.9%，低于同期全国整体平均水平（12.1%）[30,33]。

表3-8-1 2003—2005年中国17个肿瘤登记地区肝癌生存率

地区	性别	观察生存率(%)			相对生存率(%)
		1年(95%CI)	3年(95%CI)	5年(95%CI)	5年(95%CI)
城市	男性	32.7(31.3~34.1)	19.2(18.0~20.3)	14.5(13.5~15.5)	16.1(14.8~17.6)
	女性	33.5(31.1~36.0)	20.3(18.2~22.3)	15.2(13.4~17.1)	16.8(14.9~19.1)
	合计	32.9(31.7~34.1)	19.4(18.4~20.4)	14.7(13.8~15.6)	16.1(15.0~17.2)
农村	男性	24.1(23.1~25.0)	8.6(8.0~9.2)	5.4(4.9~5.9)	6.3(5.5~7.3)
	女性	23.7(22.1~25.3)	10.1(8.9~11.2)	6.6(5.7~7.6)	6.8(5.8~8.0)
	合计	24.0(23.2~24.8)	9.0(8.4~9.5)	5.7(5.3~6.1)	6.3(5.7~7.0)
合计	男性	27.2(26.4~28.0)	12.4(11.8~13.0)	8.7(8.2~9.2)	10.2(9.5~11.0)
	女性	27.1(25.8~28.5)	13.6(12.6~14.7)	9.7(8.8~10.6)	10.3(9.4~11.4)
	合计	27.2(26.5~27.8)	12.7(12.2~13.2)	8.9(8.5~9.3)	10.1(9.5~10.7)

表3-8-2 2003—2015年中国17个肿瘤登记地区肝癌5年相对生存率(%)

地区	2003—2005年	2006—2008年	2009—2011年	2012—2015年
城市	16.1(14.9~17.2)	14.8(13.9~15.7)	12.7(11.9~13.5)	14.0(13.3~14.7)
农村	6.3(5.6~7.0)	7.0(6.4~7.6)	7.8(7.1~8.4)	11.2(10.6~11.8)
合计	10.1(9.5~10.7)	10.1(9.6~10.7)	9.8(9.3~10.3)	12.1(11.7~12.6)

随着我国社会经济和生活水平、医疗水平和卫生条件的提高，人群饮食结构和生活习惯也发生了变化，霉变食物食用减少、乙肝疫苗的普及，肝癌的危险因素在不同环节均得到不同程度的控制，肝癌的发病率和死亡率呈现下降趋势。但提高肝癌生存率仍然是我国目前肝癌防控较为艰巨的任务。

1 肝癌患者长期生存精准评估：周期分析法的应用

应用周期分析法提供浙江省台州市及时和准确的肝癌患者5年相对生存率及分层数

据。本研究数据来源于浙江省台州市肿瘤登记处：包括9个县区数据，根据"只有死亡医学证明书(death certificate only, DCO)"病例比例小于13%的标准纳入其中四县区(路桥区、玉环市、仙居县、温岭市)数据进一步分析，选取2004年1月1日至2018年12月31日期间诊断并随访至2018年12月31日的肝癌患者为研究对象，按照肝癌ICD-10编码C22从数据库中纳入肝癌患者总共11 519例，删除失访664例，记录不详136例，删除最后随访时间缺失的病例2 361例，然后通过IARCcrgTools工具进一步审核数据后(删除逻辑错误108例)，最终纳入8 250例合格病人。

采用周期分析法报道2014—2018年期间肝癌患者的5年相对生存率。周期分析法纳入的研究对象分为两部分，即一部分是感兴趣时期内新确诊的患者，另一部分是感兴趣时期之前确诊但在感兴趣时期内仍存活的患者[34-35]。纳入的研究对象是2014—2018年确诊的患者以及在2009—2013年确诊且在2014—2018年存活的患者，随访时间为2014—2018年。该方法需对感兴趣时期之前确诊的左删失数据和感兴趣时期结束之后仍存活的右删失数据进行处理。周期分析法是将数据整理成寿命表的形式，计算随访第i年的条件1年生存率S_i，表示为：

$$S_i = 1 - \frac{d_i}{n_i - c_i/2}$$

式中n_i代表随访第i年的年初人口数，d_i代表随访至第i年结束时的死亡人数，c_i代表第i年内删失人数。k年的真实生存率$\overline{S_k}$由k年的条件1年生存率累乘而得，表示为：

$$\overline{S_k} = \prod_{i=1}^{k} S_i$$

相对生存率是真实生存率与期望生存率之比，表示为：

$$R_i = \frac{\overline{S_k}}{S_k^*}$$

当计算5年相对生存率时，上式中的k=5。其中，式中$\overline{S_k}$代表真实生存率，S_k^*代表期望生存率。其中，期望生存率采用Ederer Ⅱ法计算。相对生存率的点估计值及其标准误采用Greenwood法计算。

在2004—2018年期间，浙江省台州市四县区肝癌患者的发病情况见表3-8-3。发病总人数是8 250例，男性和女性发病人数分别是6 422例和1 828例。诊断年龄在<45岁、45~54岁、55~64岁、65~74岁和>74岁的患者发病人数分别是748例、1 831例、2 389例、1 944例和1 338例。城镇和农村发病人数分别为904例和7 346例。肝癌患者平均诊断年龄是

61.5岁。在2014—2018年期间,浙江省台州市四县区肝癌患者的5年相对生存率是32.4%,结果见表3-8-4。进一步按照性别、诊断年龄、区域进行分层分析。男性和女性患者的5年相对生存率分别是29.3%和36.1%。在不同诊断年龄分层中,<45岁、45~54岁、55~64岁、65~74岁和>74岁患者的5年相对生存率分别是38.2%、35.4%、29.2%、19.3%和18.8%。城镇和农村患者的5年相对生存率分别是36.8%和29.3%。

表3-8-3 浙江省台州市四县区肝癌发病基本情况(2004—2018年)

病例特征	总病例 (8 250例)	诊断区间		
		2004—2008年 (1 516例)	2009—2013年 (2 941例)	2014—2018年 (3 793例)
性别				
男性	6 422	1 181	2 283	2 958
女性	1 828	335	658	835
区域分布				
城镇	904	12	366	526
农村	7 346	1 504	2 575	3 267
平均年龄(岁)	61.5	60.7	61.2	61.7
诊断年龄(岁)				
<45	748	202	278	268
45~54	1 831	317	667	847
55~64	2 389	382	882	1 125
65~74	1 944	378	680	886
>74	1 338	237	434	667

表3-8-4 2014—2018年台州市四县区肝癌患者生存率

病例特征	估计值(%)	标准误
全部患者	32.4	0.7
性别		
男性	29.3	0.9
女性	36.1	1.3
诊断年龄(岁)		
<45	38.2	2.4
45~54	35.4	1.6
55~64	29.2	0.7
65~74	19.3	0.5
>74	18.8	1.5
区域分布		
城镇	36.8	2.3
农村	29.3	0.7

2 肝癌患者长期生存预测：基于模型的周期分析法的应用

肿瘤登记系统的数据登记和发布普遍存在延迟性（一般滞后 1~5 年）。在无法获得最新数据的情况下，采用周期分析法估算存活率也无法及时反映肿瘤患者最新的生存情况。因此 Brenner 等[36]在周期分析法的基础上，于 2006 年进一步提出了基于模型的周期分析法。相比较于周期分析法，基于模型的周期分析法可纳入较长时间跨度，且可以充分利用已有数据，提高了生存分析的准确性和时效性。同时，通过拟合模型可评估协变量的作用，如年龄、肿瘤分期和种族等[36]。

本文使用基于模型的周期分析法预测 2019—2023 年期间肝癌患者的总体生存率，再按照性别、诊断年龄和区域分布进一步分层分析肝癌患者的生存率。基于完整的肿瘤登记数据，在周期分析法的基础上建立广义线性模型，可估算肿瘤患者的生存率，分析生存率变化趋势及预测未来生存率。例如，某肿瘤登记系统最新的随访患者数据截至 2018 年 12 月 31 日，基于 2004—2008 年、2009—2013 年和 2014—2018 年 3 个时期的数据，可预测 2019—2023 年确诊患者的生存率。基于模型的周期法充分利用了已有的肿瘤登记系统数据，提高了生存分析的准确性和时效性（表3-8-5）。上述计算采用 R 软件中的广义线性模型 GLM 函数和 PeriodR 包实现。例如，某肿瘤登记系统最新的随访患者数据截至 2018 年 12 月 31 日，基于 2004—2008 年、2009—2013 年和 2014—2018 年 3 个时期的数据，可预测 2019—2023 年确诊肝癌患者的生存率，首先按周期分析法的原理分别纳入以上 3 个时期确诊的病例；然后计算每 1 年的暴露人数和死亡人数，并计算每 1 年的条件 1 年存活率；最后以随访时期和随访年份为自变量，每 1 年的条件 1 年存活率为因变量拟合回归模型（Poisson 回归或二项回归）。

表3-8-5 基于模型的周期法原理图

确诊年份	随访年份			
	2004—2008	2009—2013	2014—2018	2019—2023
1999—2003				
2004—2008				
2009—2013				
2014—2018				
2019—2023				

确诊后第 j 个时期随访第 i 年的条件 1 年生存率 r_{ij} 表示为：

$$r_{ij}=\exp[-\exp(\alpha_i+j\times\beta)]$$

式中的 j 代表随访时期，具体编码为：j=0 代表第 1 个随访时期，j=1 代表第 2 个随访时期，j=k 代表第 k+1 个随访时期。上述例子中，j=0 代表 2004—2008 年，j=1 代表 2009—2013 年，j=2 代表 2014—2018 年。i 代表每个时期内随访第 i 年，例如，在 2004—2008 年，2004 年对应 i=1，2005 年对应 i=2，以此类推。

第 j 个时期随访累计满 5 年的相对存活率表示为：

$$R_j=\prod_{i=1}^{5}r_{ij}=\prod_{i=1}^{5}\exp[-\exp(\alpha_i+j\times\beta)]$$

基于模型的周期法充分利用了已有的肿瘤登记系统数据，提高了生存分析的准确性和时效性。上述计算利用 R 软件中的广义线性模型 GLM 函数和 PeriodR 包实现。

结果显示，预测 2019—2023 年期间肝癌患者的 5 年相对生存率为 41.4%，与 2014—2018 年相比，2019—2023 年期间男性患者的 5 年相对生存率呈上升趋势，结果见表 3-8-6。与 2014—2018 年期间相比，预测 2019—2023 年期间男性和女性患者的 5 年相对生存率差异将会增大。与 2014—2018 年期间相比，预测 2019—2023 年期间各诊断年龄分层患者的 5 年相对生存率都呈上升趋势。预测 2019—2023 年期间城镇患者的 5 年相对生存率将大于农村患者（图 3-8-1~3-8-3）。

基于人群的肿瘤登记数据评估患者的长期生存是评估人群癌症负担及癌症治疗效果的

表3-8-6 预测 2019—2023 年台州市四县区肝癌患者的生存率

病例特征	估计值（%）
全部患者	41.4
性别	
男性	38.3
女性	47.2
诊断年龄（岁）	
<45	45.9
45~54	43.2
55~64	40.1
65~74	24.2
>74	23.7
区域分布	
城镇	44.8
农村	37.7

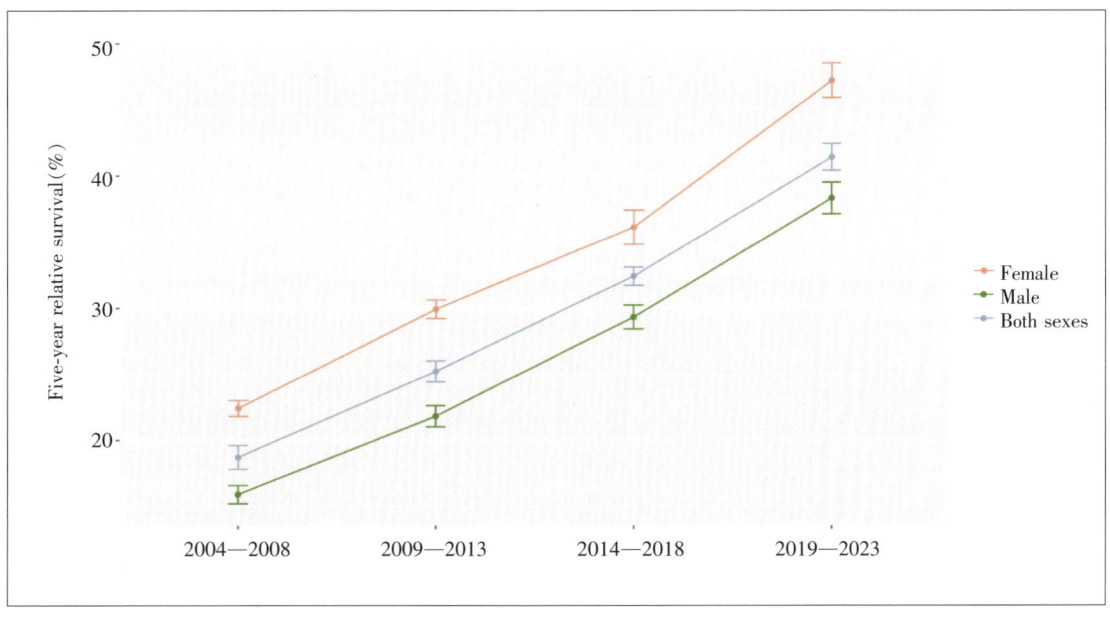

图3-8-1　2004—2023年台州市四县区肝癌患者5年相对生存率变化趋势按性别分层

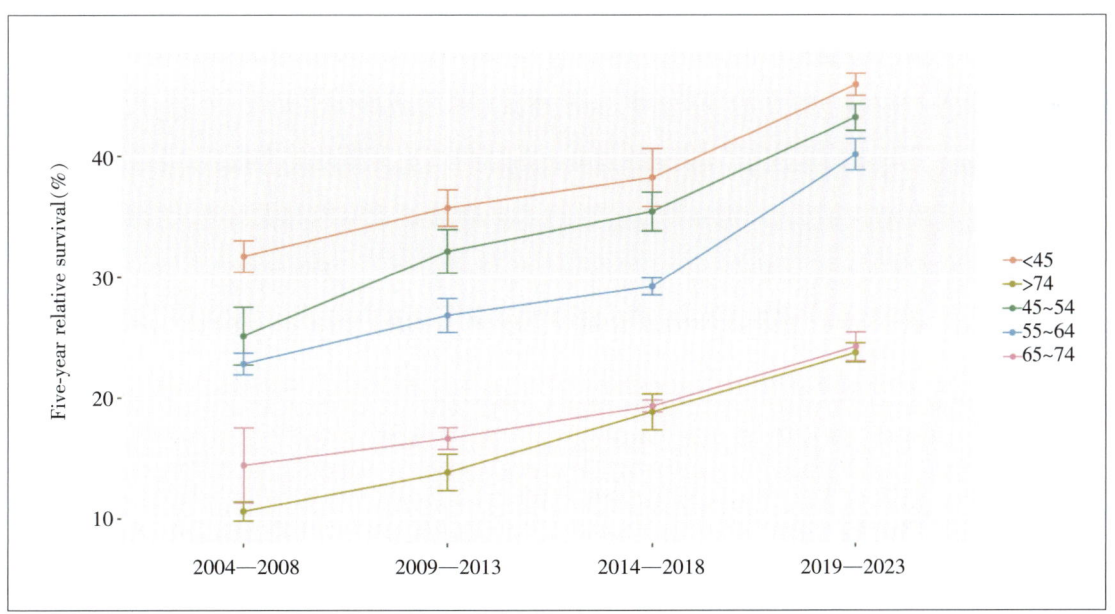

图3-8-2　2004—2023年台州市四县区肝癌患者5年相对生存率变化趋势按诊断年龄分层

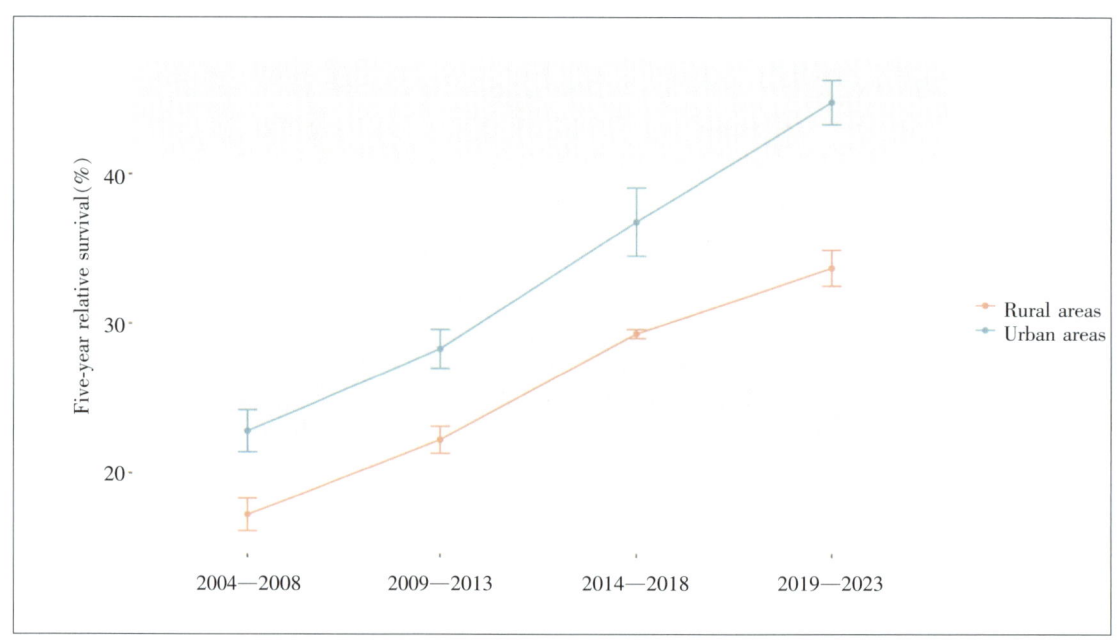

图3-8-3 2004—2023年台州市四县区肝癌患者5年相对生存率变化趋势按城乡分层

必要指标,也是制定癌症防控政策的必要依据。2006年Brenner首次提出基于模型的周期分析法,并进一步应用于存活率的估算[37],近年来,如荷兰、波兰、意大利、挪威、瑞士、德国、美国等[23,38-44]逐渐应用基于模型的周期分析法来预测肿瘤患者的生存情况。除了我们自己团队,我国目前至今尚未有采用基于模型的周期分析法预测生存率的研究报告。本文应用周期分析法、基于模型的周期法,分别对浙江省台州市肝癌患者5年相对生存率及分层数据、未来5年相对生存率进行了评估和预测。相比较于传统的队列法,周期分析法和基于模型的周期分析法在生存分析的时效性及准确性方面更具优势,值得在我国进一步推广应用,为临床实践和公共卫生决策提供指导。

(张璐瑶,程永然,王悠清,蒋曦依,唐慧娟,王良友,李润华,陈锦飞,陈天辉)

参考文献:

[1] Yamashita T,Kaneko S. Liver cancer[J]. Rinsho Byori,2016,64(7):787-796.
[2] 陆再英,钟南山.内科学[M]. 7版. 北京:人民卫生出版社,2008:7.
　　Lu ZY, Zhong NS. Internal medicine[M]. 7th edition. Beijing: People's Medical Publishing House, 2008:7.

[3] Torre LA,Bray F,Siegel RL,et al. Global cancer statistics,2012[J]. CA Cancer J Clin,2015,65(2):87-108.

[4] Zhang Y,Ren JS,Shi JF,et al. International trends in primary liver cancer incidence from 1973 to 2007[J]. BMC Cancer,2015,15:94.

[5] Antoni S,Soerjomataram I,Møller B,et al. An assessment of GLOBOCAN methods for deriving national estimates of cancer incidence[J]. Bull World Health Organ,2016,94(3):174-184.

[6] Mazereeuw MV,Withrow DR,Nishri ED,et al. Cancer incidence and survival among Metis adults in Canada：results from the Canadian census follow-up cohort (1992-2009)[J]. CMAJ,2018,190(11):E320-E326.

[7] Wei WQ,Zeng HM,Zheng RS,et al. Cancer registration in China and its role in cancer prevention and control[J]. Lancet Oncol,2020,21(7):e342-e349.

[8] Bray F,Ferlay J,Soerjomataram I,et al. Global cancer statistics 2018：GLOBOCAN estimates of incidence and mortality worldwide for 36 cancers in 185 countries[J]. CA Cancer J Clin,2018,68(6):394-424.

[9] 赫捷,陈万青. 2016年中国肿瘤登记年报[M]. 北京:清华大学出版社,2017.
He J,Chen WQ. Chinese Cancer Registry Annual Report,2016[M]. Beijing:Tsinghua University Press,2017.

[10] 赵平,陈万青. 2008年中国肿瘤登记年报[M]. 北京:军事医学科学出版社,2009.
Zhao P,Chen WQ. Chinese Cancer Registry Annual Report,2008[M]. Beijing:Military Medical Science Press,2009.

[11] 赵平,陈万青. 2009年中国肿瘤登记年报[M]. 北京:军事医学科学出版社,2010.
Zhao P,Chen WQ. Chinese Cancer Registry Annual Report,2009[M]. Beijing:Military Medical Science Press,2010.

[12] 赵平,陈万青. 2010年中国肿瘤登记年报[M]. 北京:军事医学科学出版社,2011.
Zhao P,Chen WQ. Chinese Cancer Registry Annual Report,2010[J]. Beijing:Military Medical Science Press,2011.

[13] 赫捷,陈万青. 2011年中国肿瘤登记年报[M]. 北京:军事医学科学出版社,2012.
He J,Chen WQ. Chinese Cancer Registry Annual Report,2011[M]. Beijing:Military Medical Science Press,2012.

[14] 赫捷,陈万青. 2012年中国肿瘤登记年报[M]. 北京:军事医学科学出版社,2013.
He J,Chen WQ. Chinese Cancer Registry Annual Report,2012[M]. Beijing:Military Medical Science Press,2013.

[15] 赫捷,陈万青. 2013年中国肿瘤登记年报[M]. 北京:清华大学出版社,2015.

He J, Chen WQ. Chinese Cancer Registry Annual Report, 2013[M]. Beijing: Tsinghua University Press, 2015.

[16] 赫捷,陈万青. 2014 年中国肿瘤登记年报[M]. 北京:清华大学出版社,2015.

He J, Chen WQ. Chinese Cancer Registry Annual Report, 2014[M]. Beijing: Tsinghua University Press, 2015.

[17] 赫捷,陈万青. 2015 年中国肿瘤登记年报[M]. 北京:清华大学出版社,2017.

He J, Chen WQ. Chinese Cancer Registry Annual Report, 2015[M]. Beijing: Tsinghua University Press, 2017.

[18] 赫捷,陈万青. 2017 年中国肿瘤登记年报[M]. 北京:人民卫生出版社,2018.

He J, Chen WQ. Chinese Cancer Registry Annual Report, 2017[M]. Beijing: People's Medical Publishing House, 2018.

[19] 张玥,曲春枫,任建松,等. 中国肝癌发病与死亡数据集[J]. 中华肿瘤杂志,2015,37(9):705-720.

Zhang Y, Qu CF, Ren JS, et al. Incidence and mortality data set of liver cancer in China[J]. Chinese Journal of Oncology, 2015, 37(9): 705-720.

[20] Zheng RS, Qu CF, Zhang SW, et al. Liver cancer incidence and mortality in China: temporal trends and projections to 2030[J]. Chin J Cancer Res, 2018, 30(6): 571-579.

[21] 陈建国,陈万青,张思维,等. 中国 2003—2007 年肝癌发病率与死亡率分析[J]. 中华流行病学杂志, 2012,33(6):547-553.

Chen JG, Chen WQ, Zhang SW, et al. Incidence and mortality of liver cancer in China: an analysis on data from the National Registration System between 2003 and 2007[J]. Chinese Journal of Epidemiology, 2012, 33(6): 547-553.

[22] 陈建国,张思维,陈万青. 中国 2004—2005 年全国死因回顾抽样调查肝癌死亡率分析[J]. 中华预防医学杂志,2010,44(5):383-389.

Chen JG, Zhang SW, Chen WQ. Analysis of liver cancer mortality in the national retrospective sampling survey of death causes in China, 2004—2005[J]. Chinese Journal of Preventive Medicine, 2010, 44(5): 383-389.

[23] Allemani C, Weir HK, Carreira H, et al. Global surveillance of cancer survival 1995—2009: analysis of individual data for 25,676,887 patients from 279 population-based registries in 67 countries (CONCORD-2)[J]. Lancet, 2015, 385(9972): 977-1010.

[24] Sankaranarayanan R, Black RJ, Swaminathan R, et al. An overview of cancer survival in developing countries[J]. IARC Sci Publ, 1998, (145): 135-173.

[25] Kachuri L, De P, Ellison LF, et al. Cancer incidence, mortality and survival trends in Canada, 1970—2007 [J]. Chronic Dis Inj Can, 2013, 33(2): 69-80.

[26] Matsuda T, Ajiki W, Marugame T, et al. Population-based survival of cancer patients diagnosed between

1993 and 1999 in Japan: a chronological and international comparative study[J]. Jpn J Clin Oncol,2011,41(1):40-51.

[27] Allemani C,Matsuda T,Di Carlo V,et al. Global surveillance of trends in cancer survival 2000-14 (CONCORD-3): analysis of individual records for 37 513 025 patients diagnosed with one of 18 cancers from 322 population-based registries in 71 countries[J]. Lancet,2018,391(10125):1023-1075.

[28] Siegel RL,Miller KD,Jemal A. Cancer statistics,2017[J]. CA Cancer J Clin,2017,67(1):7-30.

[29] Zeng HM,Zheng RS,Guo YM,et al. Cancer survival in China,2003—2005: a population-based study[J]. Int J Cancer,2015,136(8):1921-1930.

[30] Zeng HM,Chen WQ,Zheng RS,et al. Changing cancer survival in China during 2003-15: a pooled analysis of 17 population-based cancer registries[J]. Lancet Global Health,2018,6(5):E555-E567.

[31] 郑荣寿,左婷婷,曾红梅,等.中国肝癌死亡状况与生存分析[J].中华肿瘤杂志,2015,37(9):697-702.

Zheng RS,Zuo TT,Zeng HM,et al. Mortality and survival analysis of liver cancer in China [J]. Chinese Journal of Oncology,2015,37(9):697-702.

[32] 陈建国,朱健,张永辉.启东市2001—2007年肝癌生存率分析[J].中华肿瘤防治杂志,2011,18(8):568-570.

Chen JG,Zhu J,Zhang YH. Survival of liver cancer during 2001—2007 in Qi Dong city[J]. Chinese Journal of Cancer Prevention and Treatment,2011,18(8):568-570.

[33] 李辉章,杜灵彬,李其龙,等.浙江省海宁和嘉善瘤登记地区恶性肿瘤生存分析[J].中国肿瘤,2020,29(1):14-21.

Li HZ,Du LB,Li QL,et al. Cancer survival in Haining and Jiashan Cancer Registry areas of Zhejiang province[J]. China Cancer,2020,29(1):14-21.

[34] 唐慧娟,蒋曦依,楼建林.基于人群的肿瘤登记数据评估患者生存的方法学进展[J].浙江大学学报(医学版),2018,47(1):104-109.

Tang HJ,Jiang XY,Lou JL,et al. Methodology for survival assessment of cancer patients using population-based cancer registration data[J].Journal of Zhejiang University (Medical Sciences),2018,47(1):104-109.

[35] Jiang XY,Wang LY,Cheng YR,et al. Assessment of long-term survival of cancer patients using cancer registry data from eastern China: period analysis is superior to traditional methods [J]. Int J Cancer,2020,147(4):996-1005.

[36] Brenner H,Hakulinen T. Up-to-date and precise estimates of cancer patient survival: model-based period analysis[J]. Am J Epidemiol,2006,164(7):689-696.

[37] Brenner H, Hakulinen T. Maximizing the benefits of model-based period analysis of cancer patient survival [J]. Cancer Epidemiol Biomarkers Prev, 2007, 16(8): 1675-1681.

[38] Pulte D, Gondos A, Brenner H. Trends in survival after diagnosis with hematologic malignancy in adolescence or young adulthood in the United States, 1981—2005 [J]. Cancer, 2009, 115(21): 4973-4979.

[39] Hiripi E, Gondos A, Emrich K, et al. Survival from common and rare cancers in Germany in the early 21st century [J]. Ann Oncol, 2012, 23(2): 472-479.

[40] Jansen L, Castro FA, Gondos A, et al. Recent cancer survival in Germany: an analysis of common and less common cancers [J]. Int J Cancer, 2015, 136(11): 2649-2658.

[41] Brenner H. Long-term survival rates of cancer patients achieved by the end of the 20th century: a period analysis [J]. Lancet, 2002, 360(9340): 1131-1135.

[42] Brenner H, Hakulinen T. Long-term cancer patient survival achieved by the end of the 20th century: most up-to-date estimates from the nationwide Finnish cancer registry [J]. Br J Cancer, 2001, 85(3): 367-371.

[43] Brenner H, Kaatsch P, Burkhardt-Hammer T, et al. Long-term survival of children with leukemia achieved by the end of the second millennium [J]. Cancer, 2001, 92(7): 1977-1983.

[44] Burkhardt-Hammer T, Spix C, Brenner H, et al. Long-term survival of children with neuroblastoma prior to the neuroblastoma screening project in Germany [J]. Med Pediatr Oncol, 2002, 39(3): 156-162.

第9章 食管癌患者5年相对生存率的精准评估和预测

摘　要　**背景**：基于浙江省台州市的肿瘤登记数据，采用周期分析法来评估及预测食管癌患者的长期生存情况。**方法**：选择台州市4个具有高质量数据的肿瘤登记处，纳入2004—2018年诊断为食管癌的患者。采用周期分析法评估长期生存率，并进一步按性别、诊断年龄和区域进行分层，并采用基于模型的周期分析法预测2019—2023年食管癌患者的5年相对生存率（RS）。**结果**：2014—2018年诊断的食管癌患者的5年RS为47.3%，其中男性为43.1%，女性为51.2%。5年相对生存率从<45岁年龄段的64.2%逐渐下降到>74岁年龄段的42.1%。城镇5年RS(53.4%)高于农村（45.1%）。预测2019—2023年食管癌患者的总体5年生存率为59.3%，男性和女性分别为53.7%和62.8%。预测2019—2023年期间，不同诊断年龄分层中，<45岁、45~54岁、55~64岁、65~74岁和>74岁患者的5年相对生存率分别是71.2%、67.8%、56.4%、53.9%和47.2%。城镇和农村患者的5年相对生存率分别是64.9%和58.7%。**结论**：周期分析法可为食管癌患者提供及时和准确的5年相对生存率，值得进一步推广应用，为食管癌的预防和干预提供重要依据。

关键词　食管癌；生存率；基于人群的肿瘤登记；周期分析法

食管癌是起源于食管黏膜上皮的恶性肿瘤，主要临床症状为进行性吞咽困难和抗炎治疗无效。食管癌常发于食管的三个生理性狭窄处，上段食管癌临床较少见，中、下段食管癌临床多见。食管癌发病与患者的饮食、生活习惯密切相关，长期食用烫食、腌制食物、霉变食物、饮酒、抽烟都可以引起食管黏膜损伤，长期损伤会使食管黏膜鳞状上皮化生、不典型增生，进而癌变导致食管癌的发生。胃镜检查是最直观且较为准确的诊断食管癌的方法,通过胃镜检查可以直接观察到患者食管中是否存在新生物,并且可以对新生物进行钳取活检,活检后病理诊断是诊断食管癌的金标准。东亚地区食管癌常见的病理类型以鳞状细胞癌为主,欧美地区病理类型则以腺癌为主。食管钡餐检查则显示食管癌的长度和食管狭窄程度,胸部CT检查可明确食管癌对周围正常组织的浸润程度。临床根据食管癌发生部位不同,治疗手段也不同,上段食管癌施行以放疗为主的综合治疗,中、下段食管癌施行以手术为主的综合治疗。

据2018年最新全球癌症发病率及死亡率的统计,全球食管癌新发病例57.20万例,占癌症总发病人数的3.2%;食管癌死亡病例50.86万例,占癌症总死亡人数的5.3%。其中,我国食管癌发病率13.9/10万,死亡率12.7/10万,在恶性肿瘤中分别居第5位和第4位[1],与全球平均水平相比,我国食管癌的年龄标准化死亡率和发病率均高出2.1倍[2]。食管癌也是我国男性最常见的恶性肿瘤,2018年中国男性食管癌发病人数为214 090例,占中国恶性肿瘤发病人数的9.0%,年龄标准化发病率19.7/10万,发病率居男性恶性肿瘤第5位,列肺癌、胃癌、结直肠癌和肝癌之后;我国男性食管癌死亡人数为197 823例,占中国男性恶性肿瘤死亡总数的11.0%,年龄标准化死亡率18.2/10万,居中国男性死亡第4位,低于肺癌(26.4%)、肝癌(15.2%)和胃癌(15.1%)。我国食管癌的发病率和死亡率有下降趋势,从2000年到2011年,食管癌发病率每年下降1.8%[3];1973—1975年、1990—1992年、2004—2005年和2015年中国食管癌粗死亡率分别为16.7/10万、17.4/10万、15.2/10万和13.7/10万,年龄标准化死亡率分别为17.1/10万、15.0/10万、10.0/10万和6.0/10万[4]。这可能与我国人饮食结构改变有关,由于冷藏食品技术和生活水平提高,更多人放弃摄入低营养或亚硝胺含量高的食物,选择食用含盐量低但营养更丰富的食品。我国消化道肿瘤(胃癌、肝癌和食管癌)负担很重,占我国癌症死亡人数的36.4%,相比之下,无论是美国还是英国,消化道肿瘤死亡人数只占癌症死亡总数的5%[2]。

浙江省食管癌发病率和死亡率总体呈下降趋势。2010—2014年浙江省14个肿瘤登记地区食管癌新发病例共7 735例,死亡病例6 315例。食管癌的粗发病率为13.21/10万,中标率为7.62/10万,世标率为8.29/10万,占全部恶性肿瘤发病的3.92%,位居癌症发病第8位。食管癌的粗死亡率为10.78/10万,中标率为5.69/10万,世标率为6.65/10万,占全部恶性肿瘤死亡的5.81%,位居癌症死因第5位。浙江省肿瘤登记地区食管癌发病率及死亡率与年龄均呈正相关。发病在0~39岁年龄段处于较低水平,在大于80岁年龄组达到高峰,为77.91/10万。死亡主要见于40岁之后,85岁及以上年龄组达到高峰,为89.33/10万。2010—

2014年，浙江省男性和女性食管癌发病率分别为21.54/10万和4.85/10万，男性是女性的4.44倍，分别居男性和女性肿瘤发病的第5位和第16位。城市发病率为11.87/10万，农村发病率16.56/10万，农村地区是城市的1.40倍。2010—2014年，浙江省男性食管癌死亡率为17.21/10万，女性食管癌死亡率为4.34/10万，男、女性死亡率差异较大，男性是女性的3.97倍。城市死亡率9.84/10万，农村死亡率为13.15/10万，农村地区是城市的1.34倍[5]。

食管癌预后相对较差，大多数国家的5年标化生存率在10%~30%之间，亚洲国家5年生存率较高，2010—2014年，日本5年生存率为36.0%，中国为34%，韩国为31%。有11个国家(地区)的存活率在20%~30%之间，分别是毛里求斯、波多黎各、美国、以色列、土耳其、爱尔兰、比利时、德国、荷兰、瑞士和澳大利亚[6]。

我国食管癌患者的5年生存率在不断提升。根据我国17个肿瘤登记中心的数据显示，2003—2005年、2006—2008年、2009—2011年和2012—2015年食管癌患者的年龄标化5年相对生存率分别为20.9%、25.0%、25.6%和30.3%，生存率随着时间的推移呈现稳步上升趋势[7]。表3-9-1为2003—2015年中国食管癌年龄标化5年相对生存率，农村患者的5年生存率高于城市患者，城市地区食管癌患者生存率从19.1%到18.1%，农村地区却从21.2%增加到33.2%，农村地区食管癌的生存率增长明显。图3-9-1显示了2003—2015年，我国城市地区男性食管癌患者的生存率有下降趋势。无论城市还是农村，女性食管癌的5年生存率高于明显高于男性患者[7]。根据报道，我国食管癌患者生存率进一步提高，研究对象来自中国北京、河北、河南、湖北、浙江和广东省新诊断的5 283例食管癌患者，估算3年和5年总生存率分别为49.98%和39.07%，平均生存期为36个月，女性高于男性(45个月:33个月)，不吸烟患者的5年总生存率高于吸烟者(40.73%:37.84%，$P=0.001$)，饮酒者与不饮酒者的5年总生存率差异无显著性(34.22%:29.65%，$P=0.330$)[8]。

表3-9-1 2003—2015年中国食管癌的年龄标化5年相对生存率(%)

性别	城市地区					农村地区				
	2003—2005	2006—2008	2009—2011	2012—2015	平均变化	2003—2005	2006—2008	2009—2011	2012—2015	平均变化
男性	18.9 (16.9~20.8)	18.4 (16.6~20.2)	17.7 (15.9~19.4)	16.6 (15.1~18.0)	-0.8 (-1.2~-0.4)	20.1 (19.0~21.1)	24.9 (23.8~26.0)	25.5 (24.4~26.6)	31.0 (30.0~32.0)	3.4 (0.7~6)
女性	23.6 (19.1~28.2)	27.8 (22.8~32.7)	29.9 (24.4~35.4)	29.9 (25.0~34.7)	2.1 (-0.6~4.9)	23.6 (22.1~25.0)	29.8 (28.3~31.3)	30.7 (29.1~32.3)	37.5 (36.2~38.9)	4.3 (1.1~7.5)
合计	19.1 (17.4~20.8)	19.4 (17.8~21.0)	18.6 (17.0~20.2)	18.1 (16.7~19.5)	-0.4 (-1.1~-0.3)	21.2 (20.3~22.0)	26.4 (25.6~27.3)	27.1 (26.2~28.0)	33.2 (32.4~34.0)	3.7 (0.8~6.6)

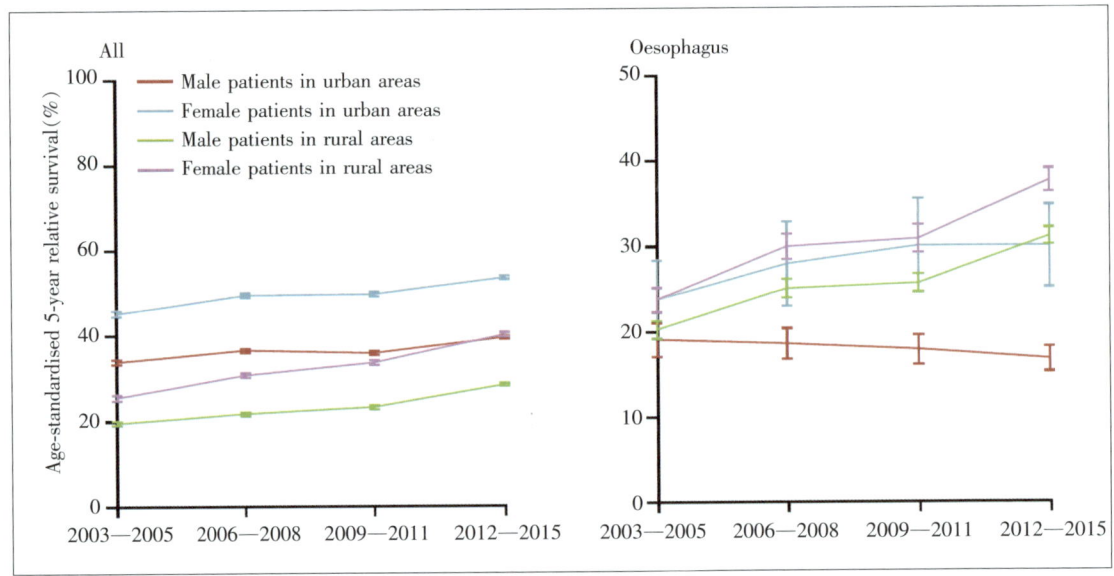

图3-9-1　2003—2015年中国食管癌的年龄标化5年相对生存率趋势图

目前国内外评估食管癌5年相对生存率的方法主要是传统的队列法和完全法，基于食管癌对人体健康和生命安全产生的危害，及时、准确评估和预测食管癌患者5年相对生存率是我国食管癌防控重要问题。我们自己团队研究表明，周期法在时间和效率上优于传统的队列法和完全法，周期法计算的5年相对生存率更接近于真实5年生存率。

我们的团队用周期法来评估浙江省台州市食管癌的5年相对生存率整体及分层数据，并进一步预测了未来的5年相对生存率。

1　应用周期法提供浙江省台州市食管癌患者及时和准确的总体5年相对生存率及分层数据

评估食管癌5年相对生存率，反映的是食管癌患者在假设食管癌是其唯一死因的理想状况下的净死亡率。我们的团队第一次使用周期法来评估食管癌的5年相对生存率，也是我国首次用周期法评估食管癌患者长期生存情况，本文将周期法如何准确评估浙江省台州市食管癌患者的总体5年相对生存率和分层数据报告如下：

1.1　研究对象

本研究数据来源于浙江省台州市肿瘤登记处：包括9个县区数据，根据"只有死亡医学证明书（death certificate only，DCO）"病例比例小于13%的标准纳入四县区（路桥区、玉环市、仙居县、温岭市)数据进一步分析。选取2004年1月1日至2018年12月31日期间诊断的食管癌患者为研究对象,随访至2018年12月31日。按照食管癌ICD-10编码C15从数据库中纳入食管癌患者总共4 129例,删除失访290例,记录不详47例,删除最后随访时间缺失的病例467例,然后通过IARCcrgTools工具进一步审核数据后(删除逻辑错误107例),最终纳入3 218例合格病人。

1.2 统计学处理

用周期法计算2014—2018年期间食管癌患者的5年相对生存率。周期法纳入的研究对象分为两部分:一部分是感兴趣时期内新确诊的患者,另一部分是感兴趣时期之前确诊但在感兴趣时期内仍存活的患者。纳入的研究对象是2014—2018年确诊的患者以及在2009—2013年确诊且在2014—2018年存活的患者,随访时间为2014—2018年。该方法需对感兴趣时期之前确诊的左删失数据和感兴趣时期结束之后仍存活的右删失数据进行处理。周期法是将数据整理成寿命表的形式,计算随访第i年的条件1年生存率S_i,表示为:

$$S_i = 1 - \frac{d_i}{n_i - c_i/2}$$

式中n_i代表随访第i年的年初人口数,d_i代表随访至第i年结束时的死亡人数,c_i代表第i年内删失人数。k年的真实生存率$\overline{S_k}$由k年的条件1年生存率累乘而得,表示为:

$$\overline{S_k} = \prod_{i=1}^{k} S_i$$

相对生存率是真实生存率与期望生存率之比,表示为:

$$R_i = \frac{\overline{S_k}}{S_k^*}$$

当计算5年相对生存率时,上式中的k=5。其中,式中$\overline{S_k}$代表真实生存率,S_k^*代表期望生存率。其中,期望生存率采用Ederer II法计算。相对生存率的点估计值及其标准误采用Greenwood法计算。

相对生存率是观察到的生存率与人群中同时期、同性别及同年龄组人群的期望生存率的比值。期望生存率来自于按照年龄、性别、地区及纪年时间分类的人群寿命表。周期法评估2014—2018年期间食管癌患者总体5年相对生存率及分层(性别、诊断年龄、城乡)数据。

1.3 食管癌发病基本情况

在2004—2018年期间,浙江省台州市四县区食管癌发病情况见表3-9-2。发病总人数是3 218例。男性和女性发病人数分别是2 249例和969例。诊断年龄在<45岁、45~54岁、

表3-9-2 浙江省台州市四县区食管癌发病基本情况（2004—2018年）

病例特征	总病例数 （3 218例）	诊断区间		
		2004—2008年 （713例）	2009—2013年 （1 191例）	2014—2018年 （1 314例）
性别				
男	2249	482	834	933
女	969	231	357	381
区域				
城镇	118	3	53	62
农村	3 100	710	1 138	1 252
平均年龄（岁）	67.9	67.6	67.3	68.8
诊断年龄（岁）				
<45	34	10	13	11
45~54	289	82	116	91
55~64	839	162	335	342
65~74	1 023	231	378	414
>74	1 033	228	349	456

55~64岁、65~74岁和>74岁的患者分别是34例、289例、839例、1 023例和1 033例。城镇和农村患者分别是118例和3 100例。食管癌患者的平均诊断年龄是67.9岁。

1.4　2014—2018年食管癌患者生存率

基于周期分析法估算数据库中最新时期（2014—2018年）全部癌症患者的5年相对生存率，结果见表3-9-3。在2014—2018年期间，浙江省台州市四县区食管癌患者的5年相对

表3-9-3　2014—2018年和2019—2023年台州市四县区食管癌5年相对生存率

病例特征	2014—2018年	2019—2023年
全部患者	47.3%	59.3%
性别		
男性	43.1%	53.7%
女性	51.2%	62.8%
诊断年龄（岁）		
<45	64.2%	71.2%
45~54	53.2%	67.8%
55~64	47.5%	56.4%
65~74	46.0%	53.9%
>74	42.1%	47.2%
区域		
城镇	53.4%	64.9%
农村	45.1%	58.7%

生存率是47.3%,进一步按照性别、诊断年龄、区域进行分层分析。男性和女性患者的5年相对生存率分别是43.1%和51.2%。在不同诊断年龄分层中,<45岁、45~54岁、55~64岁、65~74岁和>74岁患者的5年相对生存率分别是64.2%、53.2%、47.5%、46.0%和42.1%。城镇和农村患者的5年相对生存率分别是53.4%和45.1%。

2 基于模型的周期法预测浙江省台州市食管癌患者的未来5年相对生存率

2.1 方 法

基于完整的肿瘤登记数据,在周期法的基础上建立广义线性模型,可估算肿瘤患者的生存率,分析生存率变化趋势及预测未来生存率。例如,某肿瘤登记系统最新的随访患者数据截至2018年12月31日,基于2004—2008年、2009—2013年和2014—2018年3个时期的数据,可预测2019—2023年确诊患者的生存率。基于模型的周期法充分利用了已有的肿瘤登记系统数据,提高了生存分析的准确性和时效性。上述计算利用R软件中的广义线性模型GLM函数和PeriodR包实现。基于模型的周期法预测2019—2023年期间食管癌患者的总体生存率,再按照性别、诊断年龄和区域进一步分层分析。

2.2 预测2019—2023年食管癌患者生存率

表3-9-3预测2019—2023年期间食管癌患者的5年相对生存率为59.3%,男性和女性食管癌患者的5年相对生存率分别为53.7%和62.8%。不同诊断年龄分层中,<45岁、45~54岁、55~64岁、65~74岁和>74岁患者的5年相对生存率分别是71.2%、67.8%、56.4%、53.9%和47.2%。城镇和农村患者的5年相对生存率分别是64.9%和58.7%。

在食管癌患者中,总体5年相对生存率在4个时期都呈升高趋势。与2014—2018年相比,预测2019—2023年期间男性与女性患者的5年相对生存率差异将会增大。与2009—2013年相比,2014—2018年期间各诊断年龄组的5年相对生存率呈现下降趋势。与2014—2018年相比,预测2019—2023年期间各诊断年龄组患者的5年相对生存率都将呈现上升趋势。农村与城镇患者在4个时期呈升高趋势,与2014—2018年相比,预测2019—2023年期间城镇与农村患者的5年相对生存率差异将会减小(图3-9-2~3-9-4)。

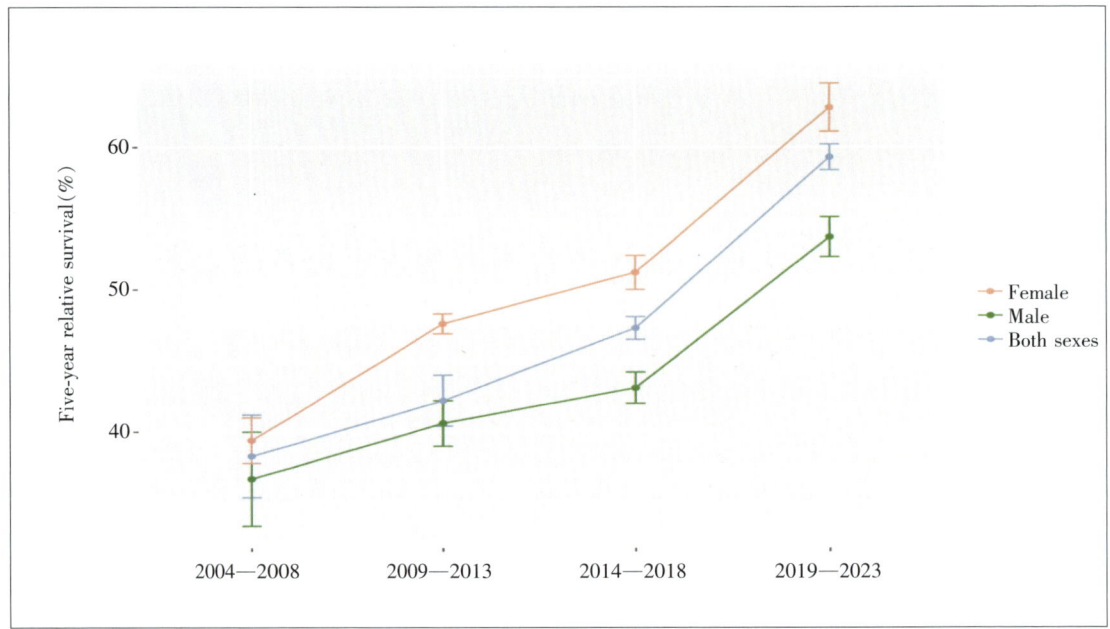

图3-9-2　2004—2023年台州市男性和女性食管癌患者的5年相对生存率

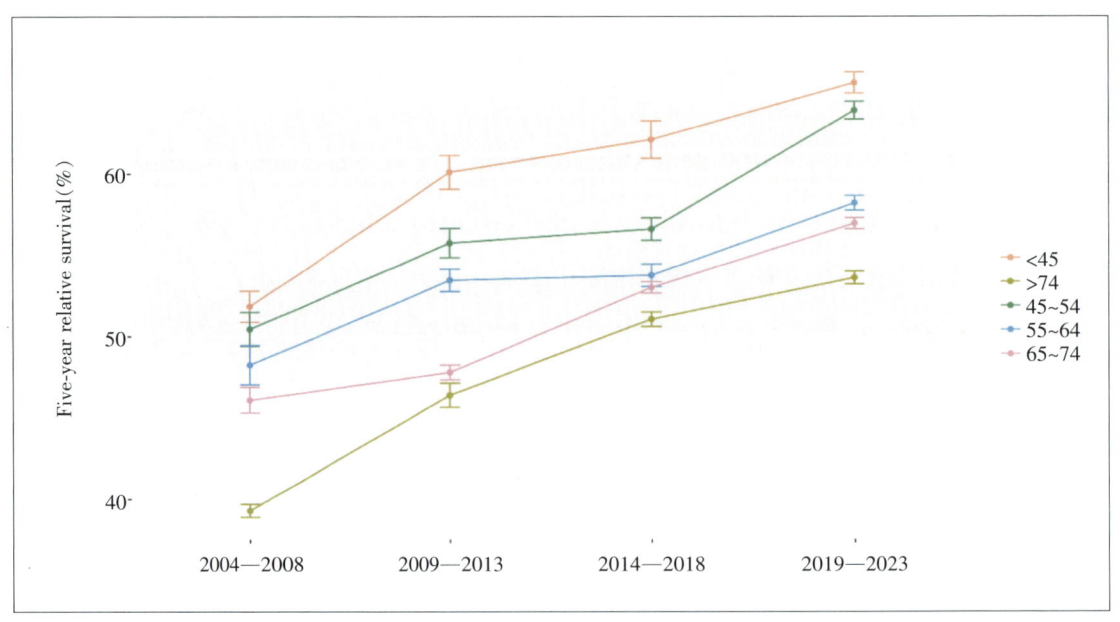

图3-9-3　2004—2023年台州市不同诊断年龄组食管癌患者的5年相对生存率

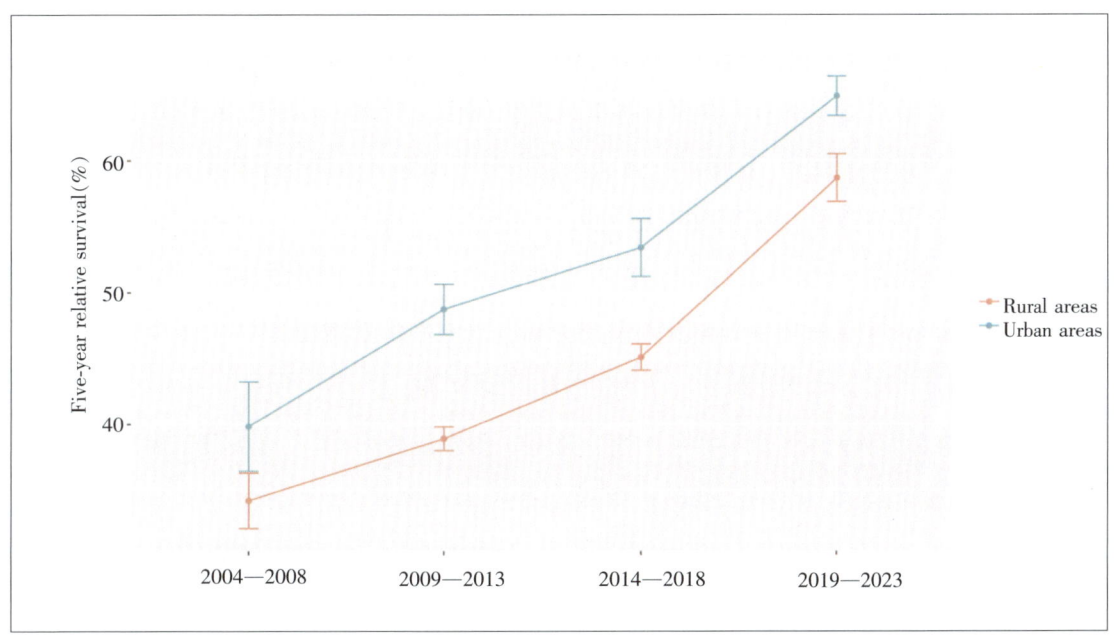

图3-9-4　2004—2023年台州市农村和城镇食管癌患者的5年相对生存率

3　影响台州市食管癌患者5年相对生存率的因素分析

相对生存率是衡量长期生存率的一个重要指标，它反映了某一地区癌症预防和预后的水平。肿瘤患者5年相对生存率的计算方法有队列法、完全法和周期法。在使用大数据集时，周期法比完全法和队列法提供及时和准确的癌症生存率估算值。根据浙江省台州市四县区食管癌患者的5年相对生存率估算结果，采用周期法得到的结果偏差和标准误值最小，表明周期分析法的稳健性优于队列法和完全法。周期法由Brenner等[9]提出，是一种及时、准确评估长期生存率的新方法。然而，由于肿瘤登记数据是延迟公布，导致数据滞后1~3年，生存率可能被低估，使周期法评估生存率存在一定折衷。因此，Brenner等[10]在2006年进一步提出了基于模型的周期法，这种方法不仅可以估算近期的生存趋势，而且可以利用肿瘤登记数据预测未来的生存率。本书基于模型的周期法提供了及时和准确的台州市食管癌患者（2014—2018年）的生存率，并精准预测2019—2023年的生存率，报道了浙江省台州市四县区十大癌症患者在2004—2008年、2009—2013年、2014—2018年和2019—2023年的总体5年相对生存率及分层数据的变化趋势，为癌症预防控制政策的制定和公共卫生干预措施的介入提供前瞻性的科学依据。

2004—2008年、2009—2013年、2014—2018年3个时期的食管癌患者发病人数在增加（表3-9-2），与2004—2008年期间相比，2009—2013年、2014—2018年和2019—2023这3个时期食管癌患者的5年相对生存率逐渐提高（图3-9-2）。长期生存率的显著提高证实了台州市食管癌预后良好的趋势。台州市食管癌长期生存率随着时间推移不断增高，估计与食管癌的早期筛查和早期诊断、规范化治疗等有关。

首先，中国食管癌的筛查机制不断完善，精准的筛查方法是早期发现和早期诊断食管癌的保证。根据新版《中国早期食管癌及癌前病变筛查专家共识意见（2019年，新乡）》，推荐40岁以上合并高危因素人群为目标筛查人群。高危因素包括：出生或长期居住于食管癌高发地区；一级亲属有食管癌病史；本人患有食管癌前疾病或癌前病变；本人有头颈部肿瘤病史；合并其他食管癌高危因素，包括热烫饮食、饮酒（≥15 g/d）、吸烟、进食过快、室内空气污染、牙齿缺失等[11]。

鉴于台州地区人口基数大，又不是我国食管癌高发地区，大规模社会性群体普查不符合当地的情况，在平时的临床工作中，加强食管癌防治健康宣教和流行病学问卷调查、登记，从中筛查出高危人群，进行针对性的检查，以提高食管癌的筛查率和早诊率，是台州市早期诊断食管癌较为可行的策略。食管癌的高危人群，筛查间隔时间以3~5年左右为宜。国内筛查随着内镜检查、病理活检技术的普及和发展，很多学者认为内镜下结合放大、食管黏膜碘染色、指示性活检是我国现阶段最适用而有效的筛查方法，是诊断早期食管癌和癌前病变的"金标准"。普通白光内镜是广泛使用的常规检查和活检方法，早期癌症诊断率可达80%~85%[11]。但内镜下肉眼对形态判断、直接活检的准确性有一定局限，可导致癌前病变及早期癌症的漏诊。通过黏膜碘液染色对比有助于分辨病变、范围和指示性目标活检，有助于提高早期食管癌、微小癌和癌前病变的检出率，可明确组织学诊断和细胞类型，准确率可达90%以上。也有报道，碘染色早期食管癌及癌前病变在食管癌高发地区检出率5.27%，早诊率为89.80%[12]。除了碘液染色法，亚甲蓝、甲苯胺蓝、醋酸染色法也有较高的准确率、灵敏度和特异性，多种染色方法联合应用，可以提高检出率[13]。现代内镜具有放大观察功能，可精准发现早期、微小病变。自发荧光内镜可以发现癌前病变、原位癌、黏膜下癌及多发病变，但假阳性率较高[11]。超声内镜是将普通内镜与超声相结合，可以扫描消化道管壁的组织学特征及周边脏器的超声清晰图像，对肿瘤的性质、位置、浸润深度都有良好的判断，超声内镜对食管癌的灵敏度和特异性接近90%[14]。另外还有内镜窄带成像技术[15]、共聚焦激光显微内镜[16]、光学相干断层扫描等，这些内镜诊断技术对食管癌早期都有很高的检出率，但不推荐作为初筛的方法。合理联合运用各种内镜检查技术可提高早期癌症诊断的准确率。

除了内镜技术，分子生物学诊断技术也是目前研究较多的方法，通过基因组学、蛋白组学进行相关癌基因检测，用于早期癌症的预警，有助于筛查和早期诊断，因为标本获取简便、创伤小、可重复和经济快速等优势，具有良好发展前景。目前常用方法有血清肿瘤学标志物检测、液体活检技术、基因检测、血清蛋白质指纹图谱分析技术和红细胞宽度检测等，但不是食管癌特异性的，例如临床常用血清肿瘤学标志物有鳞状细胞癌抗原（SCC）、癌胚抗原(CEA)、糖类抗原199(CA199)、细胞角蛋白19片段(CYFRA21-1)、p53蛋白抗体[17]。最新研究表明在食管癌患者血清中趋化因子CX3CL1、CXCL-12、CCL20的表达明显增高[18]，核型蛋白α2(KPNA2)水平增高，其诊断灵敏度和特异性分别为76.7%和75.0%[19]，它们与食管癌的发生、发展和转移相关，可用于早期诊断，作为食管癌的血清肿瘤学标志物。另外，早期食管癌患者血液、唾液或者尿液中相关DNA甲基化水平，非编码的小分子RNA(miroRNA)、长链非编码RNA(lncRNA)、循环肿瘤细胞、循环肿瘤DNA(ctDNA)或外泌体等的改变，也与食管癌的发生、发展密切相关，属于液体活检技术，有助于预警、筛查和早期诊断。但是，目前尚无特异性和准确率理想的标志物作为食管癌筛查的常规检查项目，多处于研究和探索阶段，暂不适用于人群筛查[17]。筛查可根据具备的设备条件、技术水平和人员经验，合理选择适用于当地人群的方法。食管造影对临床患者的检出准确率低，对筛查发现早期食管癌的价值有限。但有报道提出，食管造影后发现早期食管癌8个明显的特点的形态学改变与电子纤维胃镜直接观察到的一致，食管造影仍是基层医院可采用的筛查和诊断方法[20]。鉴于食管癌解剖和早期筛查诊断的复杂性，以及涉及多个学科和相关专业，需组织相关学科共同讨论和合作，因此上消化道的内镜人工智能辅助诊断系统已经在我国应用，提高了食管癌筛查效率和诊断精准性。有报道内镜人工智能系统的准确率、灵敏度和特异性分别为87%、50%和99%，高于专家组水平[21]。

第二，食管癌的治疗方法在不断更新。食管癌手术切除为首选，辅之以放射治疗、化学药物治疗及中医药治疗等。早期食管癌及癌前病变大部分可通过内镜下微创根治，5年生存率可达95%。早期食管癌主要通过对高危人群筛查发现。如因进行性吞咽困难或转移性症状确诊，多为中晚期食管癌，以手术治疗为主，总体5年生存率不足20%。早期食管癌及癌前病变浅表，内窥镜切除术具有良好的肿瘤治疗效果，常用的方法有内镜下黏膜切除术(EMR)、多带黏膜切开术(MBM)、内镜黏膜下剥离术(ESD)和射频消融术(RFA)等。有报道与EMR相比，ESD具有较高的整体切除率和治愈率，以及较低的局部复发率[22]。也有报道EMR对<15 mm

的病变更加安全有效，ESD 可作为较大病变的首选。与 EMR 相比，MBM 操作时间缩短，费用更少，出血并发症降低[23]。RFA 很少单独应用，多与 EMR 联合治疗。中晚期食管癌需要开胸手术，近年来微创胸腔镜辅助食管癌切除术(MIE)已经成熟，避免开胸创面小，疗效确切，术后恢复更快，并发症少，有效减少术后镇痛剂所致的肺功能损害等[24]。每种手术方法都有其风险和优势，需要考虑肿瘤的特征以及外科医生经验来确定最佳方案。

第三，在中国，自 2009 年医疗体制改革以来，实施了有效的策略来扩大医疗保险。近年来，无论是在城市还是农村地区，都能获得负担得起的医疗服务，从而使得患者及早就医，早发现早治疗，提高了食管癌患者的长期生存率。

4 台州市四县区食管癌患者的相对生存率按性别、诊断年龄和区域进一步分层

4 个时期男性食管癌的 5 年生存率均低于女性患者，2004—2008 年男、女性患者 5 年相对生存率差距不明显，2009—2013 年、2014—2018 年和 2019—2023 年男、女性患者 5 年相对生存率差距增大。男、女性患者生存率差距大，与男性食管癌发病率和死亡率高于女性有关，多数男性确诊时多为中晚期癌，且年龄大于 60 岁检出率最高。重视男性老年群体的食管癌筛查，早发现早治疗，也许是提高生存率的一个有效途径[25]。有研究表明，男、女性激素的差异是可能影响食管腺癌生存率的原因，更高的内源性性激素结合球蛋白水平和更低的卵泡刺激素水平可能会提高食管腺癌的存活率[26]。吸烟与食管癌的发病率密切相关，吸烟是我国最重要的致癌危险因素，约导致了男性癌症的 24.5%[27]。我国一半以上的男性是烟民，远远大于女性烟民。我国不吸烟的食管癌患者 5 年总生存率高于吸烟者[8]。饮酒增加患食管癌的风险，我国男性饮酒量在不断上升，但我国饮酒与不饮酒的食管癌患者 5 年总生存率差异无显著性[8]。在日本，与从不饮酒的人相比，饮酒的食管腺癌患者的生存率下降，特别是肿瘤组织表达 GLUT-1 或者 CD-8 的患者[28]。这些也许是男性食管癌患者的 5 年生存率均低于女性患者的原因。所以，尽早戒烟、酒，可能会降低男性食管癌的发生率，且提高男性患者的生存率。

2014—2018 年，<45 岁、45~54 岁、55~64 岁、65~74 岁和>74 岁患者的 5 年相对生存率分别是 64.2%、53.2%、47.5%、46.0%和 42.1%。预测 2019—2023 年，<45 岁、45~54 岁、55~64 岁、65~74 岁和>74 岁患者的 5 年相对生存率分别是 71.2%、67.8%、56.4%、53.9%和 47.2%。可见各个年龄阶段的生存率将有大幅度提高，并随着诊断年龄的增加生存率有下降趋势。说

明目前台州市对食管癌健康教育干预、早期筛查和治疗策略等将对各个年龄的生存率有积极影响,未来<45岁的食管癌5年生存率提高最明显。诊断年龄、肿瘤部位、分级、分期、手术、放疗、化疗状态都是食管癌独立的预后因素[28]。有报道晚期食管癌切除术后,随着年龄的增长生存率下降[29],与台州市食管癌生存率趋势一致。

2004—2008年、2009—2013年和2014—2018年,农村地区食管癌患者的数量大于城镇地区(表3-9-2),而且农村地区的食管癌生存率低于城镇地区,2009—2013年城镇和农村患者的5年相对生存率分别是48.7%和38.9%。2014—2018年城镇和农村患者的5年相对生存率分别是53.4%和45.1%。预测2019—2023年城镇和农村患者的5年相对生存率分别是64.9%和58.7%。农村食管癌生存率低于城镇患者的原因,除了农村人口的吸烟率和饮酒量比较高外,与农村地区经济收入低、文化水平低、卫生医疗水平低密切相关。自2003年以来,由于全民保险的覆盖面扩大,有利于食管癌的筛查,但是农村居民基本医疗保险制度和城市居民基本医疗保险制度存在一定的差距。近年来,这种差距在逐渐缩小,城乡一体化的基本医保制度已经基本形成,根据国家医保局、财政部、国务院扶贫办印发的《医疗保障扶贫三年行动实施方案(2018—2020年)》,到2020年实现我国农村贫困人口医保制度全覆盖[30]。随着时间的推移,医疗保障不断完善,将使更多人获得有效治疗的机会,从而使农村食管癌的生存率不断提高。农村患者的生存率低于城市患者,还与社会经济地位的差异有关。社会经济地位高的地区,患者的长期生存率比社会经济地位低的地区更高,农村居民普遍社会经济地位低,食管癌的死亡风险增加,长期生存率低于城镇[31]。学者们研究基于流行病学危险因素的食管癌评分风险预测模型,不仅可以提高中国农村食管癌的筛查效率,而且可以节约经济成本,减少农民经济负担[32]。随着我国经济收入和健康意识的提高,越来越多人愿意接受积极的医学检查和更好的治疗,这可能是台州市城镇和农村食管癌的生存率都在不断提高,朝着积极良好方向发展的原因,也意味着台州市政府对农村医疗卫生建设的重视将取得良好的结果。农村居民对食管癌防治知识不断提高,早期诊断和高质量治疗促进了其生存率的提高。

总之,本文应用周期法提供了浙江省台州市食管癌患者及时和准确的总体5年相对生存率及分层数据,并预测了未来5年相对生存率。2004—2008年、2009—2013年和2014—2018年台州市食管癌5年生存率随着时间推移在不断上升,预测2019—2023年也将有进一步提升。

(张　敏,程永然,凌志强,李润华,蒋曦依,王良友,陈天辉,陈必成)

参考文献：

[1] Bray F,Ferlay J,Soerjomataram I,et al. Global cancer statistics 2018：GLOBOCAN estimates of incidence and mortality worldwide for 36 cancers in 185 countries[J]. CA Cancer J Clin,2018,68(6):394–424. DOI:10.3322/caac.21492.

[2] Feng RM,Zong YN,Cao SM,et al. Current cancer situation in China：good or bad news from the 2018 Global Cancer Statistics?[J]. Cancer Commun (Lond),2019,39(1):22. DOI:10.1186/s40880-019-0368-6.

[3] Chen WQ,Zheng RS,Baade PD,et al. Cancer statistics in China,2015[J]. CA Cancer J Clin,2016,66(2):115–132.

[4] Wei W,Zeng H,Zheng R,et al. Cancer registration in China and its role in cancer prevention and control [J]. Lancet Oncol,2020,21(7):e342-e349. DOI:10.1016/S1470-2045(20)30073-5.

[5] 应江伟,蔡红卫,李辉章,等. 2010~2014年浙江省肿瘤登记地区食管癌发病与死亡分析[J].中国肿瘤,2019,28(2):88-92.
Ying JW,Cai HW,Li HZ,et al. Incidence and mortality of esophageal cancer in Zhejiang cancer registration areas,2010~2014[J]. China Cancer,2019,28(2):88–92.

[6] Allemani C,Matsuda T,Di Carlo V,et al. Global surveillance of trends in cancer survival 2000-14 (CONCORD-3)：analysis of individual records for 37 513 025 patients diagnosed with one of 18 cancers from 322 population-based registries in 71 countries[J]. Lancet,2018,391(10125):1023–1075.

[7] Zeng HM,Chen WQ,Zheng RS,et al. Changing cancer survival in China during 2003-15：a pooled analysis of 17 population-based cancer registries[J]. Lancet Glob Health,2018,6(5):e555–e567.

[8] He YT,Liang D,Du LB,et al. Clinical characteristics and survival of 5283 esophageal cancer patients：a multicenter study from eighteen hospitals across six regions in China[J]. Cancer Commun (Lond),2020,40(10):531–544. DOI:10.1002/cac2.12087.

[9] Brenner H,Arndt V. Further enhanced monitoring of cancer patient survival by stage-adjusted period analysis[J]. Cancer Epidemiol Biomarkers Prev,2005,14(8):1917–1921.

[10] Brenner H,Hakulinen T. Up-to-date and precise estimates of cancer patient survival：model-based period analysis[J]. Am J Epidemiol,2006,164(7):689–696.

[11] 国家消化内镜专业质控中心,国家消化系统疾病临床医学研究中心(上海),国家消化道早癌防治中心联盟,等. 中国早期食管癌及癌前病变筛查专家共识意见(2019年,新乡)[J].中华健康管理学杂志,2019,13(6):465–473.
National Digestive Endoscopy Improvement System,National Clinical Research Center for Digestive Diseases,National Early Gastrointestinal-Cancer Prevention & Treatment Center Alliance,et al. Expert

consensus of screening of early esophageal cancer and precancerous lesions (2019,Xinxiang)[J]. Chinese Journal of Health Management,2019,13(6):465–473.

[12] 孙晴,潘恩春,孙中明,等. 2009-2017年淮安市食管癌高发地区内镜筛查结果分析[J].中华肿瘤防治杂志,2020,27(4):251-255.
Sun Q,Pan EC,Sun ZM,et al.Analysis of the endoscopic screening results in high incidence areas of esophageal cancer in Huai'an from 2009 to 2017[J]. Chinese Journal of Cancer Prevention and Treatment,2020,27(4):251-255.

[13] Coletta M,Sami SS,Nachiappan A,et al. Acetic acid chromoendoscopy for the diagnosis of early neoplasia and specialized intestinal metaplasia in Barrett's esophagus: a meta-analysis [J]. Gastrointest Endosc,2016,83(1):57–67.

[14] DaVee T,Ajani JA,Lee JH. Is endoscopic ultrasound examination necessary in the management of esophageal cancer?[J]. World J Gastroenterol,2017,23(5):751–762.

[15] Kato M,Hayashi Y,Uema R,et al. Additional effect of magnifying narrow-band imaging on estimating the invasion depth of superficial esophageal cancer[J]. JGH Open,2020,4(2):178-184.

[16] Sutton RA,Sharma P. Imaging for Barrett's esophagus: state of the art[J]. Curr Opin Gastroenterol,2019,35(5):395–400.

[17] Yang W,Han Y,Zhao X,et al. Advances in prognostic biomarkers for esophageal cancer[J]. Expert Rev Mol Diagn,2019,19(2):109–119.

[18] Li ZX,Qian J,Li J,et al. Clinical significance of serum chemokines in esophageal cancer[J]. Med Sci Monit,2019,25:5850-5855.

[19] Ma S,Zhao X. KPNA2 is a promising biomarker candidate for esophageal squamous cell carcinoma and correlates with cell proliferation[J]. Oncol Rep,2014,32(4):1631-1637.

[20] 蒋忠铭. 早期食管癌放射诊断的临床价值[J]. 影像研究与医学应用,2020,4(12):61-62.
Jiang ZM. Clinical value of radiation in the diagnosis of early esophageal cancer [J]. Journal of Imaging Research and Medical Applications,2020,4(12):61-62.

[21] Shimamoto Y,Ishihara R,Kato Y,et al. Real-time assessment of video images for esophageal squamous cell carcinoma invasion depth using artificial intelligence[J]. J Gastroenterol,2020,55(11):1037-1045.DOI:10.1007/s00535-020-01716-5.

[22] Kim GH,Jung HY. Endoscopic resection for the treatment of superficial esophageal neoplasms[J]. Korean J Thorac Cardiovasc Surg,2020,53(4):172-177.

[23] Zhang YM,Boerwinkel DF,Qin X,et al. A randomized trial comparing multiband mucosectomy and cap-

assisted endoscopic resection for endoscopic piecemeal resection of early squamous neoplasia of the esophagus[J]. Endoscopy,2016,48(4):330-338.

[24] Witek TD,Melvin TJ,Luketich JD,et al. Open, minimally invasive, and robotic approaches for esophagectomy: what is the approach algorithm?[J]. Thorac Surg Clin,2020,30(3):269-277.

[25] 冯祥,华召来,钱东福,等. 江苏省扬中市40~69岁高危人群食管癌筛查结果分析[J].中华流行病学杂志,2020,41(6):908-912.
Feng X,Hua ZL,Qian DF,et al. Efficacy of esophageal cancer screening program on population at high risk:a survey carried out in people aged 40-69 years in Yangzhong, Jiangsu province[J]. Chinese Journal of Epidemiology,2020,41(6):908-912.

[26] Xie SH,Ness-Jensen E,Langseth H,et al. Pre-diagnostic circulating levels of sex hormones and survival in esophageal adenocarcinoma[J]. Int J Cancer,2020,148(4):905-913. DOI:10.1002/ijc.33285.

[27] McCain RS,McManus DT,McQuaid S,et al. Alcohol intake,tobacco smoking,and esophageal adenocarcinoma survival:a molecular pathology epidemiology cohort study[J]. Cancer Causes Control,2020,31(1):1-11.

[28] Yu ZH,Yang J,Gao L,et al. A competing risk analysis study of prognosis in patients with esophageal carcinoma 2006-2015 using data from the Surveillance, Epidemiology, and End Results(SEER) database [J]. Med Sci Monit,2020,26:e918686.

[29] Farrow NE,Raman V,Jawitz OK,et al. Impact of age on surgical outcomes for locally advanced esophageal cancer[J]. Ann Thorac Surg,2020,111(3):996-1003.DOI:10.1016/j.athoracsur.2020.06.055.

[30] 李红梅. 到二○二○年农村贫困人口医保制度将全覆盖[N]. 人民日报,2018-10-21(3).
Li HM. By 2020,the medical insurance system for the rural poor population will be fully covered[N]. Renmin Ribao,2018-10-21(3).

[31] Kou K,Baade PD,Gatton M,et al. Individual- and area-level socioeconomic inequalities in esophageal cancer survival in Shandong province,China:a multilevel analysis[J]. Cancer Epidemiol Biomarkers Prev, 2019,28(9):1427-1434.

[32] Chen WQ,Li H,Ren JS,et al. Selection of high-risk individuals for esophageal cancer screening:a prediction model of esophageal squamous cell carcinoma based on a multicenter screening cohort in rural China[J]. Int J Cancer,2020,148(2):329-339.DOI:10.1002/ijc.33208.

第10章 子宫颈癌患者5年相对生存率的精准评估和预测

摘　要　**背景**：针对国内至今还没有文献报道，对子宫颈癌患者采用基于肿瘤登记数据的周期分析法来系统评估长期生存状况，本研究旨在采用周期分析法精确评估浙江省台州市四县区子宫颈癌患者的长期生存，并预测子宫颈癌患者未来的长期生存率。**方法**：采用周期分析法评估2014—2018年子宫颈癌患者的长期生存率，并按照诊断年龄、区域进一步分层分析，然后采用基于模型的周期法预测未来生存，在周期分析法的基础上建立广义线性模型来预测2019—2023年期间患者的5年相对生存率。**结果**：2014—2018年浙江省台州市四县区子宫颈癌患者总体5年相对生存率是90.9%，<45岁、45~54岁、55~64岁、65~74岁和>74岁的患者5年相对生存率分别是95.6%、93.3%、89.6%、83.2%和68.7%，城镇与农村患者的5年相对生存率分别是92.9%和88.6%。预测2019—2023年总体5年相对生存率是94.2%。与前3个时期相比，预测2019—2023年期间患者的5年相对生存率出现上升趋势，年龄梯度继续保持，2019—2023年与2004—2008年、2009—2013年两个时期相比，城乡差异进一步减小，但与2014—2018年无明显差异。**结论**：基于人群的肿瘤登记数据评估子宫颈癌患者的长期生存，周期分析法能够提供及时和准确的长期生存率。

关键词　子宫颈癌；相对生存率；基于人群的肿瘤登记；周期分析法；预测

子宫颈癌是女性第二大常见的癌症，主要发生在欠发达国家的绝经后妇女身上[1-3]。根据 GLOBOCAN 2018 年的估计，2018 年有 57 万名妇女患子宫颈癌，估计有 31.1 万人死亡（占女性癌症总数的 3.2%）[4]。在中国，子宫颈癌已经成为一种常见的癌症，每年占全世界 1/3

的子宫颈癌新发病例[5]。由于缺乏有效的人乳头瘤病毒(HPV)筛查和疫苗接种,子宫颈癌发病率从每10万人中3.06人(1989年)[6]增加到每10万人中15.3人(2014年)[7]。子宫颈癌的高发区在中国中部(17.68/10万)和西部(14.47/10万),特别是经济条件差、健康和生活水平低的农村地区[2,8]。最近的一些研究表明,子宫颈癌患者的发病率与年龄、炎症因素、生殖因素和早期性活动有关[1-2,9]。以人群为基础的细胞学筛查项目降低了子宫颈癌的发病率和死亡率,但主要是在许多欧洲国家、澳大利亚、新西兰和北美。大多数描述子宫颈癌患者生存的数据也几乎是基于西方人口,如德国和英国[1,10-11]。在中国,基于年龄和分期的人群生存数据很少,2014年70家医院一个协同项目主要完成了子宫颈癌及并发症数据的收集,虽数据量巨大,但缺乏生存数据(2004—2016年)[12]。2017年,中国首次实施大规模疫苗接种以预防HPV感染,因此,最新的子宫颈癌生存率调查数据才逐渐报道。此外,据我们所知,还没有以人群为基础的研究提供基于年龄和分期分层的子宫颈癌患者的生存评估情况。

周期分析和基于模型的周期分析方法,较之队列分析法更加精确,近年来逐渐被应用于生存率的评估[13-15]。本研究中,我们在中国东部台州地区第一次应用周期法提供及时准确的子宫颈癌长期生存率(2014—2018年),并预测未来长期生存率(2019—2023年)。

1 资料与方法

1.1 研究对象

本研究数据来源于浙江省台州市肿瘤登记数据库:包括9个县区数据,根据"只有死亡医学证明书(death certificate only,DCO)"病例比例小于13%的标准纳入其中四县区(路桥区、玉环市、仙居县、温岭市)数据进一步分析。选取2004年1月1日至2018年12月31日期间诊断的子宫颈癌患者为研究对象,随访至2018年12月31日。按照子宫颈癌患者ICD-10编码C53从数据库中纳入子宫颈癌患者总共4 314例,删除失访357例,记录不详23例,然后通过IARCcrgTools工具进一步审核数据后(删除逻辑错误138例),最终纳入3 796例合格病人。

1.2 统计学处理

本文首先采用周期分析法报道2014—2018年期间子宫颈癌患者的5年相对生存率。周期分析法纳入的研究对象分为两部分,即一部分是感兴趣时期内新确诊的患者,另一部分是感兴趣时期之前确诊但在感兴趣时期内仍存活的患者。纳入的研究对象是2014—2018年确诊的患者以及在 2009—2013 年确诊且在 2014—2018 年存活的患者，随访时间为 2014—2018 年。该方法需对感兴趣时期之前确诊的左删失数据和感兴趣时期结束之后仍存活的右删失数据进行处理。周期分析法是将数据整理成寿命表的形式，计算随访第 i 年的条件 1 年生存率 S_i，表示为：

$$S_i = 1 - \frac{d_i}{n_i - c_i/2}$$

式中 n_i 代表随访第 i 年的年初人口数，d_i 代表随访至第 i 年结束时的死亡人数，c_i 代表第 i 年内删失人数。k 年的真实生存率 $\overline{S_k}$ 由 k 年的条件 1 年生存率累乘而得，表示为：

$$\overline{S_k} = \prod_{i=1}^{k} S_i$$

相对生存率是真实生存率与期望生存率之比，表示为：

$$R_i = \frac{\overline{S_k}}{S_k^*}$$

当计算 5 年相对生存率时，上式中的 k=5。其中，式中 $\overline{S_k}$ 代表真实生存率，S_k^* 代表期望生存率。其中，期望生存率采用 Ederer Ⅱ 法计算。相对生存率的点估计值及其标准误采用 Greenwood 法计算。

然后基于模型的周期分析法预测 2019—2023 年期间子宫颈癌患者的总体生存率，再按照性别、诊断年龄和区域进一步分层分析宫颈癌患者的生存率。基于完整的肿瘤登记数据，在周期分析法的基础上建立广义线性模型，可估算肿瘤患者的生存率和分析生存率变化趋势及预测未来生存率。例如，某肿瘤登记系统最新的随访患者数据截至 2018 年 12 月 31 日，基于 2004—2008 年、2009—2013 年和 2014—2018 年 3 个时期的数据，可预测 2019—2023 年确诊患者的生存率。基于模型的周期法充分利用了已有的肿瘤登记系统数据，提高了生存分析的准确性和时效性（表 3-10-1）。上述计算利用 R 软件中的广义线性模型 GLM 函数和 PeriodR 包实现[16]。

2 结 果

2.1 子宫颈癌发病基本情况

在 2004—2018 年期间，浙江省台州市四县区宫颈癌患者发病情况见表 3-10-2。发病总人数是 3 796 例，诊断年龄在 <45、45~54 岁、55~64 岁、65~74 岁和 >74 岁的患者发病人数分

表3-10-1　基于模型的周期法原理图

确诊年份	随访年份			
	2004—2008	2009—2013	2014—2018	2019—2023
1999—2003				
2004—2008				
2009—2013				
2014—2018				
2019—2023				

表3-10-2　浙江省台州市四县区子宫颈癌发病基本情况(2004—2018年)

病例特征	总病例 (3 796例)	诊断区间		
		2004—2008年 (287例)	2009—2013年 (1 387例)	2014—2018年 (2 122例)
区域分布				
城镇	537	36	287	369
农村	3 259	251	1 100	1 753
平均年龄(岁)	53.2	51.8	52.3	53.8
诊断年龄(岁)				
<45	963	76	382	505
45~54	1 241	69	531	641
55~64	889	91	267	531
65~74	457	36	126	295
>74	246	15	81	150

别是963例、1 241例、889例、457例和246例。城镇和农村发病人数分别是537例和3 259例。子宫颈癌患者的平均诊断年龄是53.2岁。

2.2　2014—2018年期间子宫颈癌患者的生存率

在2014—2018年期间，浙江省台州市四县区子宫颈癌患者的5年相对生存率是90.9%，结果见表3-10-3。进一步按照诊断年龄、区域进行分层分析。在不同诊断年龄分层中，<45岁、45~54岁、55~64岁、65~74岁和>74岁患者的5年相对生存率分别是95.6%、93.3%、89.6%、83.2%和68.7%；城镇和农村患者的5年相对生存率分别是92.9%和88.6%。

2.3　预测2019—2023年期间子宫颈癌患者的生存率

预测2019—2023年期间患者的5年相对生存率是94.2%，结果见表3-10-4。<45岁、45~54岁、55~64岁、65~74岁和>74岁患者的5年相对生存率分别是97.9%、95.8%、92.5%、87.4%和74.6%；城镇和农村患者的5年相对生存率分别是94.8%和90.2%。与前3个时期相比较，2019—2023年期间的总体5年相对生存率出现上升趋势，城乡差异进一步减小，但与

表3-10-3　2014—2018年台州市四县区子宫颈癌患者的生存率

病例特征	估计值(%)	标准误
全部患者	90.9	1.2
诊断年龄(岁)		
<45	95.6	2.2
45~54	93.3	1.6
55~64	89.6	1.4
65~74	83.2	3.1
>74	68.7	3.3
区域分布		
城镇	92.9	1.5
农村	88.6	1.4

表3-10-4　预测2019—2023年台州市四县区子宫颈癌患者生存率

病例特征	估计值(%)
全部患者	94.2
诊断年龄(岁)	
<45	97.9
45~54	95.8
55~64	92.5
65~74	87.4
>74	74.6
区域分布	
城镇	94.8
农村	90.2

2014—2018年变化不大。在不同诊断年龄分层中，与2009—2013年期间相比，2014—2018年期间所有年龄段患者的5年相对生存率均出现上升趋势。<45岁、45~54岁、55~64岁和65~74岁的5年相对生存率在四个区间都呈上升趋势(图3-10-1~3-10-2)。

3　讨　论

迄今为止，我们的研究是国内首个系统运用基于模型的周期分析法来评估具体地域的子宫颈癌生存的预测研究(2019—2023年)，本研究从台州市肿瘤登记数据库汇总数据中选取了3 796例患者。同时，本研究还提供了2014—2018年浙江省台州市子宫颈癌患者的相对生存率，总体5年相对生存率为90.9%，预测在2019—2023年期间相对生存率增加3.3%

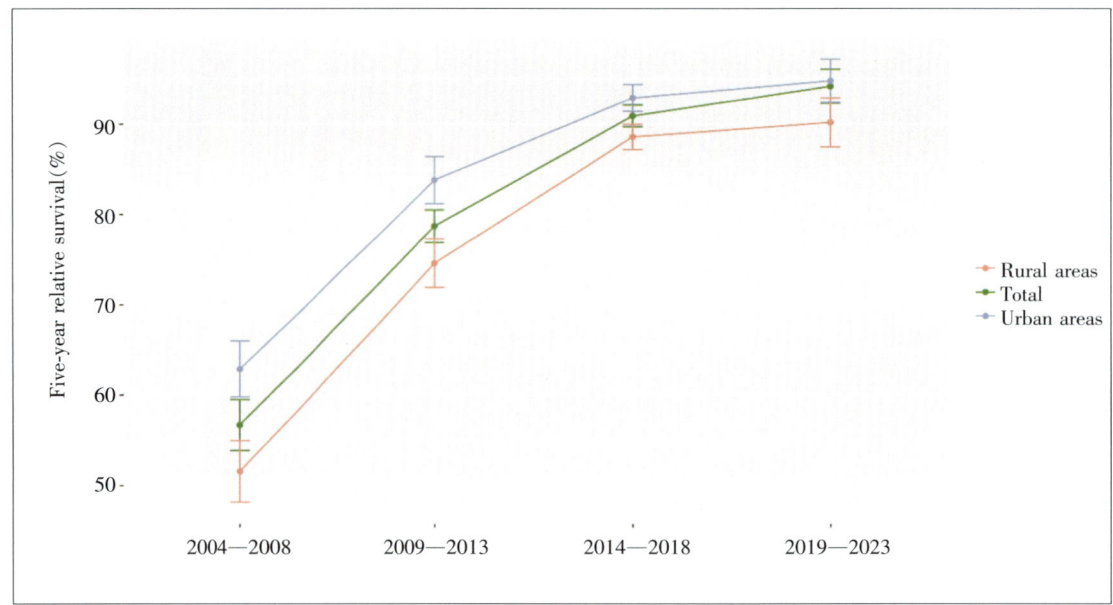

图3-10-1 2004—2023年期间台州市子宫颈癌患者5年相对生存率变化趋势(按城乡分层)

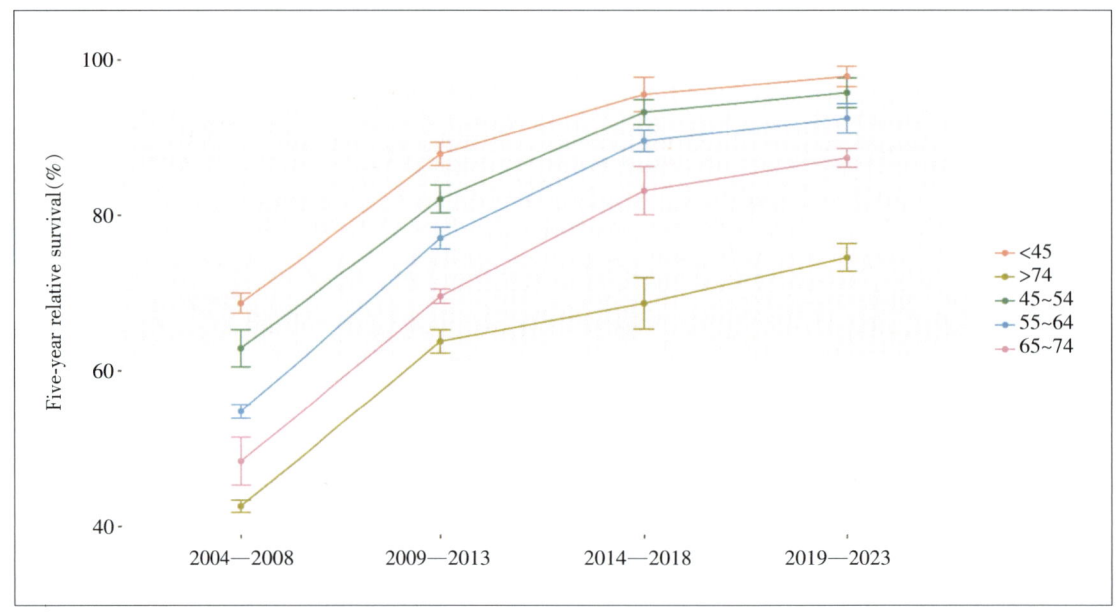

图3-10-2 2004—2023年期间台州市子宫颈癌患者5年相对生存率变化趋势(按诊断年龄分层)

以上；城镇的5年相对生存率高于农村，但城镇和农村的差异与2004—2008年、2009—2013年相比正在缩小；生存率随年龄增长而下降，未来5年仍有下降趋势。

大量关于子宫颈癌发病率的报道主要集中在欧洲和北美国家，由于广泛的筛查技术，发病率有所下降，特别是在年轻妇女中[11]。然而，2009年以前，子宫颈癌筛查在中国并不像西方国家那么普及，导致子宫颈癌的发病率有所上升[6]。本研究发现，近2/3的子宫颈癌患者为54岁以下女性，其中45~54岁的比例最高，占35.52%，我们的发现与之前的研究一致，之前的研究表明40~60岁是发病高峰。平均诊断子宫颈癌的年龄与四线城市相似（52.1岁 vs 51.8岁），四线城市的子宫颈癌发病率高于西方国家[10,17]。产生这种差异的原因可以解释为：①在子宫颈癌的发病率方面，发展中国家远高于发达国家；②HPV疫苗在西方国家较早引入，但中国自2017年起批准HPV疫苗进口注册申请；③子宫颈癌筛查在西方国家多为老年妇女，仅限于四线城市或农村等经济落后地区；④中国农村妇女早婚率较高，HPV感染风险增加。因此，本研究中子宫颈癌的发病数在城镇和农村之间有6倍的差异。

虽然子宫颈癌的高峰发病年龄主要在54岁以下，但其5年相对生存率超过90%，超过了其他一些恶性肿瘤的数据。原因：首先，手术是子宫颈癌患者最常见的治疗方法，与其他恶性肿瘤相比，子宫颈癌是可以预防和治愈的。其次，这个年龄段(54岁以下)更容易接受频繁的筛查、手术或其他治疗手段。第三，老年人身体疾患率较高。事实上，5年相对生存率随着年龄显著下降，在75岁以上的患者中显著下降将近30%，这与以前75岁以上患者死亡率显著增加的结果相似[18]。与城市人口相比，卫生保健和生活水平较低的农村人口的生存率较低[8]。然而，基于模型的周期分析表明，随着我国新农村发展和农村合作医疗制度的发展，城乡差异正逐渐缩小[19-20]。

基于模型的周期分析——一种最新的癌症生存估计的新方法，在欧洲和北美国家被用于5年相对生存率分析。一些报告已经证实，根据基于模型的周期分析，生存率最接近每个周期的实际生存率[13-15]。本研究中，预测2019—2023年的5年相对生存率呈上升趋势，但不同诊断年龄分组的生存率升高幅度是不同的。除2014—2018年75岁以上人群外，年龄<45岁、45~54岁、55~64岁和65~74岁人群有显著上升趋势。根据2003—2015年中国癌症生存率变化研究显示，年龄标准化5年相对生存率由2003—2005年的45.4%提高到2012—2015年的59.8%[2]，很可能与中国政府在卫生保健方面的大量投资有关[21]。生存率的提高还与长期获得有效治疗的机会增加和国家卫生政策有关，例如实行大规模筛查规划和HPV疫苗。因此，生存率差距的大小随着时间的推移而缩小，特别是在现有的老年和年轻患者之间的差

距(2019—2023年为94.2%,2014—2018年为90.9%)。与此同时,由于中国政府向农村提供了更多的医疗资源,城乡差距也在缩小。

总之,据我们所知,这是第一个以具体地域的人群肿瘤登记数据为基础的、通过基于模型的周期分析来及时评估和预测子宫颈癌长期生存的研究。局限性主要是缺乏有关诊断和治疗的信息。预测在2019—2023年期间,子宫颈癌生存率将有明显改善,但生存率仍随着年龄的增长而下降。然而,年龄群体之间的生存差距正在缩小,包括城乡之间的生存差距。未来,大规模筛查计划、HPV疫苗接种、中国卫生保健和医疗技术的发展将可能进一步缩小这些差距。

(李润华,卢洪胜,李 璐,程永然,蒋曦依,唐慧娟,王良友,陈天辉)

参考文献:

[1] Chen T, Brenner H, Fallah M, et al. Risk of second primary cancers in women diagnosed with endometrial cancer in German and Swedish cancer registries[J]. Int J Cancer, 2017, 141(11):2270-2280.

[2] Zeng HM, Chen WQ, Zheng RS, et al. Changing cancer survival in China during 2003-15: a pooled analysis of 17 population-based cancer registries[J]. Lancet Glob Health, 2018, 6(5):e555-e567.

[3] Benedetti Panici P, Basile S, Angioli R. Pelvic and aortic lymphadenectomy in cervical cancer: the standardization of surgical procedure and its clinical impact[J]. Gynecol Oncol, 2009, 113(2):284-290.

[4] Bray F, Ferlay J, Soerjomataram I, et al. Global cancer statistics 2018: GLOBOCAN estimates of incidence and mortality worldwide for 36 cancers in 185 countries[J]. CA Cancer J Clin, 2018, 68(6):394-424.

[5] Li S, Hu T, Lv WG, et al. Changes in prevalence and clinical characteristics of cervical cancer in the People's Republic of China: a study of 10,012 cases from a nationwide working group [J]. Oncologist, 2013, 18(10):1101-1107.

[6] 胡尚英,郑荣寿,赵方辉,等. 1989至2008年中国女性子宫颈癌发病和死亡趋势分析[J]. 中国医学科学院学报, 2014, 36(2):119-125.

Hu SY, Zheng RS, Zhao FH, et al. Trend analysis of cervical cancer incidence and mortality rates in Chinese women during 1989-2008[J]. Acta Academiae Medicinae Sinicae, 2014, 36(2):119-125.

[7] 陈万青,孙可欣,郑荣寿,等. 2014年中国分地区恶性肿瘤发病和死亡分析[J]. 中国肿瘤, 2018, 27(1):1-14.

Chen WQ, Sun KX, Zheng RS, et al. Report of cancer incidence and mortality in different areas of China 2014[J]. China Cancer, 2018, 27(1):1-14.

[8] Li XP, Deng Y, Tang WN, et al. Urban-rural disparity in cancer incidence, mortality, and survivals in

Shanghai, China, during 2002 and 2015[J]. Front Oncol, 2018, 8:579.

[9] Dossus L, Lukanova A, Rinaldi S, et al. Hormonal, metabolic, and inflammatory profiles and endometrial cancer risk within the EPIC cohort-a factor analysis[J]. Am J Epidemiol, 2013, 177(8):787-799.

[10] Chen TH, Jansen L, Gondos A, et al. Survival of cervical cancer patients in Germany in the early 21st century: a period analysis by age, histology, and stage[J]. Acta Oncol, 2012, 51(7):915-921.

[11] Peto J, Gilham C, Fletcher O, Matthews FE. The cervical cancer epidemic that screening has prevented in the UK[J]. Lancet, 2004, 364(9430):249-256.

[12] 刘萍. 中国大陆13年宫颈癌临床流行病学大数据评价[J]. 中国实用妇科与产科杂志, 2018, 34(1):41-45.
Liu P. Big data evaluation of clinical epidemiology of cervical cancer in China in the past 13 years[J]. Chinese Journal of Practical Gynecology and Obstetrics, 2018, 34(1):41-45.

[13] Brenner H. Up-to-date and precise estimates of cancer patient survival: model-based period analysis[J]. Am J Epidemiol, 2006, 164 (7):689-696.

[14] Brenner H, Hakulinen T. Maximizing the benefits of model-based period analysis of cancer patient survival[J]. Cancer Epidemiol Biomarkers Prev, 2007, 16(8):1675-1681.

[15] Gondos A, Bray F, Brewster DH, et al. Recent trends in cancer survival across Europe between 2000 and 2004: a model-based period analysis from 12 cancer registries[J]. Eur J Cancer, 2008, 44(10):1463-1475.

[16] Holleczek B, Gondos A, Brenner H. PeriodR- an R package to calculate long-term cancer survival estimates using period analysis[J]. Methods Inf Med, 2009, 48(2):123-128.

[17] Chen TH, Jansen L, Gondos A, et al. Survival of ovarian cancer patients in Germany in the early 21st century: a period analysis by age, histology, laterality, and stage[J]. Eur J Cancer Prev, 2013, 22(1):59-67.

[18] 郑文龙, 张辉, 王德征, 等. 天津市1999-2015年宫颈癌死亡率和过早死亡损失寿命年变化趋势分析[J]. 中华流行病学杂志, 2019, 40(1):64-69.
Zheng WL, Zhang H, Wang DZ, et al. Analysis on long-term trends of cervical cancer mortality and years of life lost in Tianjin, 1999-2015[J]. Chinese Journal of Epidemiology, 2019, 40(1):64-69.

[19] Dong HJ, Duan SN, Bogg L, et al. The impact of expanded health system reform on governmental contributions and individual copayments in the new Chinese rural cooperative medical system [J]. Int J Health Plann Manage, 2016, 31(1):36-48.

[20] Liu XT, Wong H, Liu K. Outcome-based health equity across different social health insurance schemes for the elderly in China[J]. BMC Health Serv Res, 2016, 16:9.

[21] Cai Y, Xue M, Chen WQ, et al. Expenditure of hospital care on cancer in China, from 2011 to 2015[J]. Chin J Cancer Res, 2017, 29(3):253-262.

第11章 前列腺癌患者5年相对生存率的精准评估和预测

摘 要 **背景**:基于浙江省台州市的肿瘤登记数据,采用周期分析法来准确评估及预测前列腺癌患者的长期生存情况。**方法**:选择台州市4个具有高质量数据的肿瘤登记处,纳入2004—2018年诊断为前列腺癌的患者。采用周期分析法评估长期生存率,并进一步按诊断时年龄和区域进行分层,并采用基于模型的周期分析法预测2019—2023年前列腺癌患者的5年相对生存率(RS)。**结果**:2014—2018年诊断的前列腺癌患者的5年RS为83.6%。15~44岁、45~60和>60岁年龄段的5年相对生存率分别为84.2%、80.1%和75.6%,呈下降趋势。城镇5年RS(88.4%)高于农村(81.8%)。预测2019—2023年前列癌腺患者的总体5年生存率为89.5%。**结论**:周期分析法可为前列腺癌患者提供及时和准确的生存评估,值得进一步推广应用,为前列腺癌的预防和干预提供重要依据。

关键词 前列腺癌;相对生存率;基于人群的肿瘤登记;周期分析法;预测

前列腺癌是男性泌尿生殖系统最常见的恶性肿瘤之一,也是全世界男性健康危害最大的恶性肿瘤之一[1]。根据最新GLOBOCAN 2020数据显示,2020年全球癌症新发病例1 930万例,其中前列腺癌占比7.3%(约141万例),发病率排第4位;2020年全球癌症死亡病例990万例,其中前列腺癌占比3.8%(约38万例),死亡率排第8位[2]。在大多数亚洲国家,前列腺癌的发病率正在上升。这一趋势很可能会盛行,特别是在亚洲的发展中国家[3]。前列腺癌居我国恶性肿瘤新增病例的首位[4]。数据显示,2015年我国前列腺癌发病人数约为60 300例,占全部恶性肿瘤的1.41%;死亡人数为2.66万例,占各类恶性肿瘤死亡总人数的0.95%。

发病人数和死亡人数均呈逐年增加的趋势[5]。我国前列腺癌发病率由2000年的4.62/10万上升至2014年的21.62/10万，年均增长11.5%[6]；死亡率从1992年的3.39/10万上升到2017年的7.17/10万，近年来增速加快[7]。前列腺癌对男性健康造成了极大的危害。前列腺癌的防治是我国乃至世界公共卫生的难题。

长期生存率如5年、10年生存率作为评价癌症预后的重要指标，被广泛应用于肿瘤诊疗进展的监测[8-9]。前列腺癌患者长期生存的精准评估与预测信息是评估癌症治疗效果和癌症负担的必要指标。准确、及时地揭示一个国家或地区经济和医疗等基本条件差别显著的地域间（例如城市和农村）前列腺癌患者长期存活率的整体状况及其动态趋势，并挖掘背后的因素，可督促有关部门采取重要的行政和公共卫生干预措施以提高患者的长期存活率。如何及时、准确地评估前列腺癌患者的长期存活是一个全球性的技术难题。基于人群的肿瘤登记数据评估前列腺癌患者的长期生存，近年来出现了周期分析法和基于模型的周期分析法。周期分析法能够提供及时和准确的前列腺癌患者长期生存率。相较于传统的队列法，周期分析法和基于模型的周期分析法在生存分析的时效性和准确性方面更具优势。周期分析法纳入的病例均为感兴趣时期内的病例，能够体现新近诊断患者的实际生存情况；而基于模型的周期分析法不仅能利用已有的数据来估算存活率和分析变化趋势，还能预测未来的存活率。

基于肿瘤登记数据对前列腺癌患者采用周期分析法系统地评估长期生存率，国内尚未见文献报道。本文旨在应用周期法提供浙江省台州市及时的5年相对生存率及分层数据，并基于模型的周期分析法的概念、原理、计算方法应用于预测浙江省台州市前列腺癌患者未来5年长期生存率。

1 前列腺癌患者长期生存精准评估：周期分析法的应用

本研究数据来源于浙江省台州市肿瘤登记处数据：包括9个县区数据，根据"只有死亡医学证明书（death certificate only, DCO）"病例比例小于13%的标准纳入其中四县区（路桥区、玉环市、仙居县、温岭市）数据进一步分析，选取2004年1月1日至2018年12月31日期间诊断并随访至2018年12月31日的前列腺癌患者为研究对象，按照前列腺癌ICD-10编码C61从数据库中纳入前列腺癌患者总共2 378例，删除失访171例，记录不详42例，删除最后随访时间缺失的病例98例，然后通过IARCcrgTools工具进一步审核数据后（删除逻辑错误123例），最终纳入1 944例合格病人。

本文首先采用周期分析法报道2014—2018年期间前列腺癌患者的5年相对生存率。周期分析法纳入的研究对象分为两部分：一部分是感兴趣时期内新确诊的患者，另一部分是感兴趣时期之前确诊但在感兴趣时期内仍存活的患者。纳入的研究对象是2014—2018年确诊的患者以及在2009—2013年确诊且在2014—2018年存活的患者，随访时间为2014—2018年。该方法需对感兴趣时期之前确诊的左删失数据和感兴趣时期结束之后仍存活的右删失数据进行处理。周期分析法是将数据整理成寿命表的形式，计算随访第i年的条件1年生存率S_i，表示为：

$$S_i = 1 - \frac{d_i}{n_i - c_i/2}$$

式中n_i代表随访第i年的年初人口数，d_i代表随访至第i年结束时的死亡人数，c_i代表第i年内删失人数。k年的真实生存率$\overline{S_k}$由k年的条件1年生存率累乘而得，表示为：

$$\overline{S_k} = \prod_{i=1}^{k} S_i$$

相对生存率是真实生存率与期望生存率之比，表示为：

$$R_i = \frac{\overline{S_k}}{S_k^*}$$

当计算5年相对生存率时，上式中的k=5。其中，式中$\overline{S_k}$代表真实生存率，S_k^*代表期望生存率。其中，期望生存率采用Ederer Ⅱ法计算。相对生存率的点估计值及其标准误采用Greenwood法计算。

结果显示，在2004—2018年期间，浙江省台州市四县区前列腺癌患者基本情况见表3-11-1。发病总人数是1 944例。诊断年龄在<45岁、45~54岁、55~64岁、65~74岁和>74岁的患者发病人数分别是15例、183例、444例、675例和627例。城镇和农村发病人数分别是334例和1 610例。前列腺癌患者平均诊断年龄是73.6岁。

在2014—2018年期间，浙江省台州市四县区前列腺癌患者的5年相对生存率是83.6%。进一步将5年相对生存率不同影响因素（诊断年龄、区域）进行分层分析。在不同诊断年龄分层中，15~44岁、45~60和>60岁患者的5年相对生存率分别是84.2%、80.1%和75.6%。城镇和农村患者的5年相对生存率分别是88.4%和81.8%，结果见图3-11-1~3-11-2。

表3-11-1　浙江省台州市四县区前列腺癌发病基本情况（2004—2018年）

病例特征	总病例 （1 944例）	诊断区间		
		2004—2008年 （99例）	2009—2013年 （541例）	2014—2018年 （1 304例）
区域分布				
城镇	334	9	101	224
农村	1 610	90	440	1 080
平均年龄（岁）	73.6	72.4	73.8	74.3
诊断年龄（岁）				
<45	15	4	6	5
45–54	183	16	41	126
55–64	444	28	129	287
65–74	675	41	231	403
>74	627	10	134	483

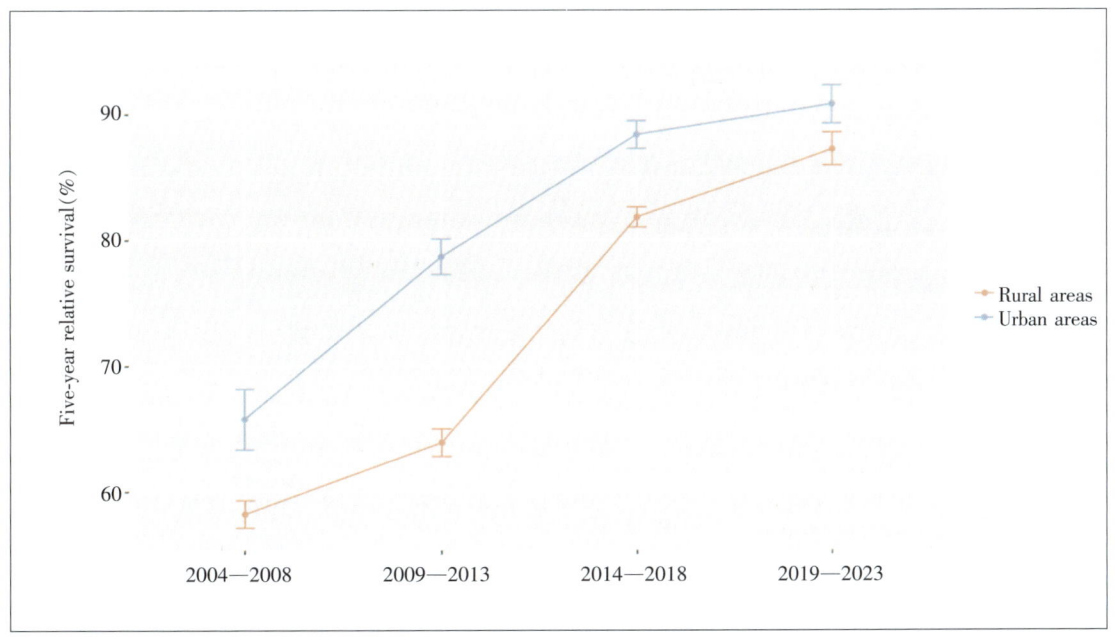

图3-11-1　2004—2023年台州市农村和城镇前列腺癌患者的5年相对生存率

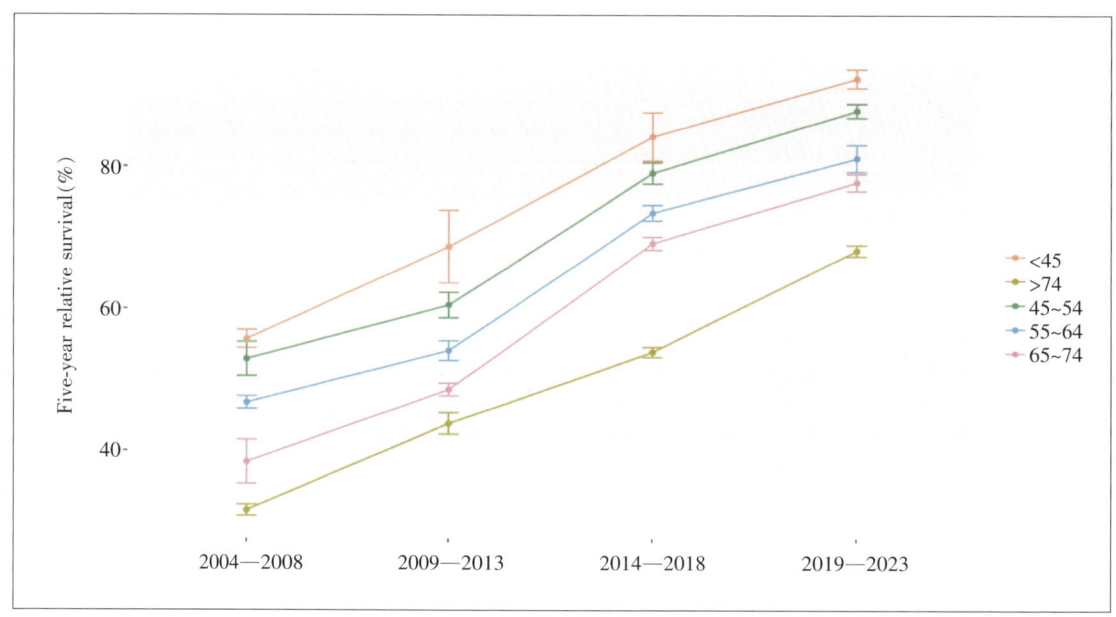

图3-11-2　2004—2023年台州市不同诊断年龄段前列腺癌患者的5年相对生存率

2　前列腺癌患者长期生存预测：基于模型的周期分析法的应用

肿瘤登记系统的数据登记和发布普遍存在延迟性（一般滞后1~5年）。在无法获得最新数据的情况下，采用周期分析法估算存活率也无法及时反映肿瘤患者最新的生存情况。因此Brenner等在周期分析法的基础上，于2006年进一步提出了基于模型的周期分析法。

基于模型的周期法预测2019—2023年期间浙江省台州市四县区前列腺癌患者的总体生存率，再按照诊断年龄和区域进一步分层分析前列腺癌患者的生存率。基于完整的肿瘤登记数据，在周期分析法的基础上建立广义线性模型，可估算前列腺癌患者的生存率、分析生存率变化趋势及预测未来生存率。该方法是基于存活率随时期均匀变化的前提下建立的模型，理论上当存活率保持不变或均匀上升时，延长时间跨度，生存分析的准确性提高；反之，当存活率非均匀上升甚至下降时，延长时间跨度，生存分析的准确性降低。例如，某肿瘤登记系统最新的随访患者数据截至2018年12月31日，基于2004—2008年、2009—2013年和2014—2018年3个时期的数据，可预测2019—2023年确诊前列腺患者的生存率，首先按周期分析法的原理分别纳入以上3个时期确诊的病例；然后计算每1年的暴露人数和死亡人数,并计算每 1 年的条件 1 年生存率;最后以随访时期和随访年份为自变量,每 1 年的条件 1 年生存率为因变量拟合回归模型(Poisson 回归或二项回归)。

确诊后第 j 个时期随访第 i 年的条件 1 年生存率 r_{ij} 表示为:

$$r_{ij}=\exp[-\exp(\alpha_i+j\times\beta)]$$

式中的 j 代表随访时期,具体编码为:j=0 代表第 1 个随访时期,j=1 代表第 2 个随访时期,j=k 代表第 k+1 个随访时期。上述例子中,j=0 代表 2004—2008 年,j=1 代表 2009—2013 年,j=2 代表 2014—2018 年。i 代表每个时期内随访第 i 年,例如,在 2004—2008 年,2004 年对应 i=1,2005 年对应 i=2,以此类推。

第 j 个时期随访累计满 5 年的相对存活率表示为:

$$R_j=\prod_{i=1}^{5}r_{ij}=\prod_{i=1}^{5}\exp[-\exp(\alpha_i+j\times\beta)]$$

基于模型的周期法充分利用了已有的肿瘤登记系统数据,提高了生存分析的准确性和时效性。上述计算利用 R 软件中的广义线性模型 GLM 函数和 PeriodR 包实现。

结果显示,预测 2019—2023 年期间前列腺癌患者的 5 年相对生存率为 89.5%,总体 5 年相对生存率在 4 个时期都呈升高趋势。与 2009—2013 年期间相比,2014—2018 年期间各年龄组患者的 5 年相对生存率均呈现上升趋势。与 2014—2018 年期间相比,预测 2019—2023 年期间各诊断年龄分层患者的 5 年相对生存率都呈上升趋势。预测 2019—2023 年期间城镇患者的 5 年相对生存率高于农村患者。与 2014—2018 年相比,预测得到的 2019—2023 年期间城镇与农村患者的 5 年相对生存率的差距缩小(图 3-11-1~3-11-2)。

我国各地区前列腺癌发病率及死亡率的分布也存在不平衡现象,通常城市发病率和死亡率高于农村,经济发达地区高于经济落后地区。2016 年,城市地区男性前列腺癌年龄标化发病率及死亡率分别为 8.29/10 万、3.09/10 万,高于农村的 4.46/10 万、1.98/10 万;华南地区前列腺癌发病率最高,其次是华东地区和华北地区,华中地区最低;死亡率同样是华南地区最高,其次为西北地区和华东地区[10]。这可能反映了我国城乡在饮食结构、生活习惯及医疗水平等方面的差异。此外,在年龄分布上,前列腺癌年龄别发病率和死亡率在 55 岁之前处于较低水平,55 岁开始呈上升趋势,60 岁以后快速上升,在 85 岁及以上年龄组达到峰值。前列腺癌发病主要集中在高龄组患者,并随年龄的增长迅速增高,导致前列腺癌成为 70 岁以上我国男性最常见的泌尿系恶性肿瘤死因。

在我们的研究中发现,我国城市和农村地区前列腺癌 5 年相对生存率有较大差距,然而差距在缩小。原因可能包括：农村地区较低的医疗水平导致在前列腺癌的筛查普及、诊断水平及治疗技术的发展等方面均低于城市；我国农村前列腺癌死亡基数低，导致增长相对更明显。我国前列腺癌2012—2015年5年相对生存率为66.4%[11]，而我们的最新研究显示2014—2018年浙江省台州地区前列腺癌5年相对生存率为83.6%，但仍较欧美等发达国家低，可能与我国前列腺癌患者的分期构成与西方发达国家存在着巨大差别有关。以美国为例，在其确诊的新发前列腺癌病例中，接近81.0%的患者为临床局限型前列腺癌，这些患者的一线治疗为根治性手术或根治性放疗，在接受标准治疗后预后较好，5年生存率接近90.0%[12]。而一项研究显示，我国的新发病例中在确诊时仅30.0%为临床局限型患者，其余70%均为局部晚期或广泛转移的患者，这些患者无法接受局部的根治性治疗，预后较差[13]。其主要原因可能在于我国前列腺癌的早诊断早治疗仍落后于发达国家。一项多中心研究显示，我国仅6.2%的患者是由于前列腺特异抗原(PSA)升高而被发现，就诊患者的PSA中位数为46.1 μg/L[14]。我国前列腺癌患者诊断时多为较晚期病变，导致预后显著差于欧美国家。然而可喜的是，有研究显示，随着经济的发展及医疗的进步、人们健康意识的提高，部分地区也开展了前列腺癌的筛查，我国前列腺癌住院患者诊断时的PSA水平及分期呈下降趋势，且患者生存率有所提高[15]。因此，对高危人群进行前列腺癌筛查，发现早期前列腺癌患者并予以积极治疗，是改善我国前列腺癌患者预后的重要手段。

近年来，欧美地区多个国家逐渐应用周期分析法[16-23]和基于模型的周期分析法[24-29]来监测肿瘤患者的生存情况。而在国内，周期分析法逐渐应用于肿瘤患者生存情况的监测，但至今尚未有采用基于模型的周期分析法估算或预测存活率的系统研究报道。本文应用周期分析法、基于模型的周期法，分别对浙江省台州市前列腺癌患者5年相对生存率及分层数据、未来5年相对生存率进行了评估和预测。相比较于传统的队列法，周期分析法和基于模型的周期分析法在生存分析的时效性和准确性方面更具优势，值得在我国进一步推广应用，为临床实践和公共卫生决策提供指导。

（李润华，程永然，施　政，陈天辉）

参考文献：

[1] Arcangeli S, Pinzi V, Arcangeli G. Epidemiology of prostate cancerand treatment remarks [J]. World J Radiol, 2012, 4(6): 241-246.

[2] Sung H, Ferlay J, Siegel RL, et al. Global Cancer Statistics 2020: GLOBOCAN estimates of incidence and

mortality worldwide for 36 cancers in 185 countries[J]. CA Cancer J Clin,2021,71(3):209-249.

[3] Kimura T,Egawa S. Epidemiology of prostate cancer in Asian countries[J]. Int J Urol,2018,25(6):524-531.

[4] 陈金东. 中国各类癌症的发病率和死亡率现状及发展趋势[J]. 遵义医学院学报,2018,41(6):653-662.
Chen JD. Status of incidence and mortality and their trends of various cancers in China[J]. Acta Academiae Medicinae Zunyi,2018,41(6):653-662.

[5] Chen WQ,Zheng RS,Baade PD,et al. Cancer statistics in China,2015[J]. CA Cancer J Clin,2016,66(2):115-132.

[6] 顾秀瑛,郑荣寿,张思维,等. 2000—2014年中国肿瘤登记地区前列腺癌发病趋势及年龄变化分析[J]. 中华预防医学杂志,2018,52(6):586-592.
Gu XY,Zheng RS,Zhang SW,et al. Analysis on the trend of prostate cancer incidence and age change in cancer registration areas of China,2000—2014 [J]. Chinese Journal of Preventive Medicine,2018,52(6):586-592.

[7] 丁雅妮,刘晴,张庆军. 1992—2017年中国男性前列腺癌的死亡率趋势：APC模型分析[J]. 公共卫生与预防医学,2020,31(1):25-28.
Ding YN,Liu Q,Zhang QJ. Trends in prostate cancer mortality in Chinese men from 1992 to 2017:an APC model analysis [J]. Journal of Public Health and Preventive Medicine,2020,31(1):25-28.

[8] Luo JF,Xiao LH,Wu CX,et al. The incidence and survival rate of population-based pancreatic cancer patients:Shanghai Cancer Registry 2004—2009[J]. PLoSOne,2013,8(10):e76052.

[9] Sant M,Allemani C,Berrino F,et al. Breast carcinoma survival in Europe and the United States[J]. Cancer,2004,100(4):715-722.

[10] 赫捷,魏文强. 2019中国肿瘤登记年报[M]. 北京:人民卫生出版社,2021.
He J,Wei WQ. China cancer registry annual report 2019[M]. Beijing:People's Medical Publishing House,2021.

[11] Zeng HM,Chen WQ,Zheng RS,et al. Changing cancer survival in China during 2003-15:a pooled analysis of 17 population-based cancer registries[J]. Lancet Glob Health,2018,6(5):e555-e567.

[12] Brawley OW,Gansler T. Introducing the 2010 American cancer society prostate cancer screening guideline [J]. CA Cancer J Clin,2010,60(2):68-69.

[13] 马春光,叶定伟,李长岭,等. 前列腺癌的流行病学特征及晚期一线内分泌治疗分析[J]. 中华外科杂志,2008,46(12):921-925.
Ma CG,Ye DW,Li CL,et al. Epidemiology of prostate cancer from three centers and analysis of the first-line hormonal therapy for the advanced disease[J]. Chinese Journal of Surgery,2008,46(12):921-925.

[14] Peyromaure M,Debre B,Mao K,et al. Management of prostatecancer in China:a multicenter report of 6 institutions[J]. J Urol,2005,174(5):1794-1797.

[15] 张崔建,何志嵩,周利群. 11年间前列腺癌住院患者临床特征变迁 [J]. 北京大学学报（医学版），

2010,42(4):404-408.

Zhang CJ,He ZS,Zhou LQ. Changes in clinical features of prostate cancer inpatients in the past 11 years [J]. Journal of Peking University (Health Sciences),2010,42(4):404-408.

[16] Allemani C,Weir HK,Carreira H,et al. Global surveillance of cancer survival 1995—2009: analysis of individual data for 25,676,887 patients from 279 population-based registries in 67 countries (CONCORD-2)[J]. Lancet,2015,385(9972):977-1010.

[17] Pulte D,Gondos A,Brenner H. Trends in survival after diagnosis with hematologic malignancy in adolescence or young adulthood in the United States,1981—2005[J]. Cancer,2009,115(21):4973-4979.

[18] Hiripi E,Gondos A,Emrich K,et al. Survival from common and rare cancers in Germany in the early 21st century[J]. Ann Oncol,2012,23(2):472-479.

[19] Jansen L,Castro FA,Gondos A,et al. Recent cancer survival in Germany: an analysis of common and less common cancers[J]. Int J Cancer,2015,136(11):2649-2658.

[20] Brenner H. Long-term survival rates of cancer patients achieved by the end of the 20th century: a period analysis[J]. Lancet,2002,360(9340):1131-1135.

[21] Brenner H,Hakulinen T. Long-term cancer patient survival achieved by the end of the 20th century: most up-to-date estimates from the nationwide Finnish cancer registry[J]. Br J Cancer,2001,85(3):367-371.

[22] Brenner H,Kaatsch P,Burkhardt-Hammer T,et al. Long-term survival of children with leukemia achieved by the end of the second millennium[J]. Cancer,2001,92(7):1977-1983.

[23] Burkhardt-Hammer T,Spix C,Brenner H,et al. Long-term survival of children with neuroblastoma prior to the neuroblastoma screening project in Germany[J]. Med Pediatr Oncol,2002,39(3):156-162.

[24] Gondos A,Bray F,Brewster DH,et al. Recent trends in cancer survival across Europe between 2000 and 2004: a model-based period analysis from 12 cancer registries[J]. Eur J Cancer,2008,44(10):1463-1475.

[25] Gondos A,Bray F,Hakulinen T,et al. Trends in cancer survival in 11 European populations from 1990 to 2009: a model-based analysis[J]. Ann Oncol,2009,20(3):564-573.

[26] Gondos A,Holleczek B,Arndt V,et al. Trends in population-based cancer survival in Germany:to what extent does progress reach older patients? [J]. Ann Oncol,2007,18(7):1253-1259.

[27] Gondos A,Krilaviciute A,Smailyte G,et al. Cancer surveillance using registry data: results and recommendations for the Lithuanian national prostate cancer early detection programme [J]. Eur J Cancer,2015,51(12):1630-1637.

[28] Sirri E,Castro FA,Kieschke J,et al. Recent trends in survival of patients with pancreatic cancer in Germany and the United States[J]. Pancreas,2016,45(6):908-914.

[29] Brenner H,Gondos A,Arndt V. Recent major progress in long-term cancer patient survival disclosed by modeled period analysis[J]. J Clin Oncol,2007,25(22): 3274-3280.

第12章 脑及中枢神经系统肿瘤患者5年相对生存率的精准评估和预测

摘 要 背景:基于浙江省台州市的肿瘤登记数据,采用周期分析法来及时准确评估及预测脑及中枢神经系统肿瘤患者的长期生存情况。**方法**:选择台州市4个具有高质量数据的肿瘤登记处,将2004—2018年诊断为脑及中枢神经系统肿瘤的患者纳入研究。采用周期分析法评估长期生存率,并进一步按性别、诊断年龄和区域分布进行分层,此外,采用基于模型的周期分析法预测2019—2023年脑及中枢神经系统肿瘤患者的5年相对生存率(RS)。**结果**:2014—2018年诊断的脑及中枢神经系统肿瘤患者的5年RS为82.5%,其中男性为64.4%,女性为90.4%。在3个诊断年龄梯度中(<45岁、45~60岁和>60岁年龄段)观察到5年RS分别为90.4%、75.0%和72.6%,呈下降趋势。城镇5年RS(84.3%)高于农村(79.7%)。2019—2023年脑及中枢神经系统肿瘤患者的总体预测5年RS为90.2%,男性和女性分别为76.8%和91.4%。在脑及中枢神经系统肿瘤患者中,总体5年RS在4个时期均呈升高趋势。与2014—2018年期间相比,预测2019—2023年的男性和女性患者的5年RS均呈上升趋势,并且男性与女性患者的5年RS差异在减小。**结论**:周期分析法可为脑及中枢神经系统肿瘤患者提供及时和准确的生存评估,值得进一步推广应用,为脑及中枢神经系统肿瘤的预防和干预提供重要依据。

关键词 脑及中枢神经系统肿瘤;相对生存率;基于人群的肿瘤登记;周期分析法;预测

脑及中枢神经系统肿瘤(central nervous system tumors)是指起源于中枢神经系统内的组

织或结构的一类疾病,病变主要位于颅内或椎管内,分为良性和恶性两大类。良性肿瘤主要包括脑膜瘤、垂体瘤、颅咽管瘤、神经鞘瘤等,生长缓慢且大部分具有完整包膜,对周围脑组织的影响以推挤和压迫作用为主。其中最常见的是脑膜瘤,且多见于女性[1]。恶性肿瘤主要包括胶质瘤、室管膜瘤、原始神经外胚层肿瘤、中枢神经系统淋巴瘤、生殖细胞肿瘤、转移瘤等,呈浸润性生长,一般无包膜,与周围组织分界不清,具有早期诊断难、对传统治疗不敏感、易复发等特点,预后不佳。其中胶质瘤是颅内最常见的原发肿瘤类型,占40%~50%,多见于男性[1]。恶性原发性脑肿瘤是儿童实体瘤死亡的主要原因,也是15~34岁青少年和成人癌症死亡的第三大原因[2]。大多数神经系统肿瘤的病因尚不清楚。电离辐射是唯一确定的环境危险因素,但只有少数中枢神经系统肿瘤可能与该暴露有关。某些遗传综合征使个体易患中枢神经系统肿瘤,然而,只有少数病例有这些罕见的情况。其他可能相关的因素包括非电离辐射、杀虫剂、职业暴露、感染、头部创伤和饮食等。在流行病学研究中,这些可疑因素的证据不太一致。近年来对中枢神经系统肿瘤的分子特征、遗传易感性和表观遗传因素的研究进展,可能有助于提高对该疾病病因学的理解[3]。

目前用于脑及中枢神经系统肿瘤诊断和检测的标准临床手段具有一定的局限性。液体活检的出现为检测中枢神经系统恶性肿瘤提供了一种具有前景且侵袭性较小的手段。脑脊液中循环肿瘤细胞(circulating tumor cells,CTCs)及循环肿瘤DNA(circulating tumor DNA,ctDNA)的检测可用于实体肿瘤脑膜转移的辅助诊断,灵敏度和特异性均高于标准临床手段。而且脑脊液中非肿瘤源性DNA水平较低,对脑脊液反复取样能够及早发现耐药基因突变,可以辅助诊断中枢系统原发肿瘤及脑实质的转移。脑脊液CTCs及ctDNA的动态监测亦可以反映治疗效果[4]。

2021年第5版世界卫生组织中枢神经系统肿瘤分类(WHO CNS5)是最新版脑和脊髓肿瘤分类国际标准,WHO CNS5建立了CNS肿瘤命名和分级的不同方法,并强调了综合诊断和分层报告的重要性,还纳入了更多新的诊断技术如DNA甲基化谱分析、光学显微镜、组织化学染色、电子显微镜、分子遗传学用于中枢神经系统肿瘤分类的分子方法[5]。脑及中枢神经系统肿瘤的治疗取决于组织学诊断。良性肿瘤通常可以通过手术切除或放射治疗治愈;然而,大多数恶性脑肿瘤患者在初诊时或肿瘤复发时受益于化疗后,仍然多见脑转移,导致恶性脑肿瘤的死亡率仍然很高[2]。

根据最新GLOBOCAN 2020数据显示,2020年全球脑及中枢神经系统肿瘤发病人数为308 102例,占肿瘤发病人数的1.6%,年龄标准化发病率3.5/10万,居第21位。2020年我国脑及中枢神经系统肿瘤发病人数为79 575例,占我国肿瘤发病人数的5.5%,年龄标准化发病率4.1/10万,居第15位。2020年全球脑及中枢神经系统肿瘤死亡人数为251 329例,占肿瘤死亡总数的3.2%,年龄标准化死亡率2.8/10万。2020年我国脑及中枢神经系统肿瘤死亡人数为65 204例,占我国肿瘤死亡总数的4.5%,年龄标准化死亡率3.2/10万,死亡率居第11位,分别居男性死亡第9位和女性死亡第10位[6]。

基于人群的肿瘤登记是肿瘤防治工作的一项基础性工作,可获取及时、准确的肿瘤相关发病、死亡和生存信息,为评价肿瘤防治效果、制订肿瘤防治规划提供科学依据。长期存活率如5年、10年存活率作为评价癌症预后的重要指标,被广泛应用于肿瘤诊疗进展的监测[7-8]。脑及中枢神经系统肿瘤患者长期生存的精准评估与预测信息是评估癌症治疗效果和癌症负担的必要指标。及时、准确地揭示一个国家或地区经济和医疗等基本条件差别显著的地域间(例如城市和农村)脑及中枢神经系统肿瘤患者长期存活率的整体状况及其动态趋势,并挖掘背后的因素,可督促有关部门采取重要的行政和公共卫生干预措施以提高患者的长期存活率。

传统的队列法和完全法等生存分析法纳入的均是感兴趣时期之前的生存信息,估计得到的结果具有明显的滞后性,不能准确反映肿瘤患者的最新生存情况。周期分析法和基于模型的周期分析法在生存分析的时效性和准确性方面更具优势[9-10]。周期分析法纳入的病例均为感兴趣时期内的病例,能够体现新近诊断患者的实际生存情况;而基于模型的周期分析法不仅能利用已有的数据来估算存活率和分析变化趋势,还能预测未来的存活率。

基于肿瘤登记数据对脑及中枢神经系统肿瘤患者采用周期分析法系统地评估长期生存率,目前国内尚未见有相关文献报道。本文旨在应用周期法提供浙江省台州市及时和准确的5年相对生存率及分层数据,并基于模型的周期分析法的概念、原理、计算方法和应用预测浙江省台州市脑及中枢神经系统肿瘤患者未来5年长期生存率。

1 脑及中枢神经系统肿瘤患者长期生存精准评估:周期分析法的应用

本研究数据来源于浙江省台州市肿瘤登记处,该数据库包含了9个县区数据,基于"只有死亡医学证明书(death certificate only, DCO)"病例比例小于13%的纳入标准,其中四县区(路桥区、玉环市、仙居县、温岭市)数据被用于后续分析。选取2004年1月1日至2018年12月31日期间诊断并随访至2018年12月31日的脑及中枢神经系统肿瘤患者为研究对象,按照脑及中枢神经系统肿瘤ICD-10编码C70-C72,D32,D42-D43从数据库中纳入病例总共2 519例,删除失访病例221例,记录不详病例26例,最后随访时间缺失病例393例,然后通过IARCcrgTools工具进一步审核数据(删除逻辑错误190例),最终纳入1 689例合格病人。

首先采用周期分析法计算2014—2018年期间脑及中枢神经系统肿瘤患者的5年相对生存率。纳入的研究对象是2014—2018年确诊的患者(感兴趣时期内新确诊的患者)以及在2019—2013年确诊且在2014—2018年存活的患者(感兴趣时期之前确诊但在感兴趣时期内仍存活的患者),随访时间为2014—2018年。该方法需对感兴趣时期之前确诊的左删失数据和感兴趣时期结束之后仍存活的右删失数据进行处理。周期分析法是将数据整理成寿命表的形式,计算随访第i年的条件1年生存率S_i,表示为:

$$S_i = 1 - \frac{d_i}{n_i - c_i/2}$$

式中n_i代表随访第i年的年初人口数,d_i代表随访至第i年结束时的死亡人数,c_i代表第i年内删失人数。k年的真实生存率$\overline{S_k}$由k年的条件1年生存率累乘而得,表示为:

$$\overline{S_k} = \prod_{i=1}^{k} S_i$$

相对生存率是真实生存率与期望生存率之比,表示为:

$$R_i = \frac{\overline{S_k}}{S_k^*}$$

当计算5年相对生存率时,上式中的k=5。其中,式中$\overline{S_k}$代表真实生存率,S_k^*代表期望生存率。其中,期望生存率采用Ederer Ⅱ法计算。相对生存率的点估计值及其标准误采用Greenwood法计算。

在2014—2018年期间,浙江省台州市四县区脑及中枢神经系统肿瘤发病基本情况见表3-12-1。如表所示,发病总人数是1 689例,男性和女性发病人数分别是931例和758例。诊断年龄在<45岁、45~54岁、55~64岁、65~74岁和>74岁的患者发病人数分别是341例、297例、368例、321例和362例。城镇和农村发病人数分别是264例和1 425例。浙江省台州市四县区脑及中枢神经系统肿瘤患者平均诊断年龄是57.4岁。

基于周期分析法估算2014—2018年间脑及中枢神经系统肿瘤患者的5年相对生存率见表3-12-2。在2014—2018年期间,浙江省台州市四县区脑及中枢神经系统肿瘤患者的5年相对生存率是82.5%。进一步按照性别、诊断年龄和区域分布进行分层分析,男性和女性患者的5年相对生存率分别是64.4%和90.4%。在不同诊断年龄分层中,<45岁、45~60岁

表3-12-1 浙江省台州市四县区脑及中枢神经系统肿瘤发病基本情况(2004—2018年)

病例特征	总病例 (1 689例)	诊断区间		
		2004—2008年 (127例)	2019—2013年 (479例)	2014—2018年 (1 083例)
性别				
男性	931	108	326	497
女性	758	19	153	586
区域分布				
城镇	264	5	111	148
农村	1 425	122	368	935
平均年龄(岁)	57.4	50.2	57.6	58.6
诊断年龄(岁)				
<45	341	13	129	199
45~54	297	28	91	178
55~64	368	33	121	214
65~74	321	34	61	226
>74	362	19	77	266

表3-12-2 2014—2018年台州市四县区脑及中枢神经系统肿瘤患者生存率

病例特征	估计值(%)	标准误
全部患者	82.5	1.1
性别		
男性	64.4	1.8
女性	90.4	1.2
诊断年龄(岁)		
<45	90.4	2.0
45~60	75.0	1.7
>60	72.6	1.7
区域分布		
城镇	84.3	2.7
农村	79.7	1.2

和>60岁患者的5年相对生存率分别是90.4%、75.0%和72.6%。城镇和农村患者的5年相对生存率分别是84.3%和79.7%。

2 脑及中枢神经系统肿瘤患者长期生存预测:基于模型的周期分析法应用

肿瘤登记系统的数据登记和发布普遍存在延迟性(一般滞后1~5年)。在无法获得最新数据的情况下，采用周期分析法估算存活率也无法及时反映肿瘤患者最新的生存情况。因此Brenner等在周期分析法的基础上，于2006年进一步提出了基于模型的周期分析法[11]。

基于模型的周期法预测2019—2023年期间浙江省台州市四县区脑及中枢神经系统肿瘤患者的总体生存率，再按照性别、诊断年龄和区域进一步分层分析患者的生存率。基于完整的肿瘤登记数据，在周期分析法的基础上建立广义线性模型，可估算脑及中枢神经系统肿瘤患者的生存率，分析生存率变化趋势及预测未来生存率。该方法是基于存活率随时期均匀变化的前提下建立的模型，理论上当存活率保持不变或均匀上升时，延长时间跨度，生存分析的准确性提高；反之，当存活率非均匀上升甚至下降时，延长时间跨度，生存分析的准确性降低[12]。例如，某肿瘤登记系统最新的随访患者数据截至2018年12月31日，基于2004—2008年、2009—2013年和2014—2018年3个时期的数据，可预测2019—2023年确诊脑及中枢神经系统肿瘤患者的生存率，首先按周期分析法的原理分别纳入以上3个时期确诊的病例；然后计算每1年的暴露人数和死亡人数，并计算每1年的条件1年存活率；最后以随访时期和随访年份为自变量，每1年的条件1年存活率为因变量拟合回归模型（Poisson回归或二项回归）。

确诊后第j个时期随访第i年的条件1年生存率r_{ij}表示为：

$$r_{ij}=\exp[-\exp(\alpha_i+j\times\beta)]$$

式中的j代表随访时期，具体编码为：$j=0$代表第1个随访时期，$j=1$代表第2个随访时期，$j=k$代表第$k+1$个随访时期。上述例子中，$j=0$代表2004—2008年，$j=1$代表2009—2013年，$j=2$代表2014—2018年。i代表每个时期内随访第i年，例如，在2004—2008年，2004年对应$i=1$，2005年对应$i=2$，以此类推。

第j个时期随访累计满5年的相对存活率表示为：

$$R_j=\prod_{i=1}^{5}r_{ij}=\prod_{i=1}^{5}\exp[-\exp(\alpha_i+j\times\beta)]$$

基于模型的周期法充分地利用了已有的肿瘤登记系统数据，提高了生存分析的准确性和时效性。上述计算利用R软件中的广义线性模型GLM函数和PeriodR包实现[13]。

预测2019—2023年浙江省台州市四县区脑及中枢神经系统肿瘤患者的5年相对生存率是90.2%，结果见表3-12-3。其中男性和女性患者的未来5年相对生存率分别是76.8%和91.4%。<45岁、45~60岁和>60岁患者的未来5年相对生存率分别是94.6%、82.7%和90.4%。城镇和农村患者的未来5年相对生存率分别是93.8%和82.9%。在脑及中枢神经系统肿瘤患

表3-12-3　预测2019—2023年台州市四县区脑及中枢神经系统肿瘤患者的生存率

病例特征	估计值（%）
全部患者	90.2
性别	
男性	76.8
女性	91.4
诊断年龄（岁）	
<45	94.6
45~60	82.7
>60	90.4
区域分布	
城镇	93.8
农村	82.9

者中，总体5年相对生存率在4个时期均呈升高趋势。男性和女性患者的5年相对生存率在4个时期均呈升高趋势，并且与2014—2018年相比，预测得到的2019—2023年期间男性和女性患者的5年相对生存率的差距缩小。与2014—2018年期间相比，预测得到的2019—2023年期间诊断所有年龄段患者的5年相对生存率均呈上升趋势。与前2个时期相比，预测得到的2019—2023年期间城镇患者的5年相对生存率高于农村患者（图3-12-1~3-12-3）。

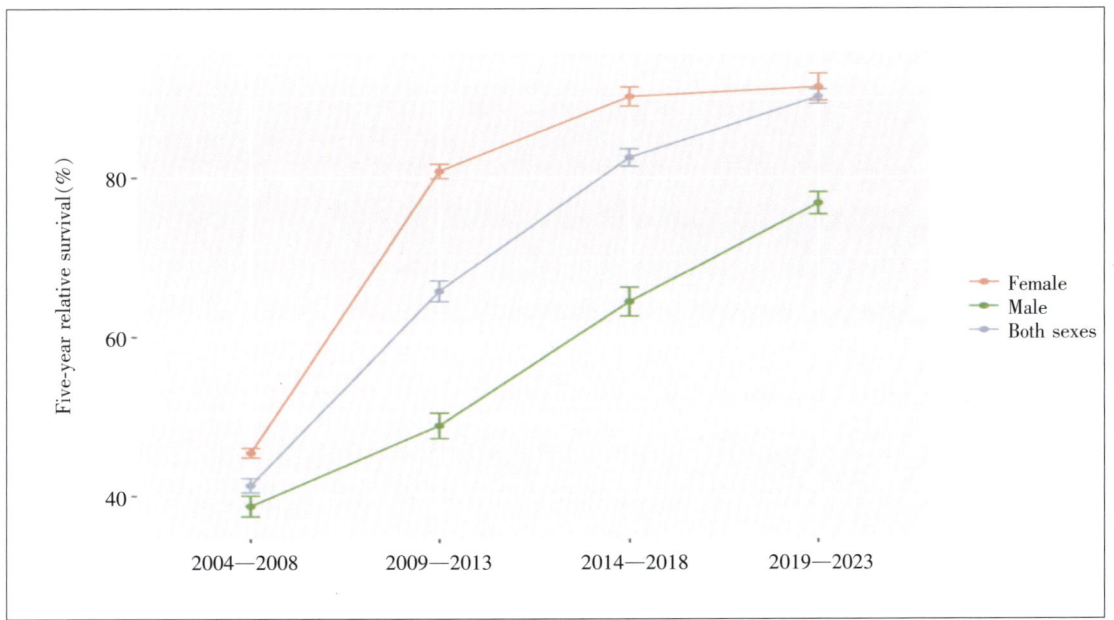

图3-12-1　2004—2023年期间台州市男性和女性脑及神经系统肿瘤5年相对生存率
（按性别分层）

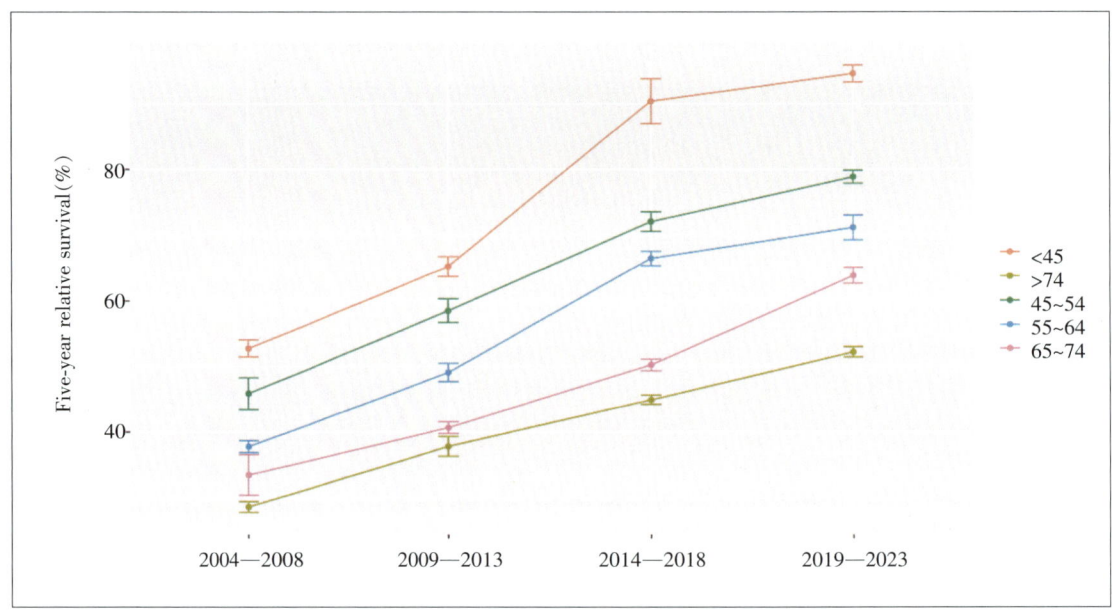

图3-12-2 2004—2023年期间台州市各诊断年龄段脑及神经系统肿瘤5年相对生存率（按诊断年龄分层）

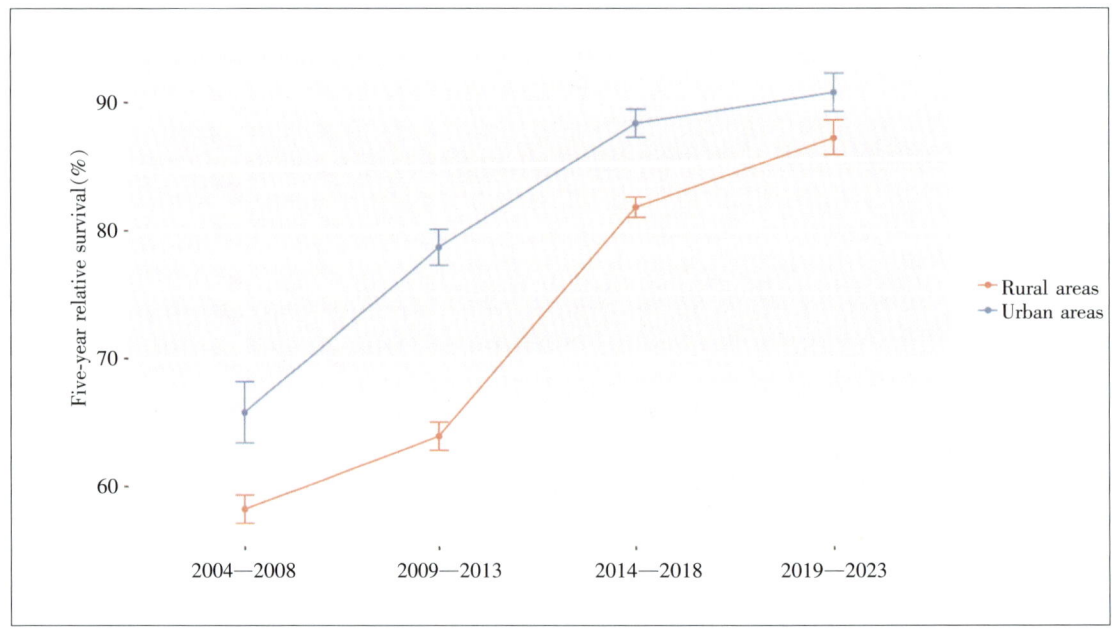

图3-12-3 2004—2023年期间台州市农村和城镇脑及神经系统肿瘤5年相对生存率（按城乡分层）

近年来,欧美地区多个国家逐渐应用周期分析法和基于模型的周期分析法来监测肿瘤患者的生存情况[14-20]。而在国内,周期分析法逐渐应用于肿瘤患者生存情况的监测,但至今尚未有采用基于模型的周期分析法估算或预测存活率的研究报道。笔者应用周期分析法、基于模型的周期法,分别对浙江省台州市脑及中枢神经系统肿瘤患者5年相对生存率及分层数据、未来5年相对生存率进行了评估和预测。相较于传统的队列法,周期分析法和基于模型的周期分析法在生存分析的时效性和准确性方面更具优势,值得在我国进一步推广应用,为临床实践和公共卫生决策提供指导。

(陆 叶,何 敏,程永然,施 政,陈天辉)

参考文献:

[1] Ostrom QT, Patil N, Cioffi G, et al. CBTRUS statistical report: primary brain and other central nervous system tumors diagnosed in the United States in 2013-2017[J]. Neuro Oncol, 2020, 22(12 Suppl 2): iv1-iv96. doi: 10.1093/neuonc/noaa200.

[2] Buckner JC, Brown PD, O'Neill BP, et al. Central nervous system tumors [J]. Mayo Clin Proc, 2007, 82(10): 1271-1286. doi: 10.4065/82.10.1271.

[3] Jacques G, Cormac O. Central nervous system tumors [J]. Handb Clin Neurol, 2013, 112: 931-958. doi: 10.1016/B978-0-444-52910-7.00015-5.

[4] 王进隆,张旭东,陈清江,等.原发性中枢神经系统淋巴瘤脑脊液生物标志物研究进展[J].白血病·淋巴瘤,2019,28(9):565-568.
Wang JL, Zhang XD, Chen QJ, et al. Research progress of cerebrospinal fluid biomarkers in primary central nervous system lymphoma [J]. Journal of Leukemia and Lymphoma, 2019, 28(9): 565-568.

[5] 申楠茜,张佳璇,甘桐嘉,等. 2021年WHO中枢神经系统肿瘤分类概述[J].放射学实践,2021,36(7):818-831.
Shen NQ, Zhang JX, Gan TJ, et al. WHO: Summary of the central nervous systemcancers, 2021 [J]. Radiologic Practice, 2021, 36(7): 818-831.

[6] Sung H, Ferlay J, Siegel RL, et al. Global Cancer Statistics 2020: GLOBOCAN estimates of incidence and mortality worldwide for 36 cancers in 185 countries[J]. CA Cancer J Clin, 2021, 71(3): 209-249. doi: 10.3322/caac.21660.

[7] Sant M, Allemani C, Berrino F, et al. Breast carcinoma survival in Europe and the United States: a population-based study[J]. Cancer, 2004, 100(4): 715-722. doi: 10.1002/cncr.20038.

[8] Luo JF, Xiao LH, Wu CX, et al. The incidence and survival rate of population-based pancreatic cancer patients: Shanghai Cancer Registry 2004—2009[J]. PLoS One, 2013, 8(10): e76052. doi: 10.1371/journal.

pone. 0076052.

[9] Jiang XF, Wang LY, Cheng YR, et al. Assessment of long-term survival of cancer patients using cancer registry data from eastern China: period analysis is superior to traditional methods [J]. Int J Cancer, 2020,147(4): 996-1005. doi:10.1002/ijc.32866.

[10] 唐慧娟,蒋曦依,楼建林,等.基于人群的肿瘤登记数据评估患者生存的方法学研究进展[J].浙江大学学报(医学版),2018,47(1):104-109. doi:10.3785/j.issn.1008-9292.2018.02.15.
Tang HJ, Jiang XY, Lou JL, et al. Methodology for survival assessment of cancer patients using population-based cancer registration data[J]. Journal of Zhejiang University(Medical Sciences),2018,47(1):104-109. doi:10.3785/j.issn.1008-9292.2018.02.15.

[11] Brenner H, Gondos A, Arndt V. Recent major progress in long-term cancer patient survival disclosed by modeled period analysis[J]. J Clin Oncol,2007,25(22):3274-3280. doi:10.1200/JCO.2007.11.3431.

[12] Brenner H, Hakulinen T. Up-to-date and precise estimates of cancer patient survival: model-based period analysis[J]. Am J Epidemiol,2006,164(7):689-696. doi:10.1093/aje/kwj243.

[13] Holleczek B, Gondos A, Brenner H. Period R-an R package to calculate long-term cancer survival estimates using period analysis[J]. Methods Inf Med,2009,48(2):123-128. doi:10.3414/ME0563.

[14] Sirri E, Castro FA, Kieschke J, et al. Recent trends in survival of patients with pancreatic cancer in Germany and the United States[J]. Pancreas,2016,45(6): 908-914. doi:10.1097/MPA.0000000000000588.

[15] Gondos A, Krilaviciute A, Smailyte G, et al. Cancer surveillance using registry data: results and recommendations for the Lithuanian national prostate cancer early detection programme [J]. Eur J Cancer, 2015,51(12):1630-1637. doi:10.1016/j.ejca.2015.04.009.

[16] Gondos A, Bray F, Brewster DH, et al. Recent trends in cancer survival across Europe between 2000 and 2004: a model-based period analysis from 12 cancer registries[J]. Eur J Cancer,2008,44(10):1463-1475. doi:10.1016/j.ejca.2008.03.010.

[17] Hiripi E, Gondos A, Emrich K, et al. Survival from common and rare cancers in Germany in the early 21st century[J]. Ann Oncol,2012,23(2):472-479. doi:10.1093/annonc/mdr131.

[18] Jansen L, Castro FA, Gondos A, et al. Recent cancer survival in Germany: an analysis of common and less common cancers[J]. Int J Cancer,2015,136(11):2649-2658. doi:10.1002/ijc.29316.

[19] Pulte D, Gondos A, Brenner H. Trends in survival after diagnosis with hematologic malignancy in adolescence or young adulthood in the United States,1981—2005[J]. Cancer,2009,115(21):4973-4979. doi:10.1002/cncr.24548.

[20] Allemani C, Weir HK, Carreira H, et al. Global surveillance of cancer survival 1995—2009: analysis of individual data for 25,676,887 patients from 279 population-based registries in 67 countries (CONCORD-2)[J]. Lancet,2015,385(9972):977-1010. doi:10.1016/S0140-6736(14)62038-9.

第 4 篇
附录：总体技术报告

1 前 言

癌症防治是目前全球关注的一个医学热点和难点。近年来癌症已经成为中国城镇居民的第一死因和农村居民的第二死因。基于人群的肿瘤登记数据评估癌症患者的长期生存(例如 5 年相对生存率)是评估人群癌症负担及癌症治疗效果的必要指标。掌握及时、准确的癌症患者长期生存数据也是制定癌症防控政策的必要依据。通过准确、及时地揭示一个国家或地区经济和医疗等基本条件差别显著的地域(例如城市和农村)间癌症患者长期生存率的整体状况及其动态趋势,并挖掘背后的主要因素,才有可能督促有关部门采取重要的行政和公共卫生干预措施,以显著提高癌症患者的长期生存率。由于卫生政策和卫生保健规划其潜在的重要影响,这种监测应尽可能新并且准确。如何及时、准确地评估癌症患者的长期生存是个全球性的技术难题。传统的队列分析(cohort analysis)技术评估癌症生存是根据癌症诊断年份定义的患者队列来评估癌症患者的生存:通过计算被诊断为癌症以后生存一个特殊时间段(比如 5 年或 10 年)的患者所占的比例。但是,队列分析技术提供的是多年以前诊断的癌症患者的生存数据,不能体现出新近诊断的癌症患者因医疗技术提高而导致的实际生存提高(这点可能严重影响)。此外,肿瘤登记数据本身存在可及性滞后的局限(一般滞后 1~5 年不等)。因此,队列分析技术估算的生存数据普遍低于实际观测到的生存数据,这也是队列分析技术的明显缺点。

欧盟及美国癌症生存研究均已采用创新的新技术来代替队列分析技术评估癌症生存,尤其是涉及到国际间的横向比较。必须提及的是德国国家癌症研究中心的 Brenner 教授和他的合作者 Gefeller 于 1996 年提出随后逐年改善的周期分析(period analysis)技术。周期分析技术只反映最近时间周期内癌症患者的生存体验,例如,最近的一年或几年内:在这期间死亡率的随访信息是可及的。为了推广周期分析技术的应用,Brenner 教授研发了周期分析技术的 SAS 宏(macro),随后其又针对 R 软件开发了周期分析技术的计算程序包 PeriodR。经过长期在欧美人群的应用和检验,已经证实:与传统的队列分析技术相比,周期分析技术能够提供更及时、准确的癌症患者长期生存评估,有能力评估微小的生存变化。因此,周期分析技术也适用于评估一经确诊即采取治疗的癌症患者的生存状况。迄今为止,周期分析技术已被包括欧盟癌症生存研究组织等在内的多个国际机构列为基于人群的肿瘤登记数据评估癌症患者长期生存的标准方法。

由于传统队列分析技术自身的局限性,基于该技术估算的我国癌症生存数据与欧美国家相比严重偏低,提示低估的可能性及引进创新的生存评估技术的必要性。周期分析技术已被欧美国家默认为基于人群的肿瘤登记数据评估癌症患者长期生存的"金标准",并且其符合我国基于人群的肿瘤登记数据的基本国情。因此,基于人群的肿瘤登记数据,在我国采用周期分析技术及时、准确地评估癌症患者的长期生存仅是时间问题。然而,国内迄今未见应用周期分析技术全面系统(结合癌症患者的诊断年龄、性别、地区)地评估我国多个癌种患者最新(21世纪初)长期生存的报道,亦未见应用基于模型的周期分析技术预测多个癌种患者未来生存的报道。

本研究旨在基于浙江省台州市肿瘤登记数据,分别采用传统的队列分析技术、完全分析技术和周期分析技术评估癌症患者的长期生存,验证:"基于人群的肿瘤登记数据评估癌症患者的长期生存,周期分析技术优于队列分析技术和完全分析技术"的假设,明确其在我国基于人群的肿瘤登记数据生存评估中推广应用的必要性。本研究拟为深层次挖掘现有的肿瘤登记数据提供一个范例,促进周期分析技术进一步在浙江省乃至全国推广应用。充分发掘省级及全国肿瘤登记中心数据库对于整个省及全国癌症防控政策的制定具有重要的实践指导意义。周期分析技术将为评估癌症负担和制定癌症防控政策,以及为国际间癌症生存数据的横向比较提供准确、及时和系统的生存数据。此外,基于模型的周期分析技术评估常见的十大癌症最近周期内生存率的变化趋势并预测未来生存率,将为癌症防控政策的制定和公共卫生干预措施的介入提供前瞻性的科学依据。

2 材料与方法

2.1 研究对象

本研究数据来源于浙江省台州市肿瘤登记处:包括9个县区数据,根据"只有死亡医学证明书(death certificate only, DCO)"病例比例小于13%的标准,纳入其中四县区(玉环市、路桥区、温岭市和仙居县)数据进一步分析(表4-1),选取2004年1月1日至2018年12月31日期间确诊并随访至2018年12月31日的肿瘤患者为研究对象。总共111 950例,删除失访和记录错误10 613例,删除最后随访时间缺失11 029例,删除良性肿瘤、原位癌和继发性恶性肿瘤3 228例,然后通过IARCcrgTools工具进一步审核数据后(删除逻辑错误4 416例),最终纳入82 664例合格病人。

表 4-1 台州市 9 个县区 2004—2018 年期间确诊的肿瘤患者登记数据中 DCO 病例信息

区域	登记开始时间(年)		2004	2005	2006	2007	2008	2009	2010	2011	2012	2013	2014	2015	2016	2017	2018	总体
椒江区	2003	DCO 人数	16	37	50	86	289	601	530	508	490	321	267	219	169	148	82	3 813
		发病人数	207	502	938	816	923	1 010	1 321	1 203	1 406	1 573	1 719	2 126	2 791	2 496	2 738	21 769
		DCO(%)	8	7	5	11	31	60	40	42	35	20	16	10	6	6	3	18
黄岩区	2008	DCO 人数	12	10	18	27	65	125	196	304	346	438	402	267	194	162	51	2 617
		发病人数	60	69	116	144	256	469	656	780	1 324	1 561	1 668	1 896	2 039	1 975	2 119	15 132
		DCO(%)	20	14	16	19	25	27	30	39	26	28	24	14	10	8	2	17
路桥区	2008	DCO 人数	5	4	24	34	86	92	143	201	155	149	255	128	80	69	16	1 441
		发病人数	26	42	80	147	252	587	910	1 084	1 283	1 455	1 721	1 947	2 027	1 877	1 662	15 100
		DCO(%)	19	10	30	23	34	16	16	19	12	10	15	7	4	4	1	10
玉环市	2009	DCO 人数	20	25	57	97	248	280	92	108	151	121	114	106	94	94	46	1 653
		发病人数	107	127	217	323	526	698	1 168	1 334	1 480	1 503	1 611	1 958	2 035	2 206	2 099	17 392
		DCO(%)	19	20	26	30	47	40	8	8	10	8	7	5	5	4	2	10
三门县	2009	DCO 人数	7	14	30	40	134	256	329	398	385	361	414	437	401	357	203	3 766
		发病人数	12	34	53	66	199	441	670	987	1 028	1 141	1 685	1 591	1 745	1 692	1 748	13 092
		DCO(%)	58	41	57	61	67	58	49	40	37	32	25	27	23	21	12	29
天台县	2009	DCO 人数	31	64	124	266	624	1 067	972	953	893	803	631	634	383	94	131	7670
		发病人数	43	80	161	299	686	1 340	1 491	1 548	1 951	2 384	2 329	2 938	3 270	2 249	2 868	23 637
		DCO(%)	72	80	77	89	91	80	65	62	46	34	27	22	12	4	5	33
仙居县	2003	DCO 人数	15	20	19	28	103	329	398	287	223	121	163	179	196	174	91	2 346
		发病人数	190	220	619	816	992	1 206	1 420	1 422	1 713	1 599	1 653	1 951	2 016	2 181	2 435	20 433
		DCO(%)	8	9	3	3	10	27	28	20	13	8	10	9	10	8	4	11
温岭市	2003	DCO 人数	18	58	147	286	445	615	604	538	445	493	488	540	379	415	118	5 589
		发病人数	333	565	2 058	1 980	1 911	2 315	3 105	3 353	3 533	4 050	4 275	4 370	4 855	6 026	5 683	48 412
		DCO(%)	5	10	7	14	23	27	19	16	13	12	11	12	8	7	2	12
临海市	2008	DCO 人数	61	69	126	332	694	885	791	902	1 043	777	633	600	426	378	217	7 934
		发病人数	99	127	210	469	888	1 260	1 413	1 604	2 572	3 280	3 988	4 448	5 138	4 683	4 562	34 741
		DCO(%)	62	54	60	71	78	70	56	56	41	24	16	13	8	8	5	23
总体		DCO 人数	185	301	595	1 196	2 688	4 250	4 055	4 199	4 131	3 584	3 367	3 110	2 322	1891	955	36 829
		发病人数	1 077	1 766	4 452	5 060	6 633	9 326	12 154	13 315	16 290	18 546	20 649	23 225	25 916	25 385	25 914	209 708
		DCO(%)	17	17	13	24	41	46	33	32	25	19	16	13	9	7	4	18

2.2 生存分析方法及基本原理

评估癌症患者的长期生存率(一般是5年或10年),首先要确定感兴趣时期,即确定研究哪个时间段确诊患者的生存率。以2009—2013年为感兴趣时期为例,该时期的真实5年生存率是指2009—2013年确诊的患者随访至2009—2018年,其中存活满5年患者占所有患者数的比例(表4-2)。然而,由于肿瘤数据登记的滞后性,在实际中无法获得感兴趣时期患者的随访资料,因而无法准确获得该时期患者的真实5年生存率。因此,我们采用以下生存分析方法估算癌症患者的相对生存率,包括队列法、完全法和周期分析法。各种生存分析方法的概念及基本原理简述如下:

2.2.1 队列法

队列法是目前国内评估癌症患者长期生存率的主要方法。以5年相对生存率为例,如感兴趣时期为2009—2013年,该方法是将感兴趣时期之前5年(2004—2008年)确诊的癌症患者纳入队列,随访至感兴趣时期(随访时间2004—2013年)结束,计算存活满5年的患者占队列中患者数的比例。该方法不涉及对右删失数据的处理。队列法能反映癌症患者的长期生存情况,但由于纳入的病例为感兴趣时期之前而非感兴趣时期内确诊的病例,因此不能体现出新近诊断的患者因医疗技术提高而产生的实际生存率提高。随着癌症诊疗技术的提高,癌症患者的生存时间延长,采用队列法估算的生存率通常低于真实生存率(表4-2)。

2.2.2 完全法

在队列法的基础上,完全法纳入感兴趣时期内新确诊的病例,随访至感兴趣时期结束。以5年相对生存率为例,如感兴趣时期为2009—2013年,则纳入对象为在2004—2013年确诊的病例,随访时间为2004—2013年。该方法需对感兴趣时期结束之后仍存活的右删失数据进行处理。与队列法相比,完全法纳入了感兴趣时期内新确诊的病例,提高了生存分析的及时性。在所有生存分析方法中,完全法纳入的病例数最多,较好地利用了肿瘤登记数据的信息,提高了生存分析的稳健性。然而,完全法仍纳入了感兴趣时期之前确诊的病例,因此及时性仍有待提高(表4-2)。

2.2.3 周期分析法

周期分析法纳入的对象分为两部分,即一部分为感兴趣时期内新确诊的病例,另一部分为感兴趣时期之前确诊但在感兴趣时期内仍存活的病例。以5年相对生存率为例,如感兴趣时期为2009—2013年,则纳入的对象为在2009—2013年新确诊的病例以及在2004—2008年确诊但在2009—2013年仍存活的病例,随访时间为2009—2013年。该方法需对感兴趣时

表4-2 生存分析方法原理示意图

分析方法	确诊年份	2004	2005	2006	2007	2008	2009	2010	2011	2012	2013	2014	2015	2016	2017	2018
真实生存率	2004	1	1/2	2/3	3/4	4/5	5									
	2005		1	1/2	2/3	3/4	4/5	5								
	2006			1	1/2	2/3	3/4	4/5								
	2007				1	1/2	2/3	3/4	4/5	5						
	2008					1	1/2	2/3	3/4	4/5	5					
	2009						1	1/2	2/3	3/4	4/5	5				
	2010							1	1/2	2/3	3/4	4/5	5			
	2011								1	1/2	2/3	3/4	4/5	5		
	2012									1	1/2	2/3	3/4	4/5	5	
	2013										1	1/2	2/3	3/4	4/5	5
队列法	2004	1	1/2	2/3	3/4	4/5	5									
	2005		1	1/2	2/3	3/4	4/5	5								
	2006			1	1/2	2/3	3/4	4/5	5							
	2007				1	1/2	2/3	3/4	4/5	5						
	2008					1	1/2	2/3	3/4	4/5	5					
	2009						1	1/2	2/3	3/4	4/5	5				
	2010							1	1/2	2/3	3/4	4/5	5			
	2011								1	1/2	2/3	3/4	4/5	5		
	2012									1	1/2	2/3	3/4	4/5	5	
	2013										1	1/2	2/3	3/4	4/5	5
完全法	2004	1	1/2	2/3	3/4	4/5	5									
	2005		1	1/2	2/3	3/4	4/5	5								
	2006			1	1/2	2/3	3/4	4/5	5							
	2007				1	1/2	2/3	3/4	4/5	5						
	2008					1	1/2	2/3	3/4	4/5	5					
	2009						1	1/2	2/3	3/4	4/5	5				
	2010							1	1/2	2/3	3/4	4/5	5			
	2011								1	1/2	2/3	3/4	4/5	5		
	2012									1	1/2	2/3	3/4	4/5	5	
	2013										1	1/2	2/3	3/4	4/5	5
周期分析法	2004	1	1/2	2/3	3/4	4/5	5									
	2005		1	1/2	2/3	3/4	4/5	5								
	2006			1	1/2	2/3	3/4	4/5	5							
	2007				1	1/2	2/3	3/4	4/5	5						
	2008					1	1/2	2/3	3/4	4/5	5					
	2009						1	1/2	2/3	3/4	4/5	5				
	2010							1	1/2	2/3	3/4	4/5	5			
	2011								1	1/2	2/3	3/4	4/5	5		
	2012									1	1/2	2/3	3/4	4/5	5	
	2013										1	1/2	2/3	3/4	4/5	5

注:用灰色底纹标注的年代为"感兴趣时期";表中的数字表示确诊后随访年数,如1/2表示观察对象确诊后1~2年

期之前确诊的左删失数据和感兴趣时期结束之后仍存活的右删失数据进行处理。虽然周期分析法对数据的解释不如队列法简单直接,但是由于纳入的病例均为感兴趣时期的病例,因此能体现出新近诊断的患者因医疗技术水平提高而导致的真实生存率提高,评估生存率的精确度高于队列法和完全法(表4-2)。

2.2.4 基于模型的周期分析法

肿瘤登记系统的数据登记和发布普遍存在延迟性(一般会滞后1~5年),在无法获得最新数据的情况下,采用周期分析法估算的生存率也无法及时反映癌症患者最新的生存情况。此时,基于完整的肿瘤登记系统数据,在周期分析法的基础上建立广义线性模型,可估算癌症患者的生存率,分析生存率变化趋势及预测未来生存率。例如,某肿瘤登记系统随访数据截至2018年,基于2004—2008年、2009—2013年和2014—2018年3个时期的数据,可预测2019—2023年患者的生存率。基于模型的周期分析法充分地利用了已有的肿瘤登记系统数据,提高了生存分析的准确性和时效性(表4-3)。

表4-3 基于模型的周期分析法原理图

确诊年份	随访年份			
	2004—2008	2009—2013	2014—2018	2019—2023
1999—2003				
2004—2008				
2009—2013				
2014—2018				
2019—2023				

2.3 统计分析

生存率包括真实生存率、相对生存率和期望生存率。其中,真实(观察)生存率是某人群中实际观察到的生存率;期望生存率是指某人群的一般生存率,可通过该人群的寿命表得到;相对生存率是真实生存率与期望生存率之比。本项目采用的测量指标是5年相对生存率,其是评估基于人群的肿瘤登记数据长期生存的最常用指标。相对生存率反映理论情况下肿瘤作为唯一死因的净生存率(net survival rate),表示肿瘤患者在特定时间内存活的累积概率,即诊断后5年或更长时间,在假设的情况下,肿瘤是唯一可能的死亡原因,其校正了诸如年龄、性别、年龄结构等因素对研究人群生存的影响。本项目选取2009—2013年为感兴趣时期(能观察到真实生存率)估算5年相对生存率。

2.3.1 真实生存率

队列法、完全法和周期分析法均采用寿命表法来估算生存率。寿命表法将删失数据作为半数计算,按时段对分母进行校正,克服了删失数据无法利用的不足。采用寿命表法估算生存率分三步进行,具体步骤如下:①按队列法、完全法和周期分析法的基本原理分别纳入对象(本项目选取 2009—2013 年为感兴趣时期);②将肿瘤登记系统数据整理成寿命表的形式;③计算随访第 i 年的条件 1 年生存率,表示为:

$$S_i = 1 - \frac{d_i}{n_i - c_i/2}$$

式中 n_i 代表随访第 i 年的年初人口数,d_i 代表随访至第 i 年结束时的死亡人数,c_i 代表第 i 年内删失人数。

k 年的真实生存率 $\overline{S_k}$ 由 k 年的条件 1 年生存率累乘而得,表示为:

$$\overline{S_k} = \prod_{i=1}^{k} S_i$$

上述计算利用 R 软件 PeriodR 包实现。

2.3.2 相对生存率

相对生存率是真实生存率与期望生存率之比,表示为:

$$R_i = \frac{\overline{S_k}}{S_k^*}$$

当计算 5 年相对生存率时,式中的 k=5。其中,式中 $\overline{S_k}$ 代表真实生存率,S_k^* 代表期望生存率。期望生存率采用 Ederer II 法计算。相对生存率的点估计值(point estimate)及其标准误(stand error)采用 Greenwood 法计算。上述计算利用 R 软件 PeriodR 包中的 period() 函数实现。

2.3.3 生存分析方法比较依据

首先分别采用队列法、完全法和周期分析法估算 2009—2013 年确诊的全部癌症患者的 5 年相对生存率,并将估算结果与实际观察到的真实 5 年生存率相比较,观察何种方法的估算结果更接近真实 5 年生存率。采用偏差和标准误 2 个指标评价 3 种生存分析方法估算结果的精确度和稳健性。其中,偏差为估计值与实际值(真实生存率)之差,其绝对值大小反映估算结果的精确性,即数值越小代表估算结果越准确;反之,估算结果越不准确。偏差的平均值 $= \frac{\sum_{i=1}^{n}(真实值_i - 估计值_i)}{n}$,其中 n 代表癌种个数。平均偏差越小,表明总体估计精确度越高。标准误是反映估算方法稳健性的一种度量,其数值大小反映估算方法的稳健性,即数值越小代表估算方法的稳健性越好;反之,估算方法稳健性越差。一般而言,标准误可接受范围为 5 以下,即此范围内稳健性都较好,相差不大。但如果在病例数较小的情况下,标准误大于 5 也可被接受。

2.3.4 基于模型的周期分析法建模过程

基于模型的周期分析法是在周期分析法的基础上建立广义线性模型,来预测癌症患者的生存率,具体步骤如下:①设定 l_{ij} 为暴露人数(后期进入和中途退出的以 1/2 计),d_{ij} 为实际死亡人数,e_{ij} 为期望死亡人数。其中,$i(1 \leq i \leq 5)$ 代表随访时期,j 代表每个随访时期内随访第 j 年。②构建广义线性模型 $d_{ij}=f(i,j)$,假定以连接函数为 Poisson 回归为例:i 和 j 为因变量,连接函数为 $\ln(u_{ij}-d_{ij}^*)$,$u_{ij}=(l_{ij}-d_{ij}/2)$,$d_{ij}^*=-(l_{ij}-d_{ij}/2)\times\ln[(l_{ij}-e_{ij})/l_{ij}]$,$u_{ij}$ 为基于模型的死亡人数。③设定 α_i 和 β 分别为随访时期和随访年份的回归系数,并设定 $\mathrm{var}(\alpha_i)$,$\mathrm{var}(\beta)$,$\mathrm{cov}(\alpha_i,\alpha_K)$,$\mathrm{var}(\alpha_i,\beta)$ 为 α_i 和 β 的方差和协方差。④估计第 i 个时期随访第 j 年的条件 1 年生存率 r_{ij},表示为:

$$r_{ij}=\exp[-\exp(\alpha_i+j\times\beta)]$$

第 i 个时期随访累计满 5 年的相对生存率表示为:

$$R_j=\prod_{i=1}^{5} r_{ij}=\prod_{i=1}^{5}\exp[-\exp(\alpha_i+j\times\beta)]$$

第 i 个时期随访累计满 5 年的相对生存率的方差表示为:

$$\mathrm{var}(R_j)=\sum_{i=1}^{5} A_{ij}^2 \times\mathrm{var}(\alpha_i)+\beta_j^2\times\mathrm{var}(\beta)$$

$$+2\times\sum_{i=1}^{5}\beta_j\times A_{ij}\times\mathrm{cov}(\alpha_i,\beta)$$

$$+2\times\sum_{i=1}^{4}\left\{\sum_{k=i-1}^{5}\times A_{ij}\times A_{kj}\times\mathrm{cov}(\alpha_i,\alpha_k)\right\},$$

其中:

$$A_{ij}=R_j\times\ln(r_{ij}),$$

$$B_j=j\times R_j\times\sum_{i=1}^{5}\ln(r_{ij})$$

上述计算利用 R 软件中的广义线性模型 GLM( ) 函数和 PeriodR 包实现。

2.4 技术路线

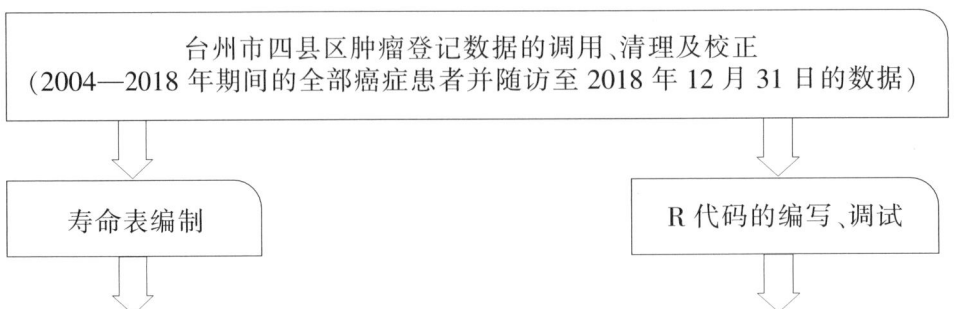

3 结 果

3.1 癌症发病基本情况

在2004—2018年期间,台州市四县区癌症发病总人数共计82 664例,其中男性45 312例,女性37 352例。癌症患者的诊断年龄范围为0~112岁,平均诊断年龄为63岁。其中,诊断年龄范围最大和最小的癌症分别是肝癌(0~101岁)和输尿管癌(37~89岁),平均诊断年龄最大和最小的癌症分别是前列腺癌(76岁)和甲状腺癌(49岁)(表4-4)。

在所有癌种中,台州市四县区十大癌症分别是肺癌、胃癌、结直肠癌、肝癌、甲状腺癌、乳腺癌、子宫颈癌、食管癌、前列腺癌和脑及中枢神经系统肿瘤。其中,男性十大癌症分别是肺癌、胃癌、肝癌、结直肠癌、食管癌、前列腺癌、甲状腺癌、口腔和咽喉癌及鼻咽癌;女性十大癌症分别是乳腺癌、甲状腺癌、肺癌、结直肠癌、子宫颈癌、胃癌、肝癌、子宫体癌、脑及中枢神经系统肿瘤和食管癌。发病人数在100例以下的癌种有4类,分别是外阴和阴道癌(98例)、间皮瘤(65例)、睾丸癌(61例)、其他男性生殖器官癌(53例)和肾上腺癌(75例)(表4-4)。

表4-4 台州市四县区2004—2018年癌症发病基本信息

肿瘤部位	ICD-10编码	诊断年龄范围(岁)	平均诊断年龄(岁)	男性	女性	合计	排序
口腔和咽喉	C00–C10,C12–C14,C30–C32	14~102	61	1 123	398	1 521	11
鼻咽	C11	3~92	55	956	360	1 316	14
食管	C15	29~97	68	2 249	969	3 218	8
胃	C16	18~97	67	6 614	2 625	9 239	2
小肠	C17	22~94	64	227	571	798	20
结直肠	C18–C20	10~98	65	4 987	3 499	8 486	3
肛门	C21	12~94	65	95	92	187	29
肝	C22	0~101	62	6 422	1 828	8 250	4
胆囊和其他	C23–C24	28~93	69	415	499	914	18
胰腺	C25	4~94	70	896	225	1 121	16
其他消化器官	C26	25~96	71	182	85	267	26
肺	C33–C34	2~111	66	10 901	5 211	16 112	1
其他呼吸和胸腔器官	C37–C39	2~96	66	208	156	364	25
骨	C40–C41	1~94	61	252	182	434	23
皮肤黑色素瘤	C43	6~97	67	142	115	257	27
其他皮肤	C44	3~105	74	621	258	879	19
间皮瘤	C45	23~88	67	39	26	65	38
周围神经,其他结缔组织	C47,C49	0~90	60	122	87	209	28
乳腺	C50	0~94	51	82	6 077	6 159	6
外阴和阴道	C51–C52	23~95	65	–	98	98	36
子宫颈	C53	21~93	50	–	3 796	3 796	7
子宫体和子宫部位不明	C54–C55	20~93	54	–	945	945	17
卵巢	C56	14~86	54	–	770	770	22
其他女性生殖器官	C57	14~90	55	–	174	174	31
阴茎	C60	36~94	68	126	–	126	32
前列腺	C61	10~95	76	1 944	–	1 944	9
睾丸	C62	2~93	51	61	–	61	39
其他男性生殖器官	C63	32~93	69	53	–	53	40
肾	C64	0~95	62	521	268	789	21
肾盂	C65	19~87	66	74	27	101	35
输尿管	C66	37~89	71	75	48	123	33
膀胱	C67	1~95	68	973	189	1 162	15
其他泌尿器官	C68	18~90	72	81	26	107	34
脑及中枢神经系统	C70–C72,D32,D42–D43	0~98	60	931	758	1 689	10
甲状腺	C73	6~112	49	1 619	5 216	6 835	5
肾上腺	C74	0~91	59	34	41	75	37
其他内分泌腺	C75	1~87	51	57	125	182	30
淋巴瘤	C81–C85,C96	1~99	59	921	542	1 463	12
多发性骨髓瘤	C90	9~91	67	246	147	393	24
白血病	C91–C95	0~98	53	784	670	1 454	13
不明及其他恶性肿瘤	C46,C48,C58,C69,C76,C80,C88,C97	0~95	61	279	249	528	
全部癌症		0~112	63	45 312	37 352	82 664	

注:以上所有癌种ICD-10编码;四县区:路桥区、玉环市、仙居县、温岭市

在2004—2008年、2009—2013年和2014—2018年3个时期内，癌症发病人数分别为9 063例、27 357例和46 244例。其中，3个时期内男性和女性的发病人数分别为5 670例和3 393例，15 889例和11 468例，以及23 753例和22 491例。癌症发病人数在2004—2008年至2014—2018年期间呈现增长趋势(表4-5)。

表4-5 台州市四县区癌症发病基本信息(2004—2008年、2009—2013年和2014—2018年)

肿瘤部位	2004—2008年			2009—2013年			2014—2018年		
	合计	男性	女性	合计	男性	女性	合计	男性	女性
口腔和咽喉	122	96	26	539	404	135	860	623	237
鼻咽	153	109	44	478	398	80	685	449	236
食管	713	482	231	1 191	834	357	1 314	933	381
胃	1 763	1 175	588	3 498	2 479	1 019	3 978	2 960	1 018
小肠	92	43	49	259	138	121	447	46	401
结直肠	692	423	269	2 854	1 689	1 165	4 940	2 875	2 065
肛门	12	5	7	94	53	41	81	37	44
肝	1 516	1 181	335	2 941	2 283	658	3 793	2 958	835
胆囊和其他	85	40	45	259	135	124	570	240	330
胰腺	107	82	25	301	286	15	713	528	185
其他消化器官	52	36	16	69	48	21	146	98	48
肺	1 782	1 318	464	5 331	3 798	1 533	8 999	5 785	3 214
其他呼吸和胸腔器官	15	7	8	91	67	24	258	134	124
骨	38	27	11	143	109	34	253	116	137
皮肤黑色素瘤	8	4	4	104	71	33	145	67	78
其他皮肤	58	48	10	273	211	62	548	362	186
间皮瘤	6	2	4	31	22	9	28	15	13
周围神经,其他结缔组织	16	6	10	81	58	23	112	58	54
乳腺	485	9	476	1 814	33	1 781	3 860	40	3 820
外阴和阴道	5	–	5	26	–	26	67	–	67
子宫颈	287	–	287	1 387	–	1 387	2 122	–	2 122
子宫体和子宫部位不明	67	–	67	389	–	389	489	–	489
卵巢	53	–	53	290	–	290	427	–	427
其他女性生殖器官	12	–	12	59	–	59	103	–	103
阴茎	7	7	–	51	51	–	68	68	–
前列腺	99	99	–	541	541	–	1 304	1 304	–
睾丸	5	5	–	25	25	–	31	31	–
其他男性生殖器官	1	1	–	17	17	–	35	35	–
肾	44	34	10	273	183	90	472	304	168
肾盂	2	2	0	40	26	14	59	46	13
输尿管	6	5	1	39	23	16	78	47	31
膀胱	82	57	25	452	413	39	628	503	125
其他泌尿器官	4	2	2	34	29	5	69	50	19
脑及中枢神经系统	127	108	19	479	326	153	1 083	497	586
甲状腺	162	35	127	1 503	340	1 163	5 170	1 244	3 926
肾上腺	1	1	0	40	21	19	34	12	22
其他内分泌腺	13	5	8	92	26	66	77	26	51
淋巴瘤	118	71	47	493	317	176	852	533	319
多发性骨髓瘤	28	23	5	123	76	47	242	147	95
白血病	202	112	90	486	276	210	766	396	370
不明及其他恶性肿瘤	23	10	13	167	83	84	338	186	152
全部癌症	9 063	5 670	3 393	27 357	15 889	11 468	46 244	23 753	22 491

注:四县区:路桥区、玉环市、仙居县、温岭市

在 2009—2013 年期间，诊断年龄在<45、45~60 和>60 岁的患者分别有 3 387 例、8 775 例和 15 195 例。城镇和农村患者分别有 4 770 例和 22 887 例。其中台州市四县区十大癌症在 2009—2013 年期间的发病人数分别为：肺癌 5 331 例、胃癌 3 498 例、结直肠癌 2 854 例、肝癌 2 941 例、甲状腺癌 1 503 例、乳腺癌 1 814 例、食管癌 1 191 例、子宫颈癌 1 387 例、脑及中枢神经系统肿瘤 479 例和前列腺癌 541 例（表 4-6）。

表 4-6 台州市四县区 2009—2013 年癌症发病情况

肿瘤部位	合计	男性	女性	诊断年龄（岁）			区域	
				<45	45~60	>60	城镇	农村
口腔和咽喉	539	404	135	72	182	285	83	456
鼻咽	478	398	80	109	232	137	42	436
食管	1 191	834	357	13	324	854	53	1 138
胃	3 498	2 479	1 019	118	814	2 566	213	3 285
小肠	259	138	121	56	70	133	170	89
结直肠	2 854	1 689	1 165	213	739	1 902	528	2 326
肛门	94	53	41	7	27	60	27	67
肝	2 941	2 283	658	278	967	1 696	366	2 575
胆囊和其他	259	135	124	14	70	175	34	225
胰腺	301	286	15	22	98	181	45	256
其他消化器官	69	48	21	3	15	51	35	34
肺	5 331	3 798	1 533	187	1 337	3 807	877	4 454
其他呼吸和胸腔器官	91	67	24	24	52	15	33	58
骨	143	109	34	36	41	66	54	89
皮肤黑色素瘤	104	71	33	13	27	64	29	75
其他皮肤	273	211	62	27	52	194	80	193
间皮瘤	31	22	9	5	10	16	2	29
周围神经,其他结缔组织	81	58	23	24	31	26	24	57
乳腺	1 814	33	1 781	526	923	365	441	1 373
外阴和阴道	26	–	26	4	8	14	8	18
子宫颈	1 387	–	1 387	382	659	346	287	1 100
子宫体和子宫部位不明	389	–	389	80	189	120	65	324
卵巢	290	–	290	57	132	101	78	212
其他女性生殖器官	59	–	59	9	24	26	13	46
阴茎	51	51	–	5	11	35	13	38
前列腺	541	541	–	6	27	508	101	440
睾丸	25	25	–	9	6	10	5	20
其他男性生殖器官	17	17	–	2	2	13	1	16
肾	273	183	90	29	101	143	29	244
肾盂	40	26	14	6	10	24	6	34
输尿管	39	23	16	1	7	31	4	35
膀胱	452	413	39	18	97	337	30	422
其他泌尿器官	34	29	5	0	2	32	3	31
脑及中枢神经系统	479	326	153	129	192	158	111	368
甲状腺	1 503	340	1 163	526	716	261	350	1 153
肾上腺	40	21	19	6	9	25	8	32
其他内分泌腺	92	26	66	36	30	26	32	60
淋巴瘤	493	317	176	90	150	253	51	442
多发性骨髓瘤	123	76	47	4	35	84	23	100
白血病	486	276	210	170	126	190	74	412
不明及其他恶性肿瘤	167	83	84	44	41	82	42	125
全部癌症	27 357	15 889	11 468	3 387	8 775	15 195	4 470	22 887

注：四县区：路桥区、玉环市、仙居县、温岭市

在2014—2018年期间,诊断年龄在<45、45~60和>60岁的患者分别有5 703例、15 652例和24 889例。城镇和农村患者分别有8 123例和38 121例。其中台州市四县区十大癌症在2014—2018年期间的发病人数分别为:肺癌8 999例、胃癌3 978例、结直肠癌4 940例、肝癌3 793例、甲状腺癌5 170例、乳腺癌3 860例、食管癌1 314例、子宫颈癌2 122例、脑及中枢神经系统肿瘤1 083例和前列腺癌1 304例(表4-7)。

表4-7 台州市四县区2014—2018年癌症发病情况

肿瘤部位	合计	男性	女性	诊断年龄(岁)			区域	
				<45	45~60	>60	城镇	农村
口腔和咽喉	860	623	237	70	297	493	168	692
鼻咽	685	449	236	135	341	209	93	592
食管	1 314	933	381	11	285	1 018	62	1 252
胃	3 978	2 960	1 018	210	916	2 852	342	3 636
小肠	447	46	401	12	58	377	32	415
结直肠	4 940	2 875	2 065	274	1 411	3 255	939	4 001
肛门	81	37	44	12	22	47	13	68
肝	3 793	2 958	835	268	1 554	1 971	526	3 267
胆囊和其他	570	240	330	21	92	457	88	482
胰腺	713	528	185	33	162	518	65	648
其他消化器官	146	98	48	7	33	106	30	116
肺	8 999	5 785	3 214	349	2 283	6 367	1 572	7 427
其他呼吸和胸腔器官	258	134	124	26	87	145	90	168
骨	253	116	137	56	75	122	47	206
皮肤黑色素瘤	145	67	78	17	33	95	35	110
其他皮肤	548	362	186	35	123	390	143	405
间皮瘤	28	15	13	3	3	22	7	21
周围神经,其他结缔组织	112	58	54	24	47	41	26	86
乳腺	3 860	40	3 820	840	2 219	801	780	3 080
外阴和阴道	67	–	67	8	19	40	14	53
子宫颈	2 122	–	2 122	505	952	665	369	1 753
子宫体和子宫部位不明	489	–	489	68	352	69	132	357
卵巢	427	–	427	86	128	213	82	345
其他女性生殖器官	103	–	103	18	44	41	20	83
阴茎	68	68	–	2	14	52	11	57
前列腺	1 304	1 304	–	5	81	1 218	224	1 080
睾丸	31	31	–	14	8	9	7	24
其他男性生殖器官	35	35	–	3	6	26	6	29
肾	472	304	168	34	269	169	69	403
肾盂	59	46	13	2	17	40	16	43
输尿管	78	47	31	0	14	64	19	59
膀胱	628	503	125	29	176	423	144	484
其他泌尿器官	69	50	19	3	13	53	12	57
脑及中枢神经系统	1 083	497	586	199	376	508	148	935
甲状腺	5 170	1 244	3 926	1 715	2 704	751	1 097	4 073
肾上腺	34	12	22	8	14	12	5	29
其他内分泌腺	77	26	51	22	29	26	13	64
淋巴瘤	852	533	319	144	280	428	158	694
多发性骨髓瘤	242	147	95	11	56	175	41	201
白血病	766	396	370	229	198	339	156	610
不明及其他恶性肿瘤	338	186	152	51	78	209	64	274
全部癌症	46 244	23 753	22 491	5 703	15 652	24 889	8 123	38 121

注:四县区:路桥区、玉环市、仙居县、温岭市

3.2 验证周期分析法优于队列法和完全法

3.2.1 全部癌症患者(包括常见、非常见癌种)总体5年相对生存率分析

在2009—2013年期间确诊的全部癌症患者的真实生存率是51.4%。分别采用队列法、完全法和周期分析法估算的总体5年相对生存率分别是36.3%(偏差：-15.1%，标准误：0.7)、43.2%(偏差：-8.2%，标准误：0.5)和48.7%(偏差：-2.7%，标准误：0.3)。按精确度排序，周期分析法>完全法>队列法；按稳健性排序，同样为周期分析法>完全法>队列法，但3种方法的稳健性均在可接受范围之内(表4-8)。

表4-8 基于队列法、完全法和周期分析法的生存率比较(2009—2013年)

病例特征	病例数	观察生存率(%)	队列法 点估计(%)	标准误(%)	偏差值(%)	完全法 点估计(%)	标准误(%)	偏差值(%)	周期分析法 点估计(%)	标准误(%)	偏差值(%)
性别											
男性	15 014	45.2	36.0	0.9	-9.2	40.0	0.7	-5.2	43.2	0.4	**-2.0**
女性	11 463	57.3	44.6	1.1	-12.7	52.2	0.8	-5.1	55.0	0.4	**-2.3**
诊断时年龄(岁)											
<45	3 100	65.0	52.5	1.7	-12.5	60.0	1.1	-5.0	64.9	0.6	**-0.1**
45~54	4 842	62.1	50.4	1.4	-11.7	53.5	1.0	-8.6	59.7	0.6	**-2.4**
55~64	6 647	53.9	43.6	1.3	-10.3	46.6	1.0	-7.3	55.8	0.5	**1.9**
65~74	6 109	46.2	34.0	1.2	-12.2	38.6	1.0	-7.6	48.2	0.8	**2.0**
>74	5 779	41.0	31.9	2.9	-9.1	35.0	2.5	-6.0	39.6	0.8	**-1.4**
区域分布											
城镇	3 960	55.3	45.3	1.8	-10.0	50.7	1.4	-4.6	52.9	0.5	**-2.4**
农村	22 517	49.2	34.7	0.6	-14.5	52.9	0.5	3.7	47.0	0.3	**-2.2**
全部患者	26 477	51.4	36.3	0.7	-15.1	43.2	0.5	-8.2	48.7	0.3	**-2.7**

注：黑体加粗表示偏差绝对值最小

在性别分层分析中，男性和女性患者的真实生存率分别为45.2%和57.3%。采用队列法、完全法和周期分析法估计得到的男性患者生存率分别是36.0%(偏差：-9.2%，标准误：0.9)、40.0%(偏差：-5.2%，标准误：0.7)和43.2%(偏差：-2.0%，标准误：0.4)；女性患者的生存率分别是44.6%(偏差：-12.7%，标准误：1.1)、52.2%(偏差：-5.1%，标准误：0.8)和55.0%(偏差：-2.3%，标准误：0.4)。采用周期分析法估计男性和女性患者的生存率均最接近真实生存率，在精确度上优于完全法和队列法。并且，该方法的估计值标准误均在可接受范围内，表明其稳健性较好。

在诊断年龄分层分析中，诊断年龄<45、45~54、55~64、65~74和>74岁的患者的真实生

存率分别为65.0%、62.1%、53.9%、46.2%和41.0%。采用周期分析法估计各诊断年龄患者的生存率均最接近真实生存率，分别为64.9%（偏差：-0.1%）、59.7%（偏差：-2.4%）、55.8%（偏差：1.9%）、48.2%（偏差：2.0%）和39.6%（偏差：-1.4%）。周期分析法在精确度上优于完全法和队列法。并且，该方法的估计值标准误均在可接受范围内，表明其稳健性较好。

在区域分层分析中，城镇和农村患者的真实生存率分别为55.3%和49.2%。采用周期分析法估计得到的城镇和农村患者的生存率均最接近真实生存率，分别为52.9%（偏差：-2.4%）和47.0%（偏差：-2.2%）。在精确度上，周期分析法最高，完全法居中，队列法最差。并且，周期分析法的估计值标准误均在可接受范围内，表明其稳健性较好。

3.2.2 不同癌种的5年相对生存率分析

分别采用队列法、完全法和周期分析法估算2009—2013年期间确诊患者不同癌种的5年相对生存率。其中，采用周期分析法得到的生存率估计值与真实生存率之间偏差最小的癌症有33种，分别是：食管癌、胃癌、小肠癌、结直肠癌、肛门癌、肝癌、胆囊癌、胰腺癌、其他消化器官癌、肺癌、其他呼吸和胸腔器官癌、骨癌、其他皮肤癌、间皮瘤、周围神经和结缔组织癌、乳腺癌、阴道癌、子宫颈癌、子宫体癌、其他女性生殖器官癌、阴茎癌、前列腺癌、睾丸癌、其他男性生殖器官癌、膀胱癌、其他泌尿器官癌、脑及中枢神经系统肿瘤、甲状腺癌、其他内分泌腺癌、淋巴瘤、多发性骨髓瘤、白血病和其他部位癌（表4-9）。

在2009—2013年期间，采用周期分析法估计不同癌种生存率得到标准误平均值是2.4（可接受范围内）。虽然有4种癌症采用周期分析法得到的生存率估计值标准误超过了可接受范围，但其中有3种癌症的发病人数小于100例，表明周期分析法的稳健性较好。

台州市四县区癌症采用周期分析法得到的生存率估计值与真实生存率之间的偏差均最小。在发病人数小于100例的11类癌症中，采用周期分析法得到的估计值偏差最小的癌症有10种，分别是肛门癌、其他消化器官癌、间皮瘤、阴道癌、其他女性生殖器官癌、阴茎癌、睾丸癌、其他男性生殖器官癌、其他泌尿器官癌和其他内分泌腺癌。

采用完全法得到的生存率估计值与真实生存率之间偏差最小的癌症有4种，分别是：鼻咽癌、皮肤黑色素瘤、卵巢癌、肾上腺癌。采用完全法估算得到的标准误平均值是8.4，超过了可接受范围，表明该方法的稳健性较差。

采用队列法得到的生存率估计值与真实生存率之间偏差最小的癌症有2种，分别是：口腔和咽喉癌及肾癌。采用队列法估算得到的标准误平均值是10.5，超过了可接受范围，表明该方法的稳健性较差。

表4-9 不同癌种生存率及不同方法比较(2009—2013年)

肿瘤部位	病例数	观察生存率(%)	队列法 点估计(%)	队列法 标准误	队列法 偏差值(%)	完全法 点估计(%)	完全法 标准误	完全法 偏差值(%)	周期分析法 点估计(%)	周期分析法 标准误	周期分析法 偏差值(%)
口腔和咽喉	548	71.4	69.1	6.1	**-2.3**	67.4	3.9	-4.0	67.7	1.2	-3.7
鼻咽	578	63.7	59.3	2.9	-4.4	62.4	4.1	**-1.3**	62.3	1.1	-1.4
食管	1 221	42.2	24.0	2.4	-18.2	31.8	2.1	-10.4	36.8	1.1	**-5.4**
胃	3 884	46.2	35.5	1.6	-10.7	36.4	1.3	-9.8	42.2	0.6	**-4.0**
小肠	139	54.9	42.9	10.9	-12.0	44.1	8.0	-10.8	49.8	3.0	**-5.1**
结直肠	1 417	78.6	68.5	4.2	-10.1	74.2	2.6	-4.4	76.2	0.8	**-2.4**
肛门	94	72.5	94.7	17.5	22.2	65.1	11.7	-7.4	76.1	2.9	**3.6**
肝	2 974	23.9	5.1	1.1	-18.8	9.4	1.0	-14.5	16.4	0.7	**-7.5**
胆囊	233	22.8	-0.6	5.2	-23.4	1.9	4.4	-20.9	13.9	2.7	**-8.9**
胰腺	511	13.8	10.5	1.7	-3.3	12.5	3.0	-1.3	12.6	5.1	**-1.2**
其他消化器官	84	73.8	20.3	7.9	-53.5	43.8	8.0	-30.0	63.0	3.6	**-10.8**
肺	5 311	31.0	12.0	1.3	-19.0	17.2	1.1	-13.8	25.6	0.5	**-5.4**
其他呼吸和胸腔器官	169	56.3	94.4	14.1	38.1	68.2	7.1	11.9	52.3	2.6	**-4.0**
骨	165	42.6	21.4	9.4	-21.2	29.1	7.0	-13.5	37.9	2.7	**-4.7**
皮肤黑色素瘤	128	93.6	79.4	24.7	-14.2	95.9	16.7	**2.3**	88.2	2.2	-5.4
其他皮肤	421	93.7	81.4	13.2	-12.3	85.2	9.3	-8.5	88.5	1.1	**-5.2**
间皮瘤	31	32.0	89.0	28.6	57.0	43.3	15.7	11.3	35.9	7.4	**3.9**
结缔和软组织	153	59.1	60.3	13.2	1.2	64.5	8.0	5.4	59.1	2.7	**0.0**
乳房	1 973	89.4	77.7	2.3	-11.7	84.5	1.4	-4.9	89.8	0.3	**0.4**
阴道	23	96.5	80.9	45.4	-15.6	75.4	18.8	-21.1	92.6	6.4	**-3.9**
子宫颈	1 116	81.3	45.0	4.0	-36.3	68.0	2.6	-13.3	77.5	0.5	**-3.8**
子宫体,子宫部位不明	287	88.6	79.4	8.4	-9.2	85.9	3.6	-2.7	89.6	1.0	**1.0**
卵巢	280	56.3	51.9	8.0	-4.4	55.6	4.6	**-0.7**	55.4	1.6	-0.9
其他女性生殖器官	69	51.3	60.3	16.0	9.0	66.8	8.3	15.5	47.4	3.2	**-3.9**
阴茎	51	93.4	86.3	42.0	-7.1	85.7	26.4	-7.7	88.1	3.2	**-5.3**
前列腺	541	93.0	80.3	11.1	-12.7	85.9	6.9	-7.1	88.8	0.8	**-4.2**
睾丸	24	94.0	23.3	29.7	-70.7	85.1	40.1	-8.9	88.1	4.0	**-5.9**
其他男性生殖器官	17	93.0	80.1	0.0	-12.9	85.5	18.4	-7.5	94.2	6.9	**1.2**
肾	276	90.5	93.2	9.5	**2.7**	83.1	5.8	-7.4	86.8	1.6	-3.7
膀胱	501	93.1	82.5	8.4	-10.6	98.1	5.6	5.0	88.5	1.1	**-4.6**
其他泌尿器官	34	93.5	80.9	0.0	-12.6	85.4	15.4	-8.1	92.3	4.8	**-1.2**
脑及中枢神经系统	603	71.5	46.9	4.6	-24.6	60.2	3.1	-11.3	67.4	1.3	**-4.1**
甲状腺	1 562	99.0	94.1	2.7	-4.9	97.5	1.4	-1.5	98.9	0.2	**-0.1**
肾上腺	39	69.2	80.4	0.0	11.2	76.7	17.3	**7.5**	80.6	4.7	11.4
其他内分泌腺	89	90.1	93.7	12.3	3.6	81.5	9.6	-8.6	89.6	1.8	**-0.5**
淋巴瘤	261	58.9	45.3	8.1	-13.6	52.3	5.4	-6.6	53.9	1.8	**-5.0**
多发性骨髓瘤	119	40.0	16.9	10.7	-23.1	29.7	8.0	-10.3	38.9	2.9	**-1.1**
白血病	343	38.4	9.0	3.6	-29.4	15.5	3.2	-22.9	27.7	1.9	**-10.7**
其他部位	208	59.8	67.0	15.6	7.2	50.2	7.1	-9.6	55.5	2.2	**-4.3**

注:黑体加粗表示偏差绝对值最小

3.2.3 按照性别分层的十大癌症 5 年相对生存率分析

(1) 男性十大癌症生存率分析

在 2009—2013 年期间,台州市四县区男性十大癌症中,采用周期分析法得到的生存率估计值与真实生存率之间偏差最小的癌症有 8 种,分别是:肺癌、胃癌、肝癌、结直肠癌、食管癌、前列腺癌、甲状腺癌和膀胱癌。采用周期分析法估算男性十大癌症的生存率与真实生存率之间的偏差平均值是-3.0%,绝对值范围是 0.5%~5.8%。生存率估计值的标准误平均值是 0.9(可接受范围内),表明周期分析法的稳健性较好(表 4-10)。

表4-10 男性十大癌症 5 年相对生存率估计方法的比较(2009—2013 年)

肿瘤部位	真实生存率(%)	队列法			完全法			周期分析法		
		估计值(%)	标准误	偏差(%)	估计值(%)	标准误	偏差(%)	估计值(%)	标准误	偏差(%)
肺	30.1	11.5	2.4	-18.6	15.4	1.5	-14.7	24.3	0.7	**-5.8**
胃	46.8	28.2	2.3	-18.6	39.2	1.6	-7.6	46.3	0.6	**-0.5**
肝	22.6	5.8	2.8	-16.8	10.4	1.2	-12.2	17.9	0.7	**-4.7**
结直肠	79.8	61.2	3.3	-18.6	71.8	2.5	-8.0	78.2	0.6	**-1.6**
食管	40.7	25.8	3.1	-14.9	31.2	2.8	-9.5	36.4	1.3	**-4.3**
前列腺	72.6	58.9	12.1	-13.7	65.4	6.3	-7.2	67.5	0.8	**-5.1**
甲状腺	92.6	83.4	4.4	-9.2	97.9	7.6	5.3	88.1	0.5	**-4.5**
口腔和咽喉	68.4	65.2	6.4	-3.2	67.1	6.4	**-1.3**	64.8	1.3	-3.6
膀胱	91.4	78.8	10.6	-12.6	99.2	6.2	7.8	88.5	1.4	**-2.9**
鼻咽	58.7	61.8	5.3	3.1	57.1	3.2	**-1.6**	61.7	1.1	3.0

注:黑体加粗表示偏差绝对值最小

在 2009—2013 年期间,台州市四县区男性十大癌症中,采用完全法得到的生存率估计值与真实生存率之间偏差最小的癌症有 2 种,分别是鼻咽癌、口腔和咽喉癌。采用完全法估算男性十大癌症的生存率与真实生存率之间的偏差平均值是-4.9%,绝对值范围是 1.3%~14.7%。生存率估计值的标准误平均值是 3.9(可接受范围内),表明完全法的稳健性较好。

在 2009—2013 年期间,台州市四县区男性十大癌症中,没有癌症采用队列法估计得到的生存率与真实生存率之间的偏差最小。采用队列法估算男性十大癌症的生存率与真实生存率之间的偏差平均值是-12.3%,绝对值范围 3.1%~18.6%。生存率估计值的标准误平均值是 5.3(超过可接受范围),表明队列法的稳健性较差。

(2) 女性十大癌症生存率分析

在 2009—2013 年期间,台州市四县区女性十大癌症均为采用周期分析法得到的生存率估计值与真实生存率之间的偏差最小。偏差平均值是-1.2%，绝对值范围是0.7%~18.8%。生存率估计值的标准误平均值是0.9(可接受范围内)，表明周期分析法的稳健性较好(表4-11)。

在2009—2013年期间,采用完全法估算得到的女性十大癌症生存率与真实生存率之间的偏差平均值是-7.5%,绝对值范围是1.3%~17.0%。生存率估计值的标准误平均值是2.6,表明完全法的稳健性较好。

在2009—2013年期间,采用队列法估算得到的女性十大癌症生存率与真实生存率之间的偏差平均值是-17.6%，绝对值范围是1.0%~36.0%。生存率估计值的标准误平均值是5.2(超过可接受范围)，表明队列法的稳健性较差。

表4-11 女性十大癌症5年相对生存率估计方法的比较(2009—2013年)

肿瘤部位	真实生存率(%)	队列法			完全法			周期分析法		
		估计值(%)	标准误	偏差(%)	估计值(%)	标准误	偏差(%)	估计值(%)	标准误	偏差(%)
乳腺	88.5	77.3	4.1	-11.2	84.2	1.4	-4.3	90.0	0.2	**1.5**
甲状腺	97.2	93.2	5.7	-4.0	95.9	1.5	-1.3	98.2	0.5	**1.0**
肺	37.8	15.8	3.5	-22.0	20.8	2.4	-17.0	36.3	0.8	**-1.5**
结直肠	74.1	59.7	4.2	-14.4	71.1	2.7	-3.0	74.8	0.7	**0.7**
子宫颈	80.3	44.3	3.6	-36.0	67.7	2.8	-12.6	78.2	0.5	**-2.1**
胃	50.8	28.6	4.6	-22.2	40.8	2.1	-10.0	49.9	1.1	**-0.9**
肝	3.6	2.6	6.2	**-1.0**	7.0	2.2	3.4	22.4	1.4	18.8
子宫体,子宫部位不明	86.9	58.9	5.9	-28.0	77.8	3.1	-9.1	85.6	0.9	**-1.3**
脑及中枢神经系统	81.3	68.4	5.6	-12.9	74.1	3.7	-7.2	80.1	1.2	**-1.2**
食管	47.2	22.6	8.1	-24.6	33.1	3.6	-14.1	44.6	1.5	**-2.6**

注:黑体加粗表示偏差绝对值最小

3.2.4 按照诊断年龄分层的十大癌症5年相对生存率分析

在诊断年龄<45岁患者中，采用周期分析法估算十大癌症生存率得到的估计值与真实生存率之间偏差最小的癌症有10种,分别是肺癌、胃癌、结直肠癌、肝癌、甲状腺癌、乳腺癌、食管癌、子宫颈癌、脑及中枢神经系统肿瘤和前列腺癌。偏差平均值是-1.3%,绝对值范围是0~5.3%。生存率估计值的标准误平均值是2.2,表明周期分析法的稳健性较好(表4-12)。

在诊断年龄<45岁患者中，十大癌症采用完全法没有得到生存率估计值与真实生存率之间偏差最小的癌症。偏差平均值是-1.1%,绝对值范围是0.4%~22.1%。生存率估计值的标准误平均值是3.9,表明完全法的稳健性较好。

在诊断年龄<45岁患者中，十大癌症中无癌种采用队列法得到的生存率估计值与真实生存率之间偏差最小。偏差平均值是-12.7%,绝对值范围是3.6%~33.6%。生存率估计值的标

表4-12 十大癌症不同诊断年龄真实生存率及其估计值比较(2009—2013年)

诊断年龄(岁)	肿瘤部位	真实生存率(%)	队列法			完全法			周期分析法		
			估计值(%)	标准误	偏差(%)	估计值(%)	标准误	偏差(%)	估计值(%)	标准误	偏差(%)
<45											
	肺	33.5	1.8	3.9	-31.7	26.1	3.4	-7.4	32.0	2.1	**-1.5**
	胃	51.8	28.6	5.2	-23.2	44.8	3.2	-7.0	47.9	2.1	**-3.9**
	结直肠	61.2	49.6	6.3	-11.6	58.9	3.0	-2.3	59.5	1.4	**-1.7**
	肝	24.3	12.4	3.5	-11.9	19.6	2.1	-4.7	21.8	1.8	**-2.5**
	甲状腺	98.8	95.2	2.6	-3.6	99.2	0.5	0.4	99.0	0.4	**0.2**
	乳腺	88.5	77.4	3.3	-11.1	87.4	1.3	-1.1	88.5	0.4	**0.0**
	食管	77.0	50.3	14.6	-26.7	72.8	8.3	-4.2	71.7	6.2	**-5.3**
	子宫颈	87.1	61.0	6.3	-26.1	85.2	1.7	-1.9	86.4	0.6	**-0.7**
	脑及中枢神经系统	65.2	50.3	5.9	-14.9	59.9	3.4	-5.3	62.2	1.9	**-3.0**
	前列腺	63.4	97.0	14.3	33.6	85.5	12.0	22.1	68.7	5.1	**5.3**
45~60											
	肺	31.8	15.2	2.3	-16.6	21.4	1.6	-16.6	30.7	0.5	**-1.1**
	胃	56.6	43.0	3.4	-13.6	48.3	1.9	-13.6	55.4	0.9	**-1.2**
	结直肠	67.4	61.7	4.2	-5.7	64.6	2.2	-5.7	67.8	0.7	**0.4**
	肝	22.5	6.1	1.8	-16.4	11.9	1.6	-16.4	18.6	1.5	**-3.9**
	甲状腺	98.6	93.9	4.1	-4.7	95.8	1.7	-4.7	98.1	0.1	**-0.5**
	乳腺	86.7	77.9	3.2	-8.8	84.7	1.5	-8.8	87.7	0.6	**1.0**
	食管	35.4	32.0	4.2	-3.4	32.9	3.8	-3.4	35.6	1.9	**0.2**
	子宫颈	81.6	49.6	6.3	-32	71.2	2.9	-32	78.7	0.3	**-2.9**
	脑及中枢神经系统	66.1	56.8	8.0	-9.3	62.1	4.1	-9.3	66.9	1.6	**0.8**
	前列腺	64.7	96.4	19.4	31.7	74.5	11.3	31.7	76.9	7.8	**12.2**
>60											
	肺	21.5	6.5	3.2	-15.0	11.4	0.9	-10.1	18.7	0.6	**-2.8**
	胃	40.9	23.7	2.6	-17.2	31.1	1.1	-9.8	39.5	0.6	**-1.4**
	结直肠	69.5	49.4	3.4	-20.1	60.8	1.9	-8.7	67.3	0.6	**-2.2**
	肝	18.2	-0.1	1.3	-18.3	4.4	1.3	-13.8	13.3	0.9	**-4.9**
	甲状腺	93.2	87.1	10.1	-6.1	90.1	5.2	-3.1	95.3	0.8	**2.1**
	乳腺	94.9	78.8	6.4	-16.1	92.2	3.3	-2.7	95.9	0.7	**1.0**
	食管	32.2	14.4	2.3	-17.8	20.9	1.8	-11.3	29.6	1.1	**-2.6**
	子宫颈	74.2	21.3	6.8	-52.9	52.3	4.8	-21.9	65.5	1.4	**-8.7**
	脑及中枢神经系统	71.5	40.9	7.2	-30.6	56.8	4.4	-14.7	72.9	1.6	**1.4**
	前列腺	76.6	81.1	7.6	4.5	74.5	4.0	-2.1	82.1	0.8	**5.5**

注:黑体加粗表示偏差绝对值最小

准误平均值是 6.6(超过可接受范围),表明队列法的稳健性较差。

在诊断年龄 45~60 岁患者中,十大癌症采用周期分析法得到的生存率估计值与真实生存率之间偏差最小的癌症有 10 种,分别是肺癌、胃癌、结直肠癌、肝癌、甲状腺癌、乳腺癌、食管癌、子宫颈癌、脑及中枢神经系统肿瘤和前列腺癌。偏差平均值是 0.5%,绝对值范围是 0.2%~12.2%。生存率估计值的标准误平均值是 1.6,表明周期分析法的稳健性较好。

在诊断年龄 45~60 岁患者中,十大癌症中无癌种采用完全法得到的生存率估计值与真实生存率之间偏差最小。偏差平均值是-7.9%,绝对值范围是 3.4%~31.7%。生存率估计值的标准误平均值是 3.3,表明完全法的稳健性较好。

在诊断年龄 45~60 岁患者中,采用队列法估算十大癌症生存率得到的估计值与真实生存率之间的偏差平均值是-7.9%,绝对值范围 3.4%~31.7%。生存率估计值的标准误平均值是 5.7(超过可接受范围),表明队列法的稳健性较差。

在诊断年龄>60 岁患者中,十大癌症中采用周期分析法得到的生存率估计值与真实生存率之间偏差最小的癌症有 10 种,分别是肺癌、胃癌、结直肠癌、肝癌、甲状腺癌、乳腺癌、食管癌、子宫颈癌、脑及中枢神经系统肿瘤和前列腺癌。偏差平均值是-1.3%,绝对值范围是 1.0%~8.7%。生存率估计值的标准误平均值是 0.9,表明周期分析法的稳健性较好。

在诊断年龄>60 岁患者中,十大癌症中没有癌症采用完全法得到的生存率估计值与真实生存率之间偏差最小。偏差平均值是-9.8%,绝对值范围是 2.1%~21.9%。生存率估计值的标准误平均值是 2.9,表明完全法的稳健性较好。

在诊断年龄>60 岁患者中,采用队列法估算十大癌症生存率得到的估计值与真实生存率之间的偏差平均值是-19.0%,绝对值范围是 4.5%~52.9%。生存率估计值标准误平均值是 5.1(超过可接受范围),表明队列法的稳健性较差。

3.2.5 按照区域分层的十大癌症 5 年相对生存率分析

(1)城镇十大癌症生存率分析

在十大癌症中,采用周期分析法得到的城镇患者生存率估计值与真实生存率之间偏差最小的癌症有 8 种,分别是肺癌、胃癌、结直肠癌、肝癌、甲状腺癌、乳腺癌、子宫颈癌和前列腺癌。偏差平均值是-4.2%,绝对值范围是 1.5%~17.7%。生存率估计值的标准误平均值是 3.1,表明周期分析法的稳健性较好(表 4-13)。

采用完全法得到的生存率估计值与真实生存率之间偏差最小的癌症有 1 种,是脑及中枢神经系统肿瘤。偏差平均值是-4.2%,绝对值范围是 0.5%~17.5%。生存率估计值的标准误

表4-13　城镇十大癌症患者5年相对生存率估计方法比较（2009—2013年）

肿瘤部位	真实生存率(%)	队列法			完全法			周期分析法		
		估计值(%)	标准误	偏差(%)	估计值(%)	标准误	偏差(%)	估计值(%)	标准误	偏差(%)
肺	42.6	28.0	8.8	-14.6	38.5	1.5	-4.1	40.2	4.3	**-2.4**
胃	68.3	80.2	8.1	11.9	67.7	6.5	-0.6	66.1	2.2	**-2.2**
结直肠	87.2	80.2	5.8	-7.0	86.7	5.2	-0.5	84.3	1.9	**-2.9**
肝	31.4	19.1	14.2	-12.3	22.3	2.4	-9.1	24.4	5.4	**-7.0**
甲状腺	99.5	80.2	10.1	-19.3	95.7	1.8	-3.8	95.9	3.7	**-3.6**
乳腺	93.3	80.6	1.1	-12.7	96.3	2.1	3.0	95.7	0.8	**2.4**
食管	69.1	78.3	16.1	**9.2**	51.6	18.7	-17.5	51.4	3.3	-17.7
子宫颈	84.4	80.2	8.3	-3.9	86.4	4.4	2.0	85.9	0.9	**1.5**
脑及中枢神经系统	54.5	80.2	5.7	25.7	51.4	7.1	**-3.1**	48.7	5.1	-5.8
前列腺	83.2	70.3	7.8	-12.9	75.4	134.4	-7.8	78.7	3.7	**-4.5**

注：黑体加粗表示偏差绝对值最小

平均值是18.4（超过可接受范围），表明完全法的稳健性较差。

采用队列法得到的生存率估计值与真实生存率之间偏差最小的癌症仅有食管癌。偏差平均值是-3.6%，绝对值范围是3.9%~25.7%。生存率估计值的标准误平均值是8.6（超过可接受范围），表明队列法的稳健性较差。

（2）农村十大癌症生存率分析

在十大癌症中，采用周期分析法估算得到的农村患者生存率估计值均最接近真实生存率。偏差平均值是-3.6%，绝对值范围是0.8%~7.7%。生存率估计值的标准误平均值是0.7，表明周期分析法的稳健性较好（表4-14）。

采用完全法估算十大癌症生存率得到的估计值与真实生存率之间的偏差平均值是-8.2%，绝对值范围是0.7%~17.4%。生存率估计值的标准误平均值是2.4，表明完全法的稳健性较好。

采用队列法估算十大癌症生存率得到的估计值与真实生存率之间的偏差平均值是-19.4%，绝对值范围是4.8%~42.6%。生存率估计值的标准误平均值是3.3，表明队列法的稳健性较好。

本小节主要基于台州市四县区肿瘤登记机构记载的癌症数据，选取2009—2013年期间确诊的患者，首先分别采用队列法、完全法和周期分析法估计癌症患者的总体5年相对生存率，然后按照癌种、性别、诊断年龄和区域进一步分层分析，主要得到了以下结论：

①在估计全部癌症患者的总体5年相对生存率中，从精确度而言，周期分析法优于完全

表4-14 农村十大癌症患者5年相对生存率估计方法的比较(2009—2013年)

肿瘤部位	真实生存率(%)	队列法			完全法			周期分析法		
		估计值(%)	标准误	偏差(%)	估计值(%)	标准误	偏差(%)	估计值(%)	标准误	偏差(%)
肺	27.8	10.1	1.3	-17.7	14.6	1.1	-13.2	22.5	0.6	**-5.3**
胃	54.8	34.2	1.6	-20.6	45.4	1.3	-9.4	51.0	0.6	**-3.8**
结直肠	76.6	55.5	3.1	-21.1	68.8	1.9	-7.8	73.8	0.3	**-2.8**
肝	22.3	4.2	1.1	-18.1	8.2	1.3	-14.1	14.6	0.9	**-7.7**
甲状腺	97.2	92.4	3.2	-4.8	97.9	1.5	0.7	98.7	0.2	**1.5**
乳腺	87.1	74.1	2.6	-13.0	81.7	1.4	-5.4	87.9	0.4	**0.8**
食管	41.4	23.7	2.2	-17.7	31.3	2.1	-10.1	35.8	1.3	**-5.6**
子宫颈	81.6	39.0	4.2	-42.6	64.2	2.9	-17.4	76.1	0.3	**-5.5**
脑及中枢神经系统	75.4	49.9	4.4	-25.5	63.4	3.2	-12.0	71.9	1.2	**-3.5**
前列腺	68.2	55.3	9.7	-12.9	75.4	7.3	7.2	63.9	1.1	**-4.3**

注:黑体加粗表示偏差绝对值最小

法(居中)和队列法(最差)。从稳健性而言,周期分析法和完全法较好,队列法较差。

②在估计不同癌种患者的5年相对生存率中,周期分析法得到的结果同队列法和完全法相比,偏差最小的癌种数量最多。从精确度而言,周期分析法优于完全法(居中)和队列法(最差)。从稳健性而言,周期分析法和完全法较好,队列法较差。

③按性别、诊断年龄和区域进一步分层分析,同样发现:周期分析法的精确度优于完全法(居中)和队列法(最差);周期分析法和完全法的稳健性较好,队列法较差。

综上,采用周期分析法评估癌症患者的5年相对生存率精确度优于完全法和队列法。同时,周期分析法估计得到的生存率估计值最接近真实生存率的癌种数量明显多于队列法和完全法,进一步表明周期分析法也适用于我国基于肿瘤登记数据评估患者的长期生存。

3.3 周期分析法报道2014—2018年患者的生存率

在上一节,我们验证了周期分析法在精确度上优于完全法和队列法。在本节,我们将基于周期分析法报道数据库中最新时期(2014—2018年)确诊的癌症患者的5年相对生存率。

3.3.1 全部癌症(包括常见、非常见癌种)总体5年相对生存率

在2014—2018年期间确诊的癌症患者总体5年相对生存率是58.2%。其中,女性患者的生存率高于男性患者,分别是61.6%和52.6%。诊断年龄在<45、45~54、55~64、65~74和>74岁的患者的生存率分别是68.3%、65.5%、51.3%、46.7%和41.0%,显示明显的年龄梯度。城镇患者的生存率高于农村患者,分别是61.4%和54.4%(表4-15)。

表4-15　全部癌症总体5年相对生存率（2014—2018年）

病例特征	病例数	5年相对生存率	
		估计值(%)	标准误
性别			
男性	23 753	52.6	0.4
女性	22 491	61.6	0.3
诊断年龄(岁)			
<45	5 703	68.3	0.3
45~54	9 814	65.5	0.3
55~64	10 862	51.3	0.3
65~74	9 981	46.7	0.4
>74	9 864	41.0	0.5
区域分布			
城镇	8 123	61.4	0.7
农村	38 121	54.4	0.2
全部患者	46 224	58.2	0.1

3.3.2　不同癌种的5年相对生存率

基于周期分析法估算2014—2018年期间确诊的全部癌症患者的5年相对生存率，结果见表16。在2014—2018年期间，台州市四县区十大癌症患者的生存率分别是：肺癌40.2%、胃癌58.1%、结直肠癌78.8%、肝癌32.4%、甲状腺癌87.7%、乳腺癌88.8%、食管癌47.3%、子宫颈癌90.9%、脑及中枢神经系统肿瘤82.5%和前列腺癌83.6%。

在2014—2018年期间，台州市四县区发病人数在100例以下的癌症患者的生存率分别是：肛门癌84.5%、间皮瘤38.7%、外阴和阴道癌90.9%、阴茎癌90.4%、睾丸癌89.0%、其他男性生殖器官癌70.9%、肾盂癌63.1%、输尿管癌59.8%、其他泌尿器官癌83.6%、肾上腺癌72.9%、其他内分泌腺癌88.5%。

3.3.3　按照性别分层的不同癌种5年相对生存率

在2014—2018年期间，台州市四县区男性十大癌症患者的5年相对生存率分别是：肺癌31.5%、胃癌56.7%、肝癌29.3%、甲状腺癌79.4%、结直肠癌74.9%、食管癌43.1%、前列腺癌83.6%、口腔和咽喉癌62.7%及鼻咽癌69.1%。女性十大癌症患者的5年相对生存率分别是：乳腺癌90.5%、甲状腺癌91.2%、肺癌56.2%、结直肠癌86.1%、子宫颈癌90.9%、胃癌63.5%、肝癌36.1%、脑及中枢神经系统肿瘤90.4%和食管癌51.2%（表4-16）。

表4-16　2014—2018年确诊癌症患者的5年相对生存率

肿瘤部位	合计			男性			女性		
	例数	估计值(%)	标准误	例数	估计值(%)	标准误	例数	估计值(%)	标准误
口腔和咽喉	860	69.2	1.2	623	62.7	1.4	237	84.6	2.1
鼻咽	685	72.9	1.1	449	69.1	1.2	236	78.2	1.8
食管	1 314	47.3	0.8	933	43.1	1.1	381	51.2	1.2
胃	3 978	58.1	0.6	2 960	56.7	0.8	1 018	63.5	1.4
小肠	447	60.1	2.7	46	57.3	3.8	401	64.9	4.4
结直肠	4 940	78.8	0.7	2 875	74.9	0.4	2 065	86.1	0.6
肛门	81	84.5	3.2	37	86.3	3.6	44	75.2	5.9
肝	3 793	32.4	0.7	2 958	29.3	0.9	835	36.1	1.3
胆囊和其他	570	29.1	2.7	240	24.3	3.8	330	30.2	2.9
胰腺	713	18.9	1.9	528	14.7	2.3	185	23.3	3.2
其他消化器官	146	79.1	3.4	98	72.5	4.0	48	87.3	5.8
肺	8 999	40.2	0.5	5 785	31.5	0.7	3 214	56.2	0.8
其他呼吸和胸腔器官	258	46.4	2.4	134	38.6	3.0	124	58.1	3.8
骨	253	46.6	2.9	116	40.8	4.0	137	51.0	4.2
皮肤黑色素瘤	145	88.9	4.5	67	88.7	3.7	78	90.6	3.0
其他皮肤	548	90.7	0.9	362	83.7	1.3	186	91.9	1.3
间皮瘤	28	38.7	10.2	15	29.7	11.0	13	40.2	9.4
周围神经,其他结缔组织	112	69.6	3.0	58	55.6	4.6	54	78.9	3.4
乳腺	3 860	88.8	0.5	40	83.7	1.9	3 820	90.5	0.2
外阴和阴道	67	90.9	4.1	–	–	–	67	90.9	4.1
子宫颈	2 122	90.9	1.2	–	–	–	2 122	90.9	1.2
子宫体和子宫部位不明	489	88.4	0.7	–	–	–	489	88.4	0.7
卵巢	427	69.2	1.8	–	–	–	427	69.2	1.8
其他女性生殖器官	103	61.8	3.1	–	–	–	103	61.8	3.1
阴茎	68	90.4	4.6	68	90.4	4.6	–	–	–
前列腺	1 304	83.6	0.6	1 304	83.6	0.6	–	–	–
睾丸	31	89.0	4.5	31	89.0	4.5	–	–	–
其他男性生殖器官	35	70.9	7.9	35	70.9	7.9	–	–	–
肾	472	88.5	1.6	304	80.6	2.0	168	90.1	2.7
肾盂	59	63.1	4.6	46	67.2	4.8	13	59.4	12.2
输尿管	78	59.8	5.1	47	53.2	6.2	31	72.4	8.8
膀胱	628	89.5	1.2	503	82.7	1.2	125	91.5	3.3
其他泌尿器官	69	83.6	4.8	50	91.2	5.3	19	41.6	11.6
脑及中枢神经系统	1 083	82.5	1.1	497	64.4	1.8	586	90.4	1.2
甲状腺	5 170	87.7	0.5	1 244	79.4	0.3	3 926	91.2	0.2
肾上腺	34	72.9	6.2	12	61.4	10.6	22	78.1	6.9
其他内分泌腺	77	88.5	4.8	26	80.3	3.6	51	90.5	3.0
淋巴瘤	852	61.2	1.3	533	56.8	1.7	319	63.5	2.0
多发性骨髓瘤	242	48.1	2.5	147	39.2	3.5	95	59.6	3.4
白血病	766	50.3	1.6	396	49.4	2.1	370	51.9	2.6
不明及其他恶性肿瘤	338	66.0	2.3	186	54.8	3.4	152	75.7	2.7

3.3.4 按照诊断年龄分层的不同癌种5年相对生存率

在诊断年龄<45岁的患者中，台州市四县区十大癌症患者的5年相对生存率分别是：肺癌40.8%、胃癌66.2%、结直肠癌84.1%、肝癌38.2%、甲状腺癌94.9%、乳腺癌94.8%、食管癌64.2%、子宫颈癌95.6%、脑及中枢神经系统肿瘤90.4%和前列腺癌84.2%(表4-17)。

在诊断年龄45~60岁的患者中，十大癌症患者的5年相对生存率分别是：肺癌44.1%、胃癌61.3%、结直肠癌74.8%、肝癌32.0%、甲状腺癌88.6%、乳腺癌90.2%、食管癌43.3%、子宫颈癌89.9%、脑及中枢神经系统肿瘤75.0%和前列腺癌80.1%。

在诊断年龄>60岁的患者中，十大癌症患者的5年相对生存率分别是：肺癌35.2%、胃癌55.7%、结直肠癌66.5%、肝癌29.5%、甲状腺癌84.9%、乳腺癌85.1%、食管癌40.0%、子宫颈癌88.6%、脑及中枢神经系统肿瘤72.6%和前列腺癌75.6%。

3.3.5 按照地区分层的不同癌种5年相对生存率

在城镇地区，台州市四县区十大癌症患者的5年相对生存率分别是：肺癌52.3%、胃癌60.9%、结直肠癌83.9%、肝癌36.8%、甲状腺癌93.2%、乳腺癌91.9%、食管癌53.4%、子宫颈癌92.9%、脑及中枢神经系统肿瘤84.3%和前列腺癌88.4%(表4-18)。

在农村地区，十大癌症患者的5年相对生存率分别是：肺癌40.9%、胃癌56.3%、结直肠癌75.8%、肝癌29.3%、甲状腺癌86.1%、乳腺癌86.7%、食管癌45.1%、子宫颈癌88.6%、脑及中枢神经系统肿瘤79.7%和前列腺癌81.8%。

3.4 基于模型的周期分析法预测未来5年相对生存率

3.4.1 预测全部癌症(包括常见、非常见癌种)总体5年相对生存率

基于模型的周期分析法预测2019—2023年台州市四县区癌症患者的总体5年相对生存率是66.3%。其中，男性患者的5年相对生存率是58.2%，女性患者的5年相对生存率是71.5%。诊断年龄在<45、45~54、55~64、65~74和>74岁的患者的5年相对生存率分别是88.1%、82.3%、70.1%、62.5%和51.4%。城镇和农村患者的5年相对生存率分别是68.5%和58.9%。

3.4.2 基于模型的周期分析法预测十大癌症生存率

基于模型的周期分析法预测2019—2023年台州市四县区十大癌症的5年相对生存率分别是：肺癌52.7%、胃癌64.8%、结直肠癌85.9%、肝癌41.4%、甲状腺癌91.4%、乳腺癌91.5%、食管癌59.3%、子宫颈癌94.2%、脑及中枢神经系统肿瘤90.2%和前列腺癌89.5%(表4-19)。

表4-17 2014—2018年确诊癌症患者(不同年龄段)的5年相对生存率

肿瘤部位	<45岁			45~60岁			>60岁		
	例数	估计值(%)	标准误	例数	估计值(%)	标准误	例数	估计值(%)	标准误
口腔和咽喉	70	76.8	3.7	297	71.7	1.8	493	65.9	1.7
鼻咽	135	81.2	1.8	341	74.5	1.3	209	68.1	2.0
食管	11.0	64.2	2.3	285	43.3	2.5	1 018	40.0	1.4
胃	210	66.2	3.4	916	61.3	1.1	2 852	55.7	0.8
小肠	12	88.1	11.0	58	64.1	6.4	377	52.3	3.9
结直肠	274	84.1	1.4	1 411	74.8	0.7	3 255	66.5	0.6
肛门	12	95.5	8.8	22	66.2	7.8	47	61.0	5.1
肝	268	38.2	2.4	1 554	32.0	1.3	1 971	29.5	1.1
胆囊和其他	21	36.3	9.2	92	23.9	4.8	457	20.9	2.6
胰腺	33	26.1	7.2	162	17.4	4.0	518	14.4	2.2
其他消化器官	7	89.5	13.5	33	84.2	5.7	106	61.6	4.1
肺	349	40.8	1.6	2 283	44.1	0.9	6 367	35.2	0.6
其他呼吸和胸腔器官	26	57.9	7.5	87	60.2	4.4	145	38.2	2.9
骨	56	58.9	4.2	75	45.8	5.0	122	41.5	4.5
皮肤黑色素瘤	17	79.8	8.2	33	74.0	5.9	95	70.6	2.8
其他皮肤	35	90.7	7.2	123	78.7	1.8	390	74.5	1.2
间皮瘤	3	22.2	24.5	3	19.7	22.3	22	43.3	12.1
周围神经,其他结缔组织	24	68.3	4.2	47	68.7	4.3	41	72.3	4.9
乳腺	840	94.8	1.4	2 219	90.2	0.3	801	85.1	0.6
外阴和阴道	8	90.9	2.0	19	87.8	5.3	40	88.9	6.3
子宫颈	505	95.6	2.2	952	89.9	0.6	665	88.6	1.5
子宫体和子宫部位不明	68	92.3	1.3	352	88.3	0.7	69	86.5	2.1
卵巢	86	87.3	2.3	128	67.7	2.3	213	60.7	3.7
其他女性生殖器官	18	65.3	5.3	44	75.6	3.1	41	43.0	6.5
阴茎	2	61.8	31.4	14	85.0	8.5	52	90.4	5.3
前列腺	5	84.2	18.6	81	80.1	3.3	1 218	75.6	1.1
睾丸	14	93.7	11.3	8	88.8	14.6	9	91.0	16.1
其他男性生殖器官	3	90.4	15.6	6	70.0	12.3	26	65.0	10.3
肾	34	93.1	3.6	269	92.2	1.9	169	84.3	2.6
肾盂	2	48.2	28.2	17	87.9	7.8	40	53.7	5.4
输尿管	0	0.0	0.0	14	63.5	9.9	64	56.5	5.9
膀胱	29	94.0	10.6	176	91.1	0.8	423	90.5	1.5
其他泌尿器官	3	90.4	18.6	13	87.7	7.9	53	78.9	5.9
脑及中枢神经系统	199	90.4	2.0	376	75.0	1.7	508	72.6	1.7
甲状腺	1 715	94.9	0.3	2 704	88.6	0.1	751	84.9	0.7
肾上腺	8	80.7	14.1	14	66.4	6.6	12	56.6	12.2
其他内分泌腺	22	95.6	15.6	29	90.5	3.3	26	87.6	4.0
淋巴瘤	144	78.5	2.3	280	62.2	2.2	428	54.7	2.0
多发性骨髓瘤	11	71.2	13.3	56	49.8	4.7	175	43.1	3.2
白血病	229	63.6	2.2	198	53.2	2.9	339	45.2	2.9
不明及其他恶性肿瘤	51	69.9	3.9	78	70.1	3.8	209	61.2	3.5

表 4-18　2014—2018 年确诊癌症患者(不同地区)的 5 年相对生存率

肿瘤部位	城镇			农村		
	例数	估计值(%)	标准误	例数	估计值(%)	标准误
口腔和咽喉	168	78.4	2.2	692	65.5	1.2
鼻咽	93	79.2	2.5	592	71.7	1.1
食管	62	53.4	2.2	1 252	45.1	1.0
胃	342	60.9	2.3	3 636	56.3	1.1
小肠	32	69.7	8.7	415	58.8	3.1
结直肠	939	83.9	2.1	4 001	75.8	0.8
肛门	13	58.2	7.9	68	91.8	3.4
肝	526	36.8	2.3	3 267	29.3	0.7
胆囊和其他	88	30.4	5.7	482	28.3	2.5
胰腺	65	28.6	4.2	648	20.4	2.1
其他消化器官	30	83.9	7.7	116	81.8	3.8
肺	1 572	52.3	1.1	7 427	40.9	0.6
其他呼吸和胸腔器官	90	43.2	5.1	168	50.8	2.7
骨	47	69.1	6.6	206	44.3	3.2
皮肤黑色素瘤	35	93.6	3.8	110	90.6	3.0
其他皮肤	143	91.7	1.3	405	88.7	1.0
间皮瘤	7	40.2	13.6	21	21.8	9.7
周围神经,其他结缔组织	26	61.2	6.8	86	74.8	3.3
乳腺	780	91.9	0.3	3 080	86.7	0.5
外阴和阴道	14	63.9	7.4	53	92.3	4.8
子宫颈	369	92.9	1.5	1753	88.6	1.4
子宫体和子宫部位不明	132	93.3	1.1	357	90.3	0.9
卵巢	82	81.2	3.1	345	70.0	2.1
其他女性生殖器官	20	95.5	10.7	83	58.2	3.8
阴茎	11	92.4	14.6	57	88.4	5.5
前列腺	224	88.4	1.1	1 080	81.8	0.8
睾丸	7	94.4	18.6	24	87.2	6.0
其他男性生殖器官	6	77.2	25.3	29	67.3	7.6
肾	69	90.1	2.6	403	85.4	1.8
肾盂	16	98.3	6.4	43	60.5	5.8
输尿管	19	64.4	6.0	59	60.1	6.4
膀胱	144	94.5	1.8	484	90.5	1.4
其他泌尿器官	12	64.0	12.6	57	89.4	5.2
脑及中枢神经系统	148	84.3	2.7	935	79.7	1.2
甲状腺	1 097	93.2	0.3	4 073	86.1	0.2
肾上腺	5	37.2	17.5	29	85.2	6.2
其他内分泌腺	13	90.5	13.1	64	93.7	2.3
淋巴瘤	158	76.3	2.6	694	61.5	1.5
多发性骨髓瘤	41	49.1	6.1	201	51.7	2.8
白血病	156	61.8	3.7	610	48.8	1.8
不明及其他恶性肿瘤	64	76.0	4.7	274	61.2	2.6

表 4-19　预测 2019—2023 年台州市四县区十大癌症患者的 5 年相对生存率(%)

肿瘤部位	合计	男性	女性	诊断年龄(岁)			区域	
				<45	45~60	>60	城镇	农村
肺	52.7	43.0	73.2	75.7	55.8	50.8	52.3	55.1
胃	64.8	59.4	68.2	70.1	63.3	57.8	67.2	60.0
结直肠	85.9	79.1	87.7	88.9	83.9	81.3	89.3	80.2
肝	41.4	38.3	47.2	45.9	43.2	38.5	44.8	37.7
甲状腺	91.4	84.3	92.5	96.2	91.5	89.9	94.1	87.9
乳腺	91.5	84.8	93.5	95.7	90.3	87.1	94.2	88.9
食管	59.3	53.7	62.8	71.2	67.1	62.6	64.9	58.7
子宫颈	94.2	–	94.2	97.9	95.2	90.3	94.8	90.2
脑及中枢神经系统	90.2	76.8	91.4	94.6	82.7	90.4	93.8	82.9
前列腺	89.5	89.5	–	92.4	91.5	85.8	90.8	87.2

注:四县区:路桥区、玉环市、仙居县、温岭市

按性别分层,男性患者的 5 年相对生存率分别是:肺癌 43.0%、胃癌 59.4%、结直肠癌 79.1%、肝癌 38.3%、甲状腺癌 84.3%、乳腺癌 84.8%、食管癌 53.7%、脑及中枢神经系统肿瘤 76.8%和前列腺癌 89.5%。女性患者的 5 年相对生存率分别是:肺癌 73.2%、胃癌 68.2%、结直肠癌 87.7%、肝癌 47.2%、甲状腺癌 92.5%、乳腺癌 93.5%、食管癌 62.8%、子宫颈癌 94.2%和脑及中枢神经系统肿瘤 91.4%。

按诊断年龄分层,<45 岁患者的 5 年相对生存率分别是:肺癌 75.7%、胃癌 70.1%、结直肠癌 88.9%、肝癌 45.9%、甲状腺癌 96.2%、乳腺癌 95.7%、食管癌 71.2%、子宫颈癌 97.9%、脑及中枢神经系统肿瘤 94.6%和前列腺癌 92.4%。在 45~60 岁患者中,5 年相对生存率分别是:肺癌 55.8%、胃癌 63.3%、结直肠癌 83.9%、肝癌 43.2%、甲状腺癌 91.5%、乳腺癌 90.3%、食管癌 67.1%、子宫颈癌 95.2%、脑及中枢神经系统肿瘤 82.7%和前列腺癌 91.5%。在>60 岁患者中,5 年相对生存率分别是:肺癌 50.8%、胃癌 57.8%、结直肠癌 81.3%、肝癌 38.5%、甲状腺癌 89.9%、乳腺癌 87.1%、食管癌 62.6%、子宫颈癌 90.3%、脑及中枢神经系统肿瘤 90.4%和前列腺癌 85.8%。

按区域分层,城镇患者的 5 年相对生存率分别是:肺癌 52.3%、胃癌 67.2%、结直肠癌 89.3%、肝癌 44.8%、甲状腺癌 94.1%、乳腺癌 94.2%、食管癌 64.9%、子宫颈癌 94.8%、脑及中枢神经系统肿瘤 93.8%和前列腺癌 90.8%。农村患者的 5 年相对生存率分别是:肺癌 55.1%、胃癌 60.0%、结直肠癌 80.2%、肝癌 37.7%、甲状腺癌 87.9%、乳腺癌 88.9%、食管癌 58.7%、子宫颈癌 90.2%、脑及中枢神经系统肿瘤 82.9%和前列腺癌 87.2%。

3.4.3 基于模型的周期分析法评估十大癌症生存率变化趋势

台州市四县区十大癌症在2004—2008年、2009—2013年、2014—2018年和2019—2023年的总体5年相对生存率及分层数据的变化趋势结果如下：

在肺癌患者中，女性患者在4个时期的5年相对生存率均高于男性患者。各诊断年龄段患者的5年相对生存率在4个时期均呈升高趋势。与2014—2018年相比，预测得到的2019—2023年城镇患者的5年相对生存率呈上升趋势，且农村患者的生存率略高于城镇患者（图4-1~4-3）。

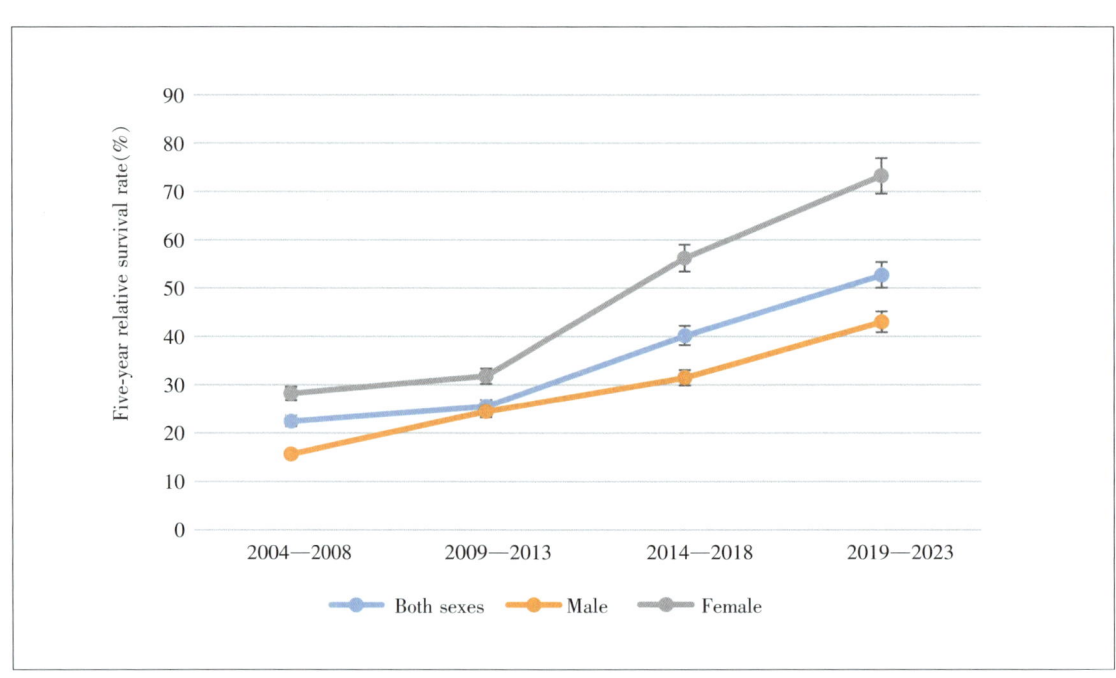

图4-1　2004—2023年台州市肺癌患者5年相对生存率（按性别分层）

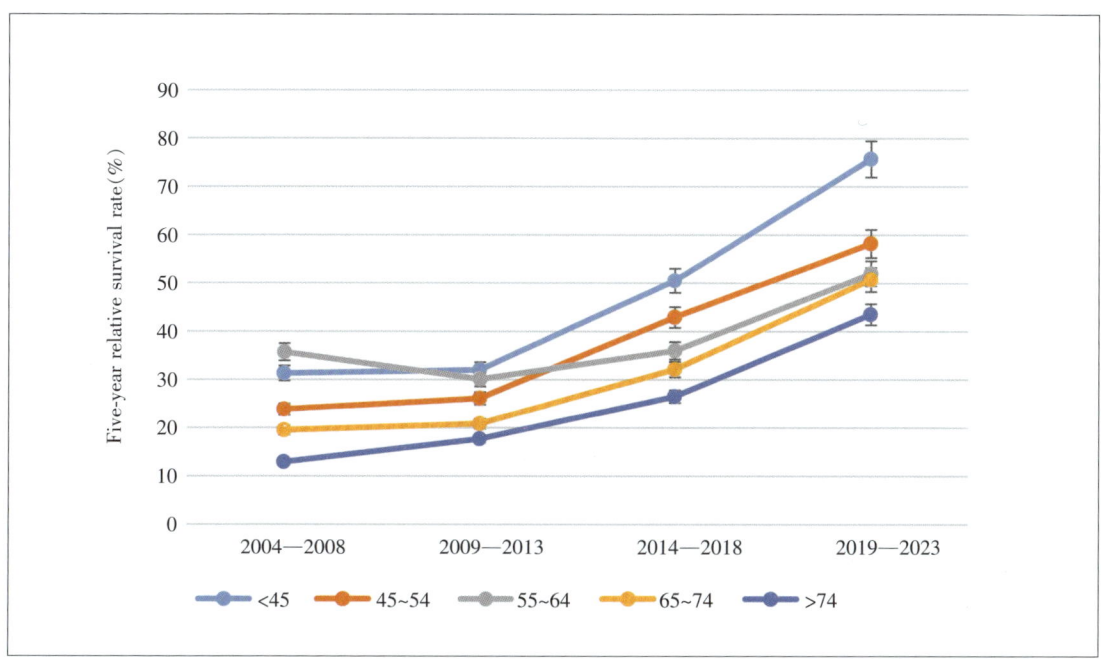

图4-2　2004—2023年台州市肺癌患者5年相对生存率(按诊断年龄分层)

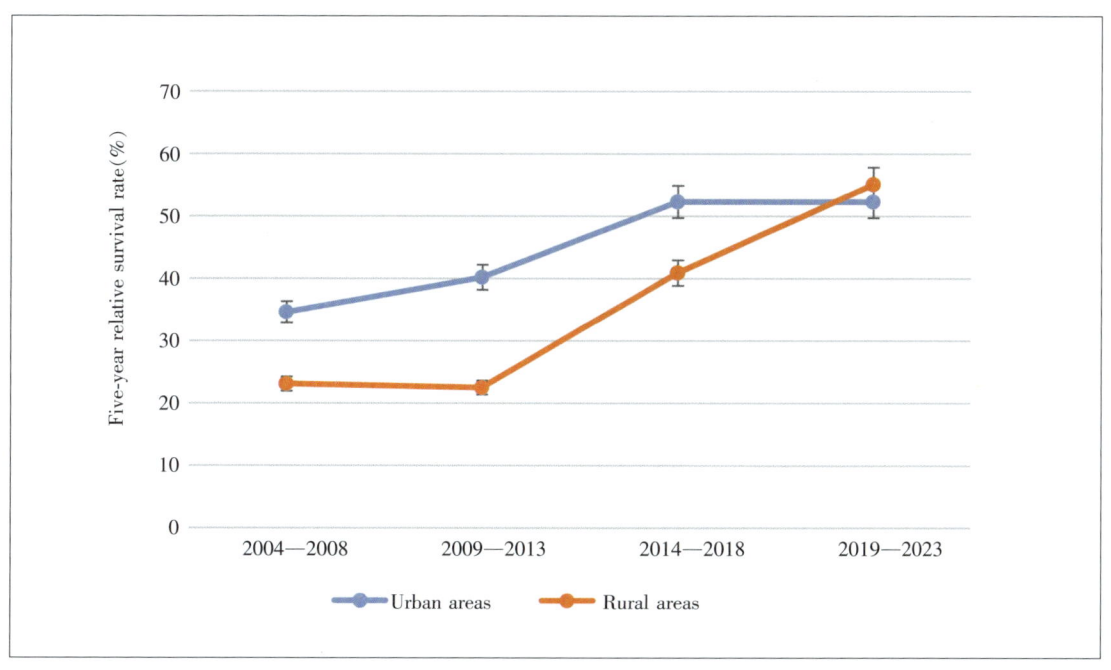

图4-3　2004—2023年台州市肺癌患者5年相对生存率(按城乡分层)

在胃癌患者中，总体 5 年相对生存率在 4 个时期均呈升高趋势。女性患者在 4 个时期的 5 年相对生存率均高于男性患者，且差距呈现增大趋势。与 2004—2008 年相比，2009—2013 年期间所有诊断年龄段患者的 5 年相对生存率呈上升趋势。与 2009—2013 年相比，2014—2018 年期间所有诊断年龄段的患者的 5 年相对生存率均呈上升趋势，其中大于 74 岁患者的生存率上升幅度最大。与 2014—2018 年相比，预测得到的 2019—2023 年城镇与农村患者的 5 年相对生存率差距变化不大（图 4-4~4-6）。

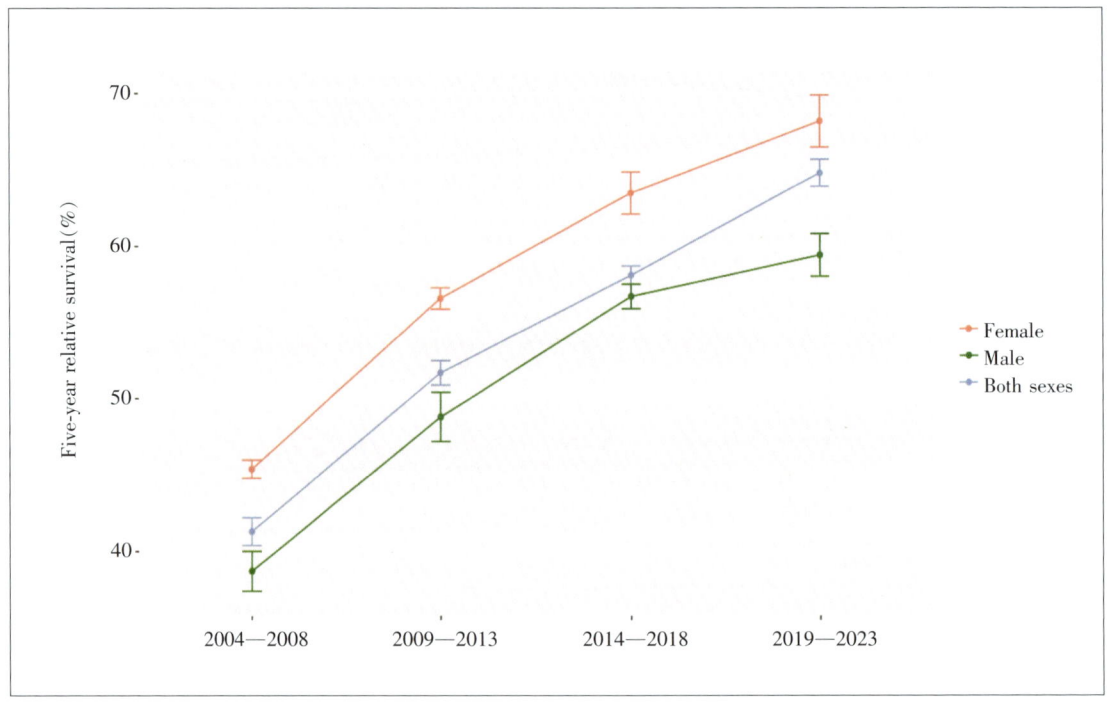

图4-4　2004—2023 年台州市胃癌患者 5 年相对生存率（按性别分层）

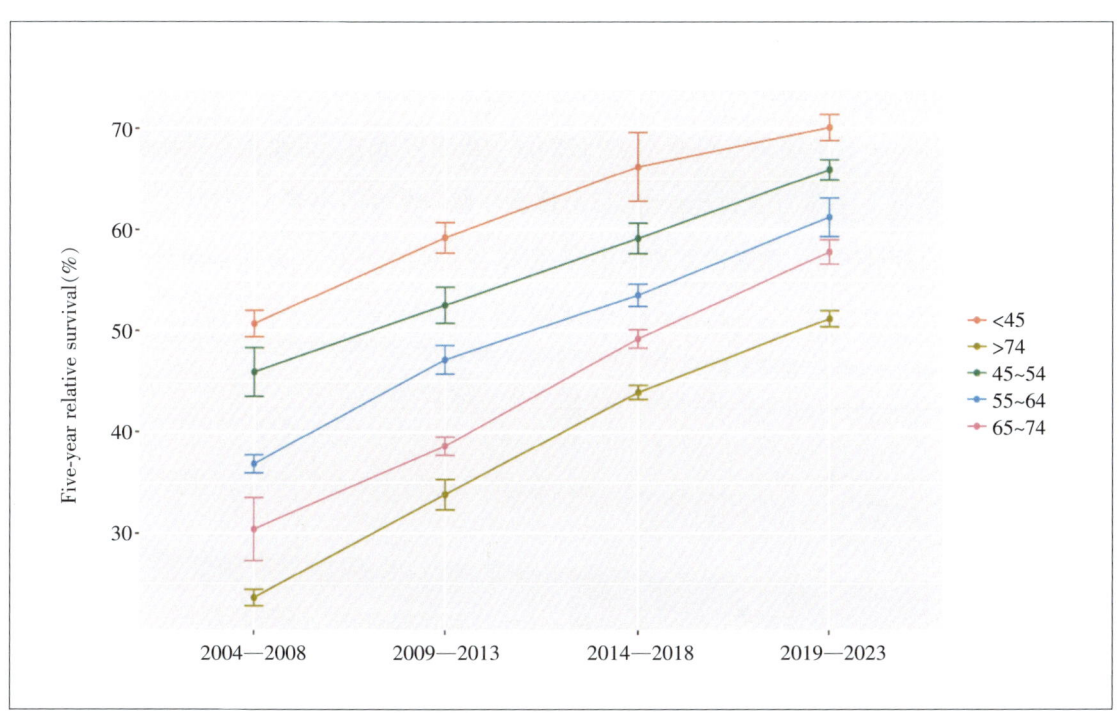

图4-5 2004—2023年台州市胃癌患者5年相对生存率(按诊断年龄分层)

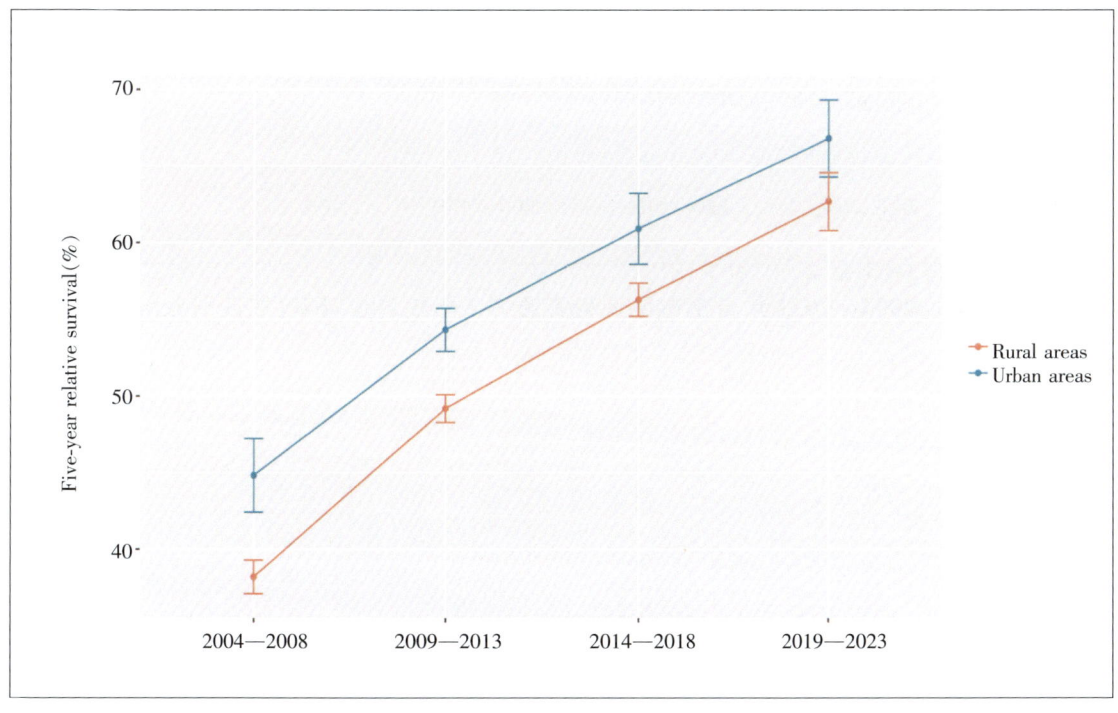

图4-6 2004—2023年台州市胃癌患者5年相对生存率(按城乡分层)

在结直肠癌患者中,总体5年相对生存率在4个时期均呈升高趋势。与2014—2018年相比,预测得到的2019—2023年男性和女性患者的5年相对生存率均呈现上升趋势;男性与女性患者的5年相对生存率差距缩小。与2004—2008年相比,后续3个时期各诊断年龄段患者的5年相对生存率均呈上升趋势,其中诊断年龄<45岁的患者在2009—2013年期间的生存率上升趋势最明显。预测得到的2019—2023年期间农村患者的5年相对生存率低于城镇患者(图4-7~4-9)。

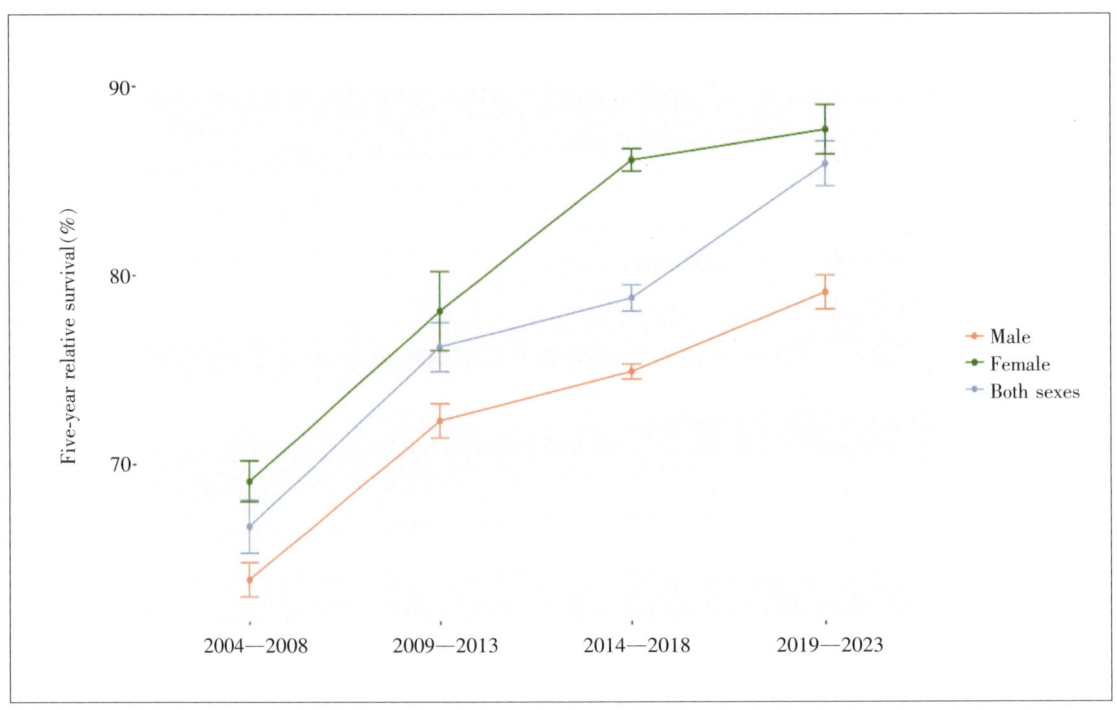

图4-7　2004—2023年台州市结直肠癌患者5年相对生存率(按性别分层)

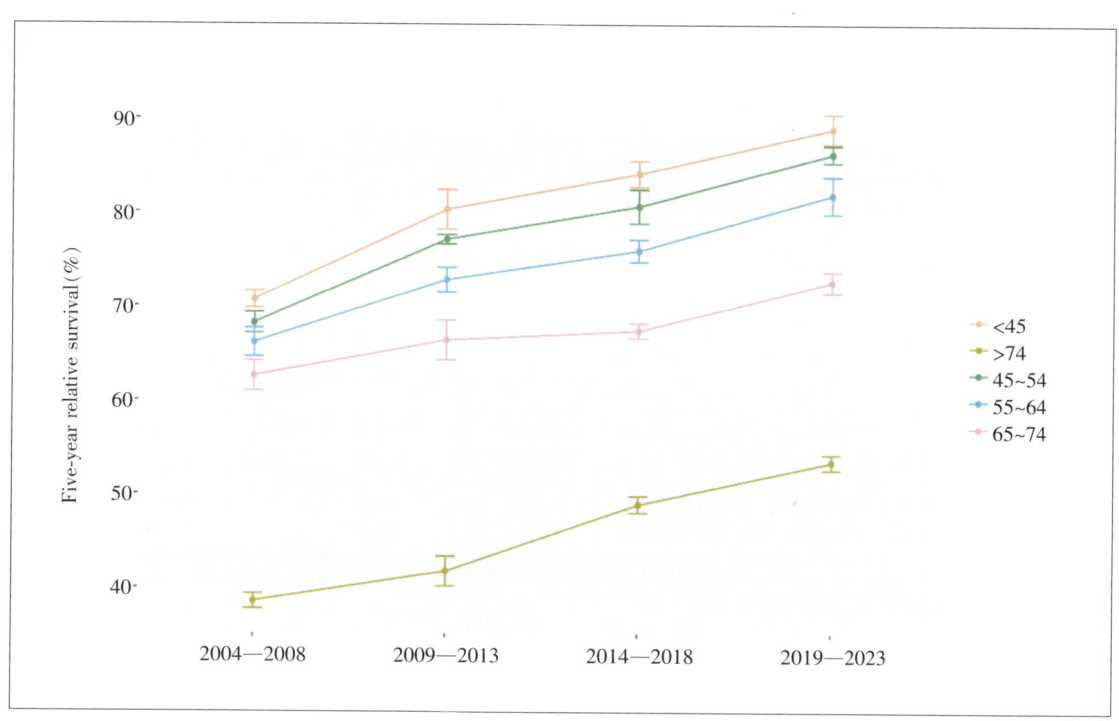

图4-8　2004—2023年台州市结直肠癌患者5年相对生存率(按诊断年龄分层)

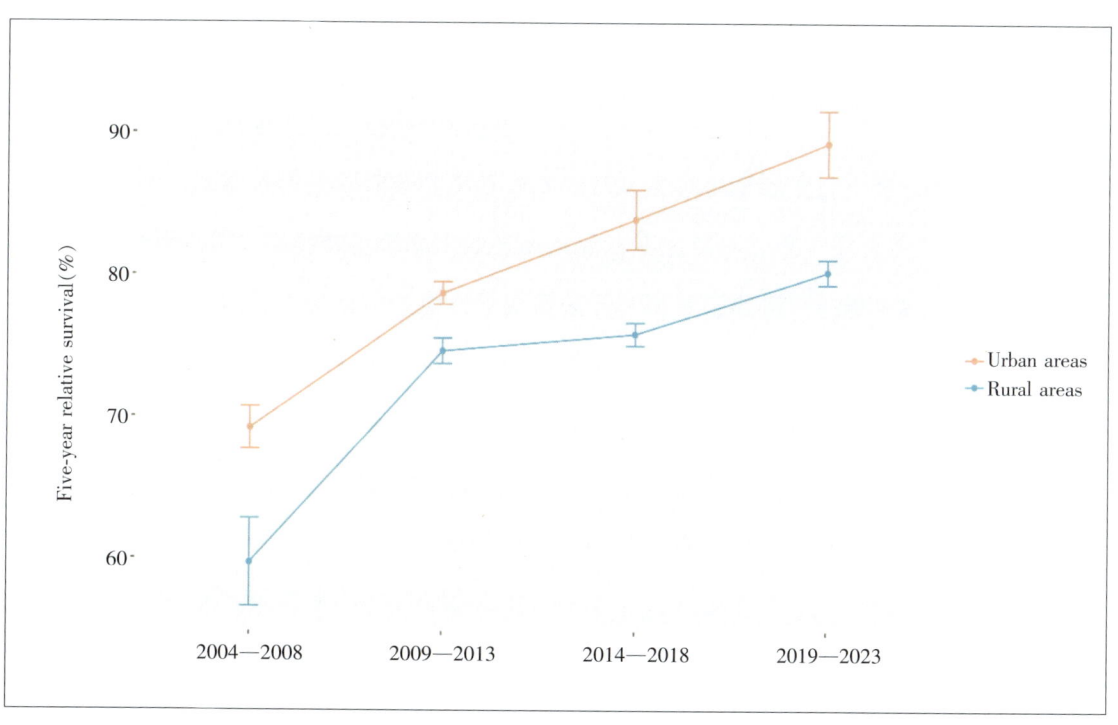

图4-9　2004—2023年台州市结直肠癌患者5年相对生存率(按城乡分层)

在肝癌患者中,总体5年相对生存率在4个时期均呈升高趋势。与2004—2008年相比,2009—2013年期间男性患者的5年相对生存率呈上升趋势。与2014—2018年相比,预测得到的2019—2023年期间男性和女性患者的5年相对生存率差距增大。与2014—2018年相比,预测得到的2019—2023年期间各诊断年龄段患者的5年相对生存率均呈上升趋势。与2014—2018年相比,预测得到的2019—2023年期间城镇和农村患者的5年相对生存率差距增大(图4-10~4-12)。

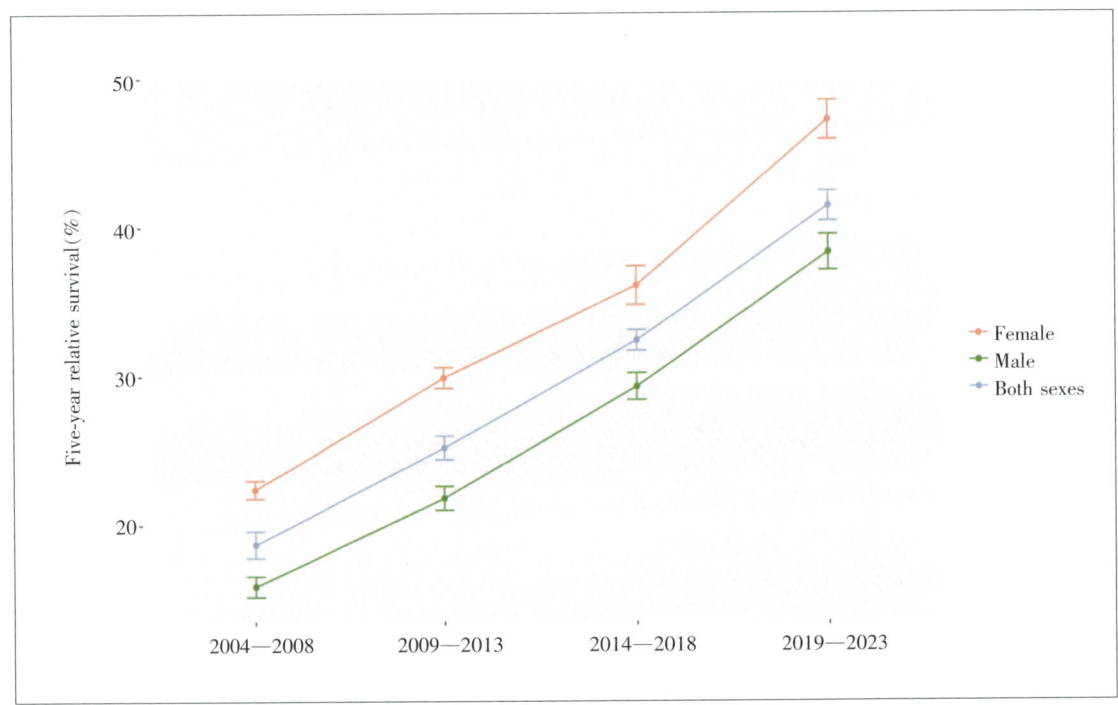

图4-10　2004—2023年台州市肝癌患者5年相对生存率(按性别分层)

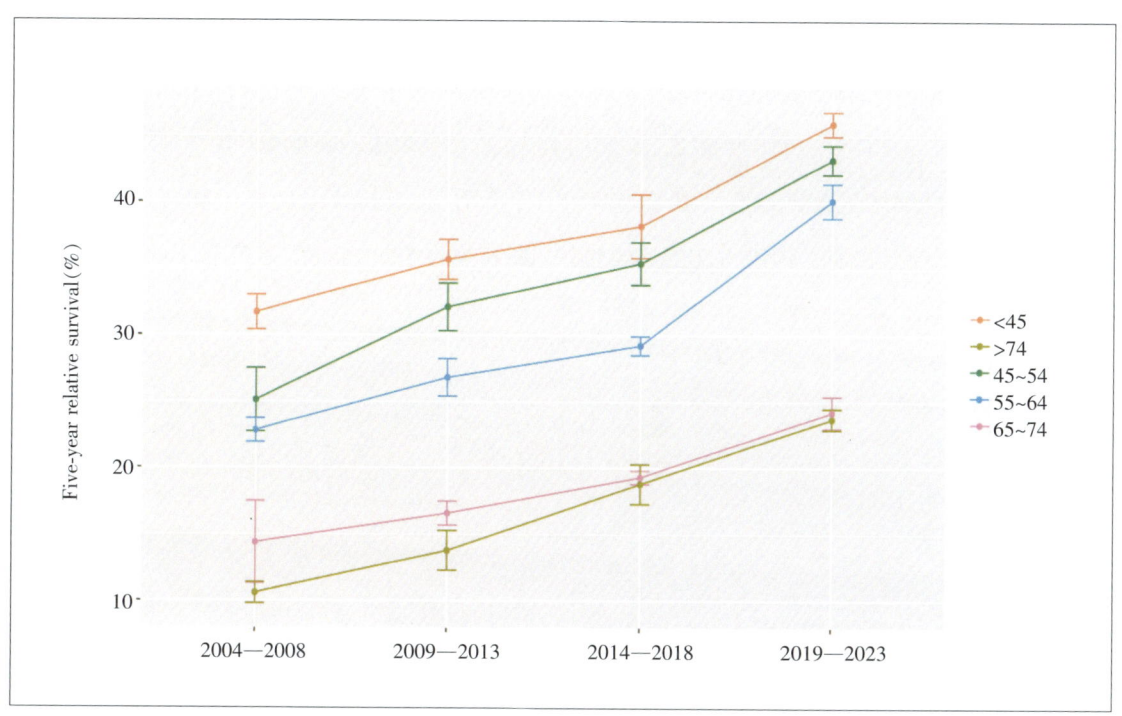

图4-11 2004—2023年台州市肝癌患者5年相对生存率(按诊断年龄分层)

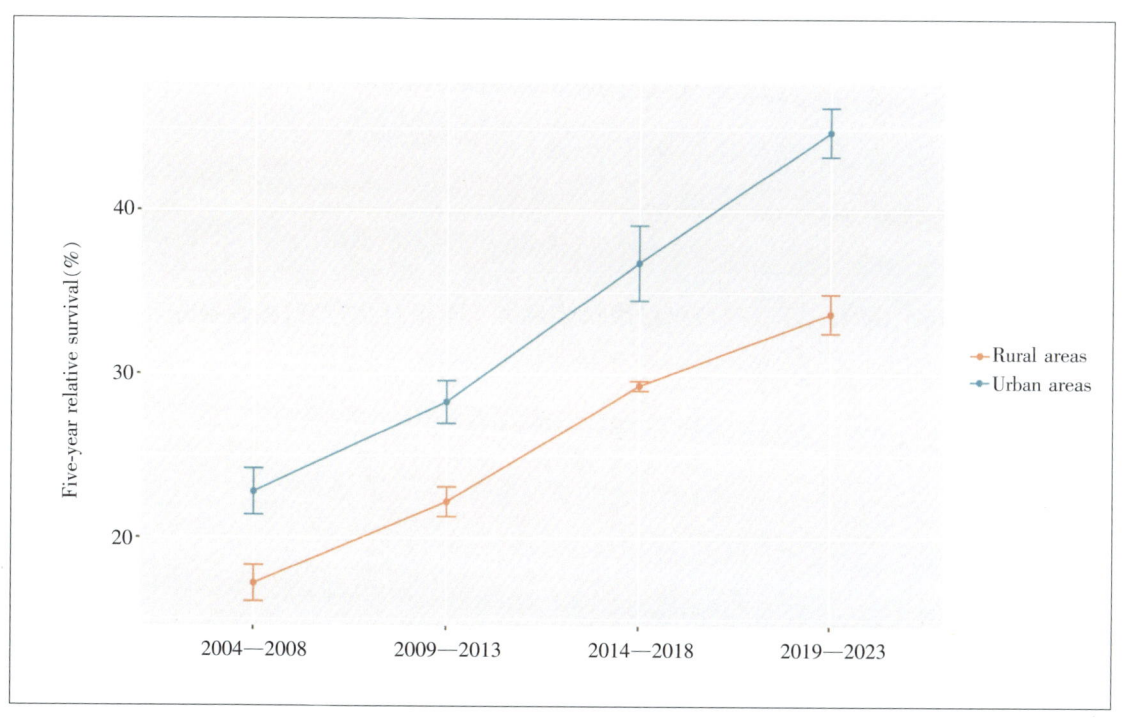

图4-12 2004—2023年台州市肝癌患者5年相对生存率(按城乡分层)

在甲状腺癌患者中,与2009—2013年相比,2014—2018年期间总体5年相对生存率呈上升趋势。与2014—2018年相比,预测得到的2019—2023年期间男性与女性的5年相对生存率差距缩小。与2014—2018年相比,预测得到的2019—2023年期间所有诊断年龄段患者的5年相对生存率均呈上升趋势。在2009—2013年期间,农村患者的5年相对生存率低于城镇患者,而预测得到的2019—2023年期间城镇患者的5年相对生存率高于农村患者(图4-13~4-15)。

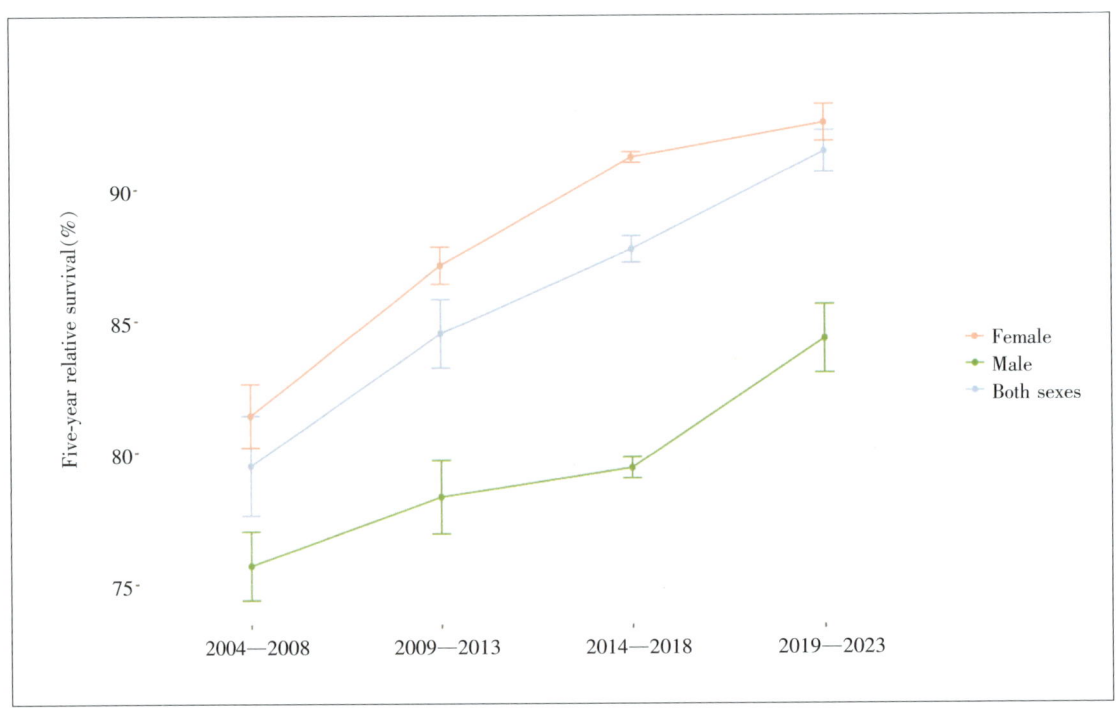

图4-13　2004—2023年台州市甲状腺患者5年相对生存率(按性别分层)

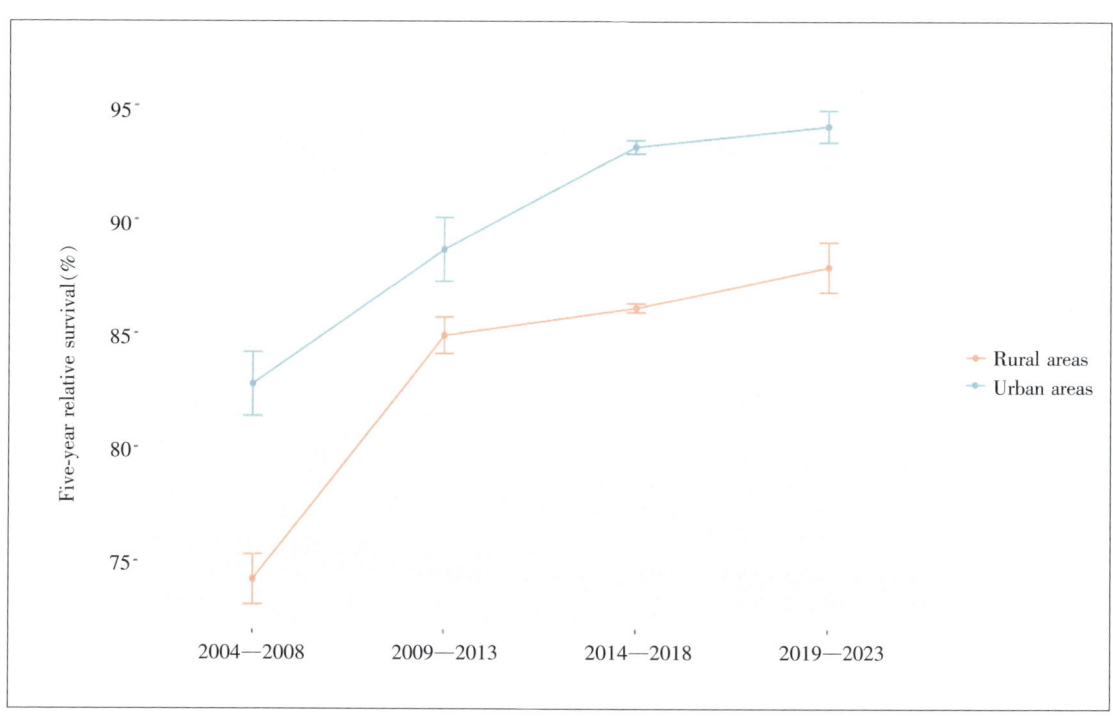

图4-14 2004—2023年台州市甲状腺癌患者5年相对生存率(按城乡分层)

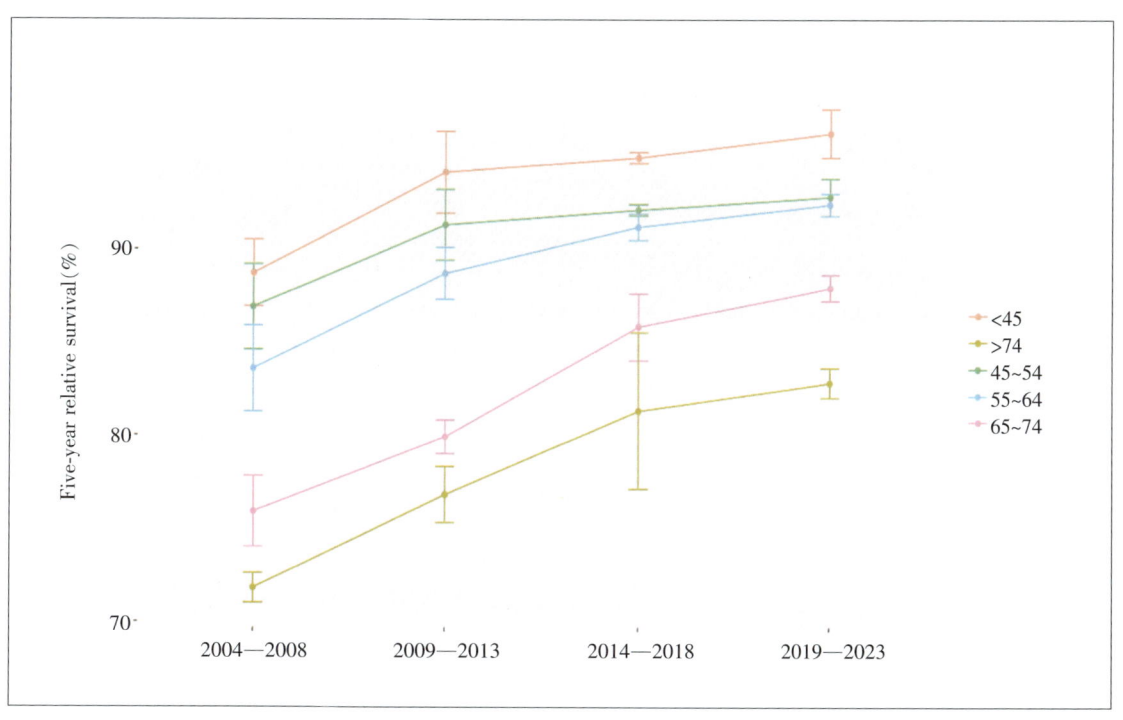

图4-15 2004—2023年台州市甲状腺癌患者5年相对生存率(按诊断年龄分层)

在乳腺癌患者中,总体 5 年相对生存率在 4 个时期均呈升高趋势。与 2014—2018 年相比,预测得到的 2019—2023 年期间男性与女性患者的 5 年相对生存率差距变大,且男性患者的生存率低于女性患者。与 2009—2013 年相比,2014—2018 年期间所有年龄段患者的 5 年相对生存率呈上升趋势。与 2014—2018 年相比,预测得到的 2019—2023 年期间各诊断年龄段患者的 5 年相对生存率均呈上升趋势。与 2009—2013 年相比,2014—2018 年期间城镇患者的 5 年相对生存率呈上升趋势,预测得到的 2019—2023 年期间城镇患者的 5 年相对生存率高于农村患者(图 4-16~4-18)。

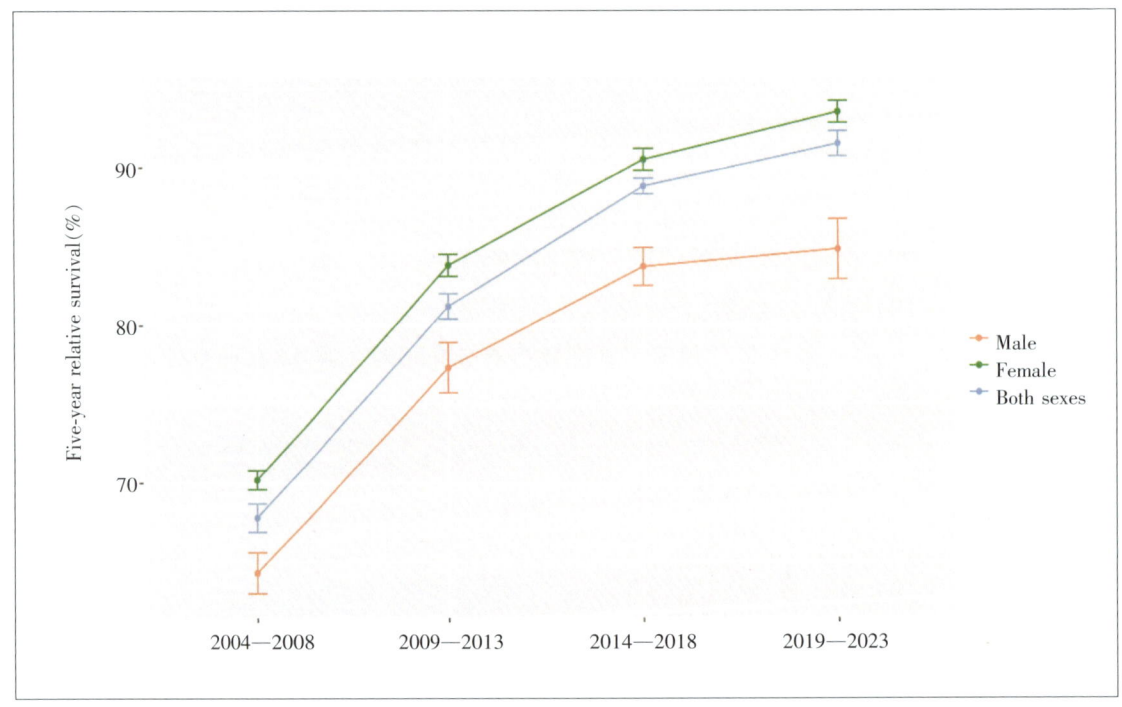

图4-16　2004—2023 年台州市乳腺癌患者 5 年相对生存率(按性别分层)

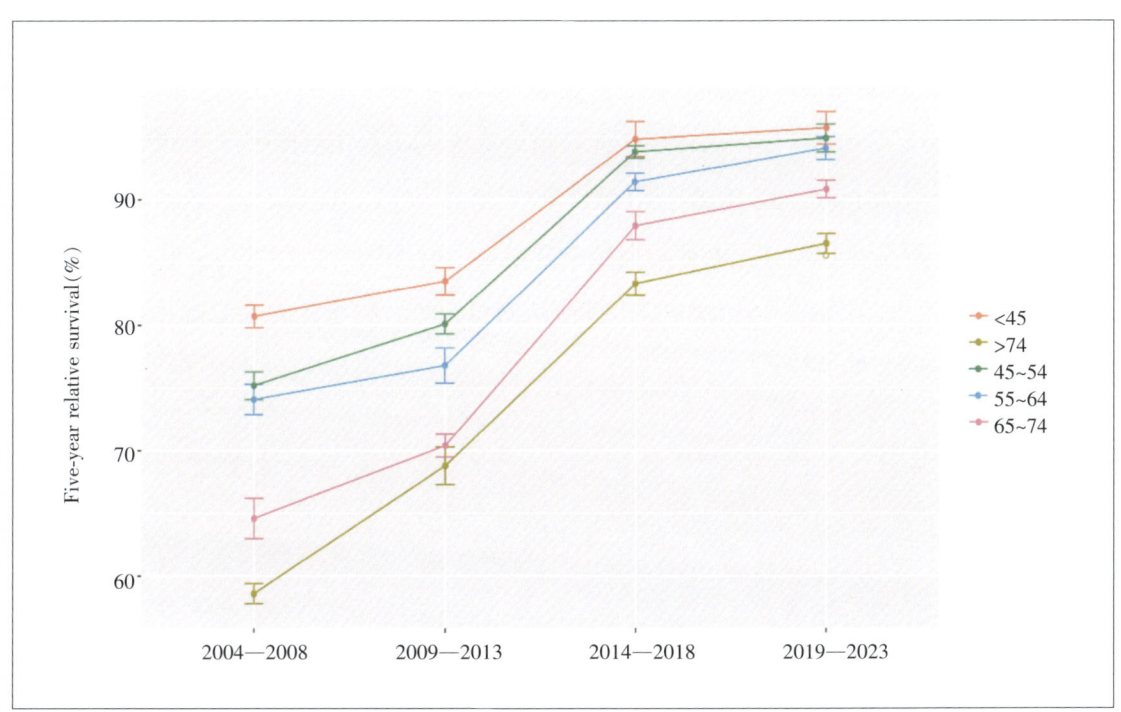

图4-17　2004—2023年台州市乳腺癌患者5年相对生存率(按诊断年龄分层)

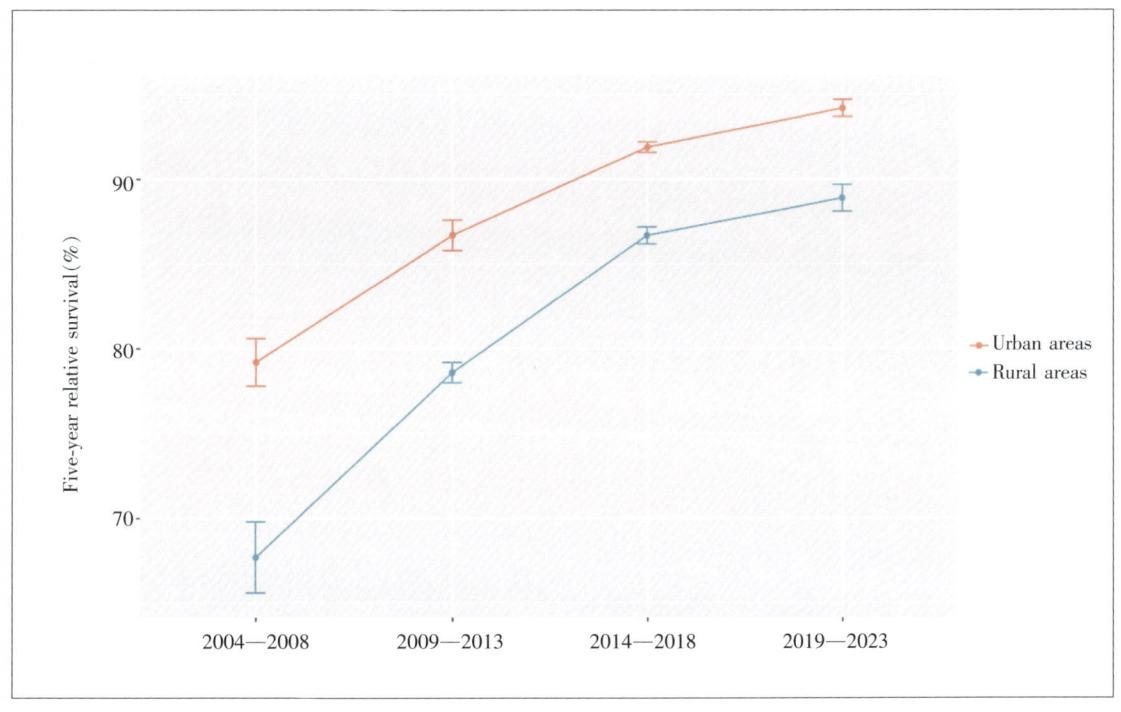

图4-18　2004—2023年台州市乳腺癌患者5年相对生存率(按城乡分层)

在食管癌患者中,总体 5 年相对生存率在 4 个时期均呈升高趋势。与 2014—2018 年相比,预测得到的 2019—2023 年期间男性与女性患者的 5 年相对生存率差距缩小。与 2009—2013 年相比,2014—2018 年期间各诊断年龄段患者除 55~64 岁年龄段外,5 年相对生存率均呈现上升趋势。与 2014—2018 年相比,预测得到的 2019—2023 年期间各诊断年龄段患者的 5 年相对生存率均呈上升趋势。农村与城镇患者在 4 个时期内的生存率均呈升高趋势。与 2014—2018 年相比,预测得到的 2019—2023 年期间城镇与农村患者的 5 年相对生存率差距缩小(图 4-19~4-21)。

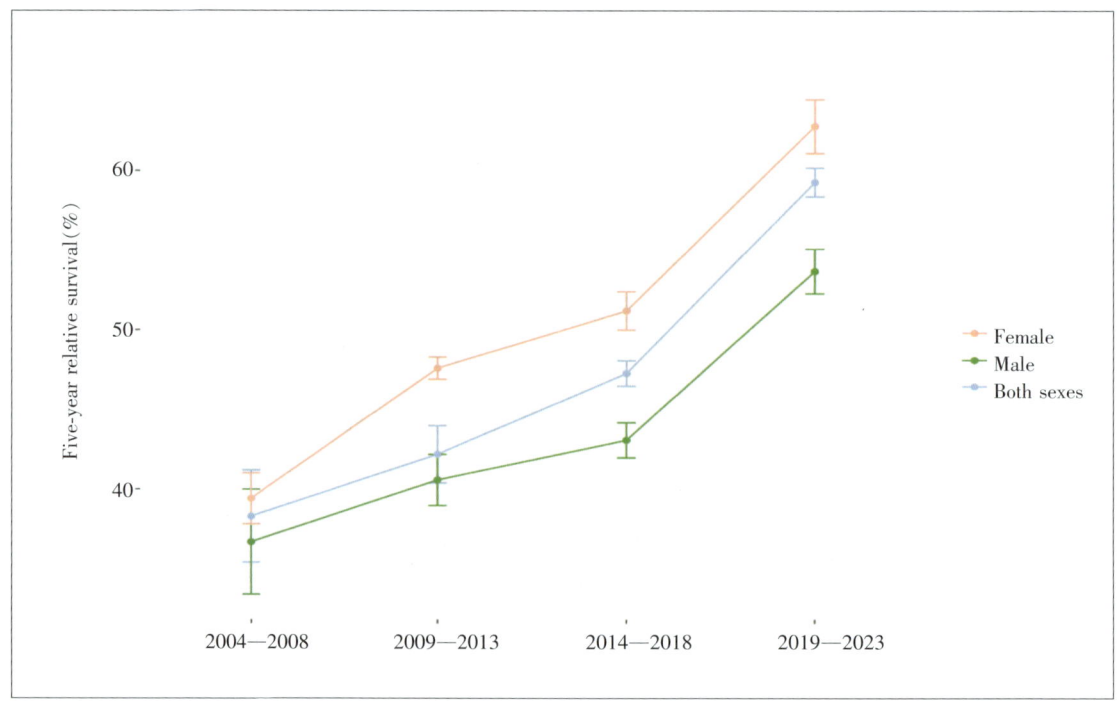

图4-19　2004—2023 年台州市食管癌患者 5 年相对生存率(按性别分层)

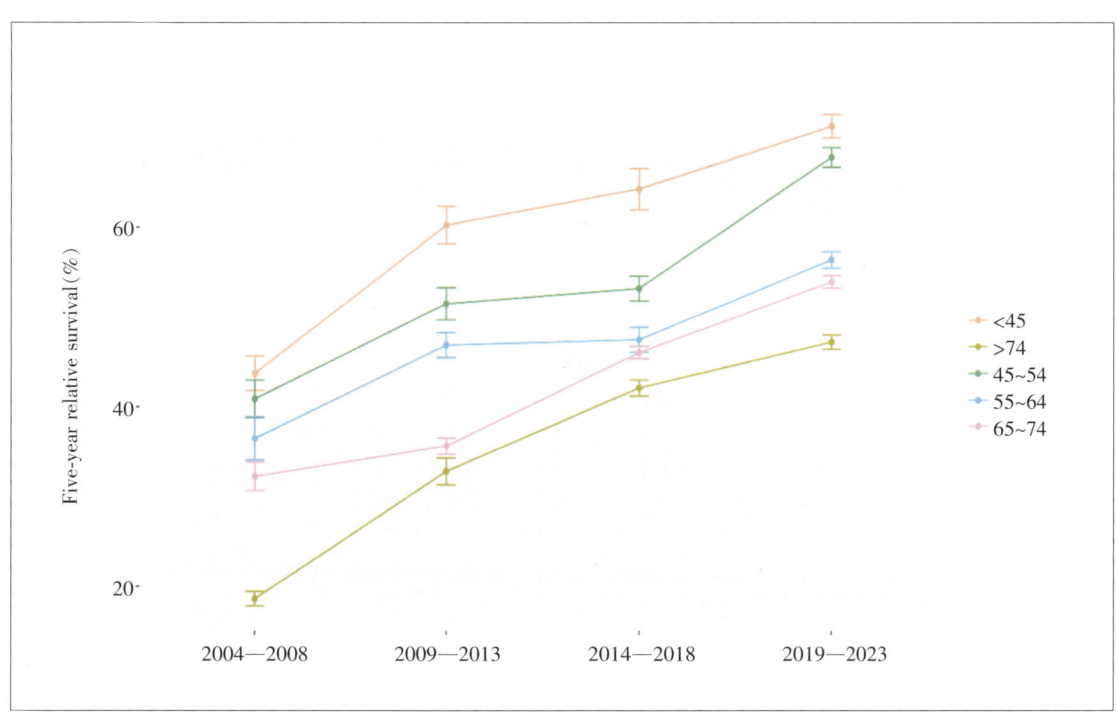

图4-20　2004—2023年台州市食管癌患者5年相对生存率(按诊断年龄分层)

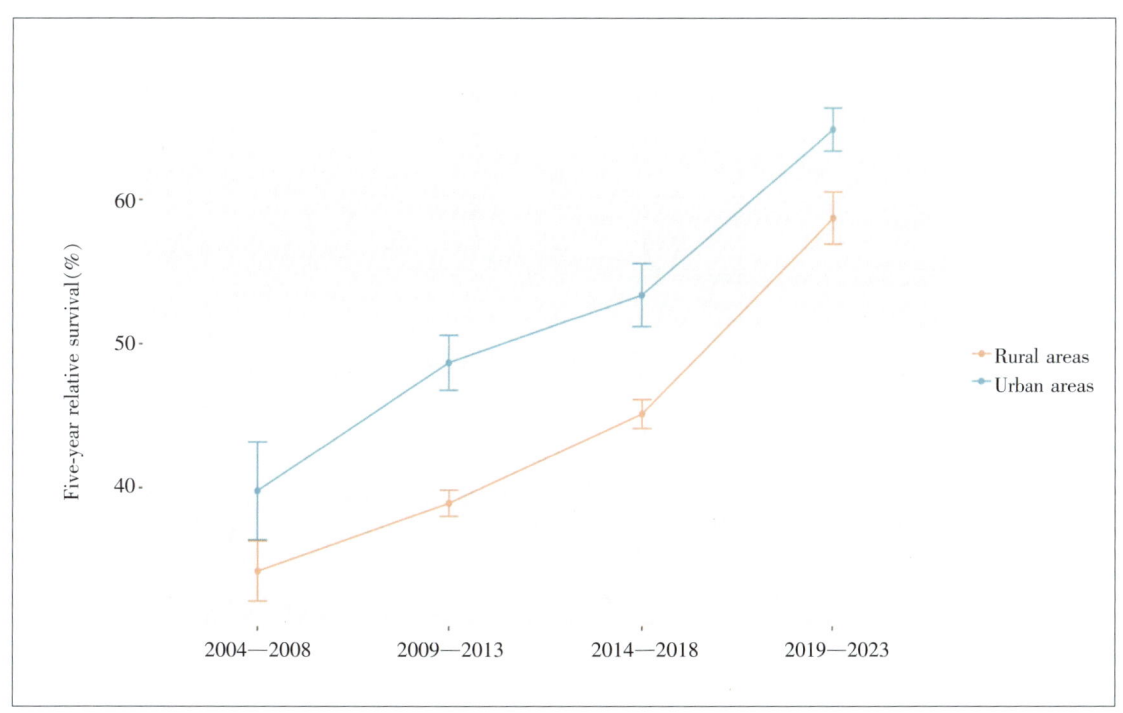

图4-21　2004—2023年台州市食管癌患者5年相对生存率(按城乡分层)

在子宫颈癌患者中,总体 5 年相对生存率在 4 个时期均呈升高趋势。城镇与农村患者的 5 年相对生存率在 4 个时期的差距逐渐缩小。与 2009—2013 年相比,2014—2018 年期间所有诊断年龄段患者的 5 年相对生存率均呈上升趋势。与 2014—2018 年相比,预测得到的 2019—2023 年各诊断年龄段患者的 5 年相对生存率均呈上升趋势(图 4-22~4-23)。

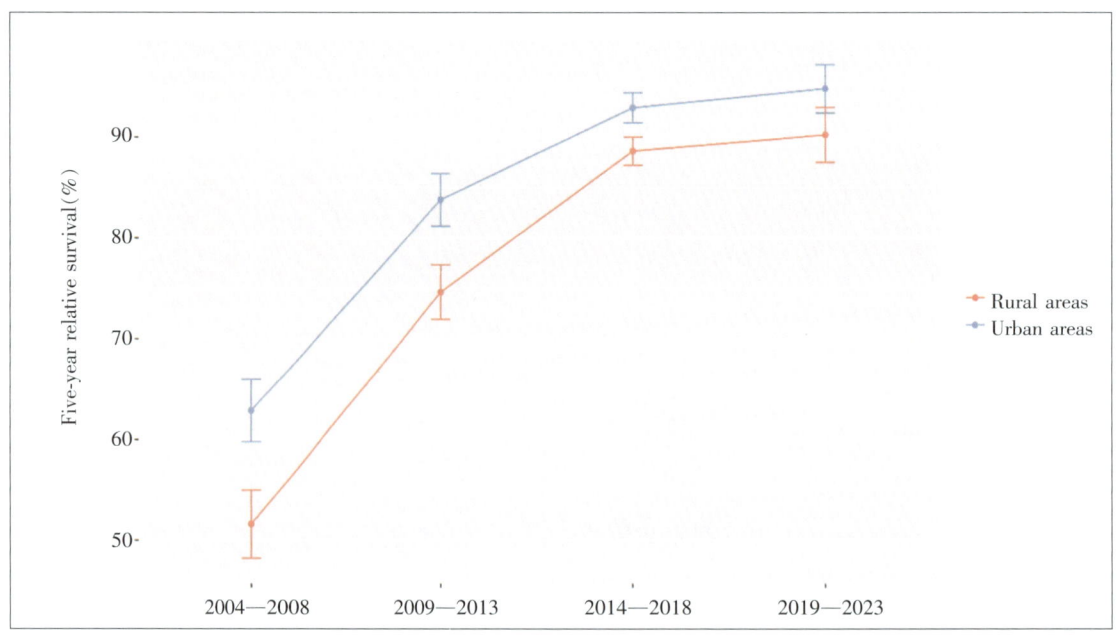

图 4-22　2004—2023 年台州市子宫颈癌患者 5 年相对生存率(按城乡分层)

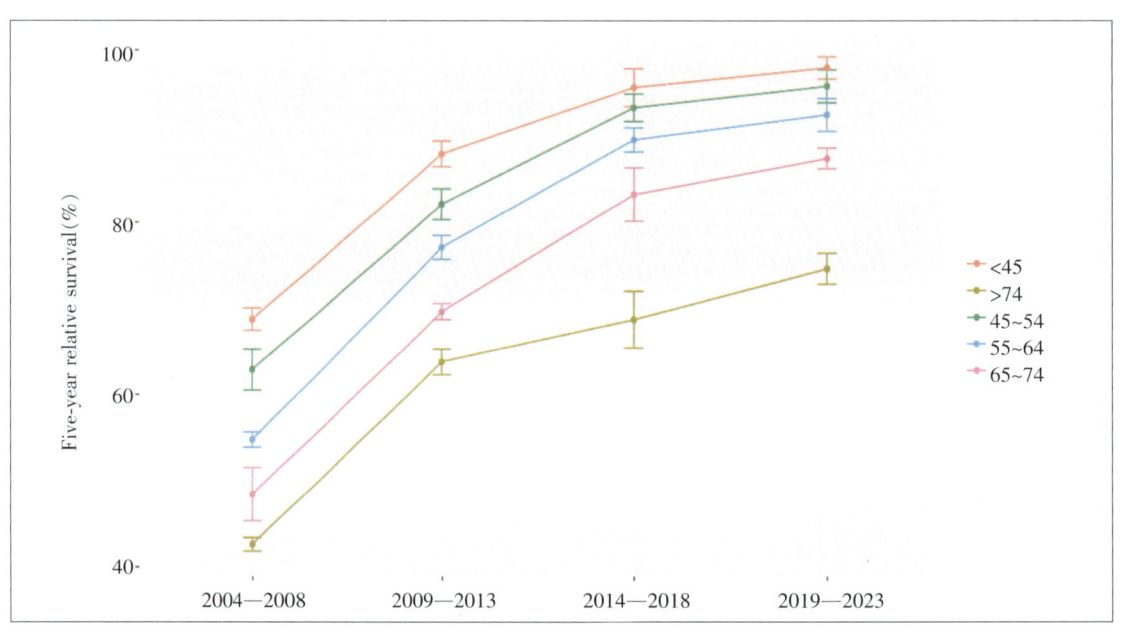

图 4-23　2004—2023 年台州市子宫颈癌患者 5 年相对生存率(按诊断年龄分层)

在脑及中枢神经系统肿瘤患者中,总体 5 年相对生存率在 4 个时期均呈升高趋势。男性和女性患者的 5 年相对生存率在 4 个时期均呈升高趋势,并且与 2014—2018 年相比,预测得到的 2019—2023 年期间男性和女性患者的 5 年相对生存率的差距缩小。与 2014—2018 年相比,预测得到的 2019—2023 年期间所有诊断年龄段患者的 5 年相对生存率均呈上升趋势。与前 2 个时期相比,预测得到的 2019—2023 年期间城镇患者的 5 年相对生存率高于农村患者(图 4-24~4-26)。

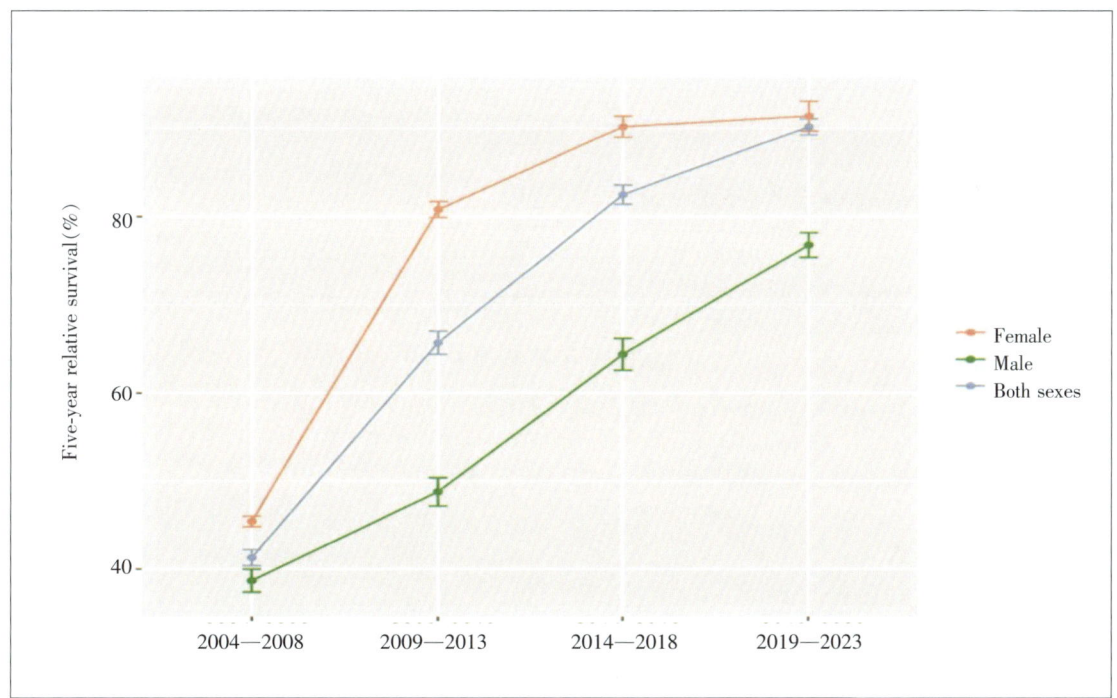

图4-24　2004—2023 年台州市脑及中枢神经系统肿瘤患者 5 年相对生存率(按性别分层)

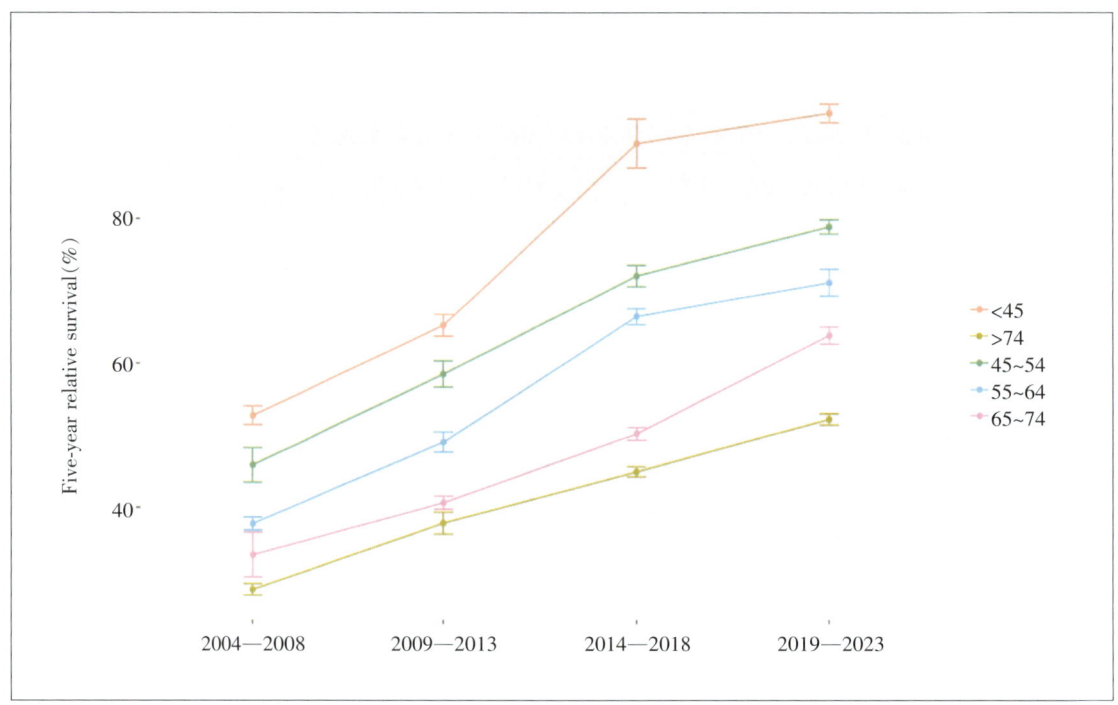

图4-25　2004—2023年台州市脑及中枢神经系统肿瘤患者5年相对生存率（按诊断年龄分层）

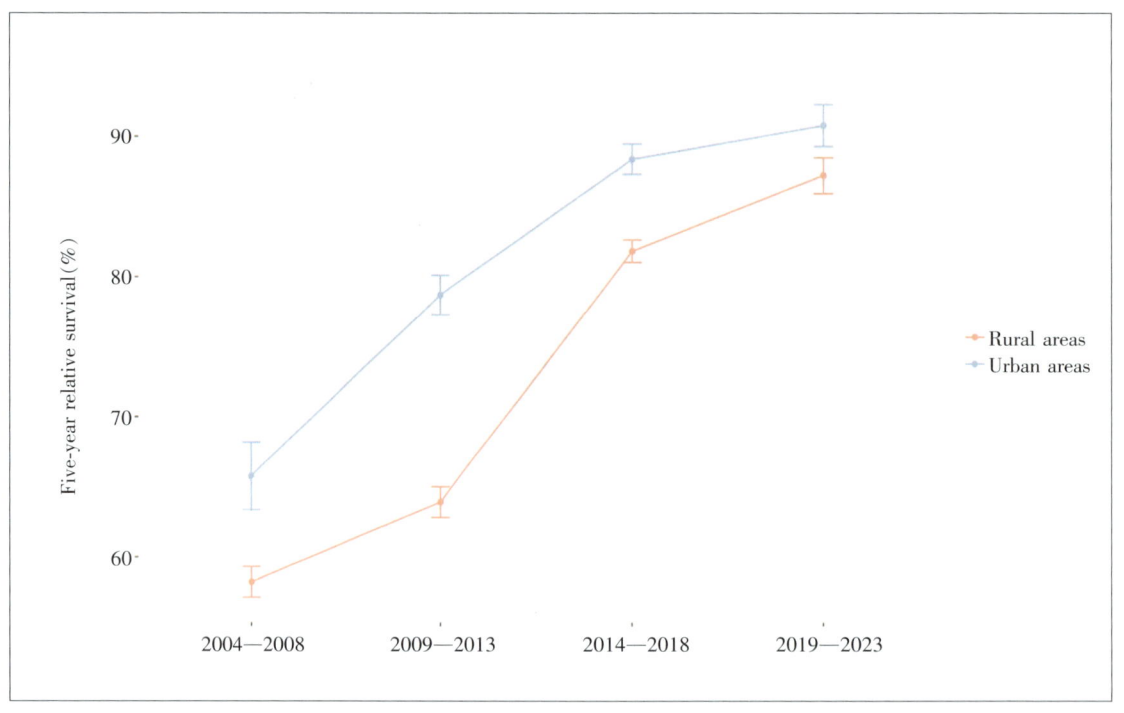

图4-26　2004—2023年台州市脑及中枢神经系统肿瘤患者5年相对生存率（按城乡分层）

在前列腺癌中,总体 5 年相对生存率在 4 个时期均呈升高趋势。与 2014—2018 年相比,预测得到的 2019—2023 年期间城镇与农村患者的 5 年相对生存率的差距缩小。并且,与 2014—2018 年相比,预测得到的 2019—2023 年期间各诊断年龄段患者的 5 年相对生存率均呈上升趋势(图 4-27~4-28)。

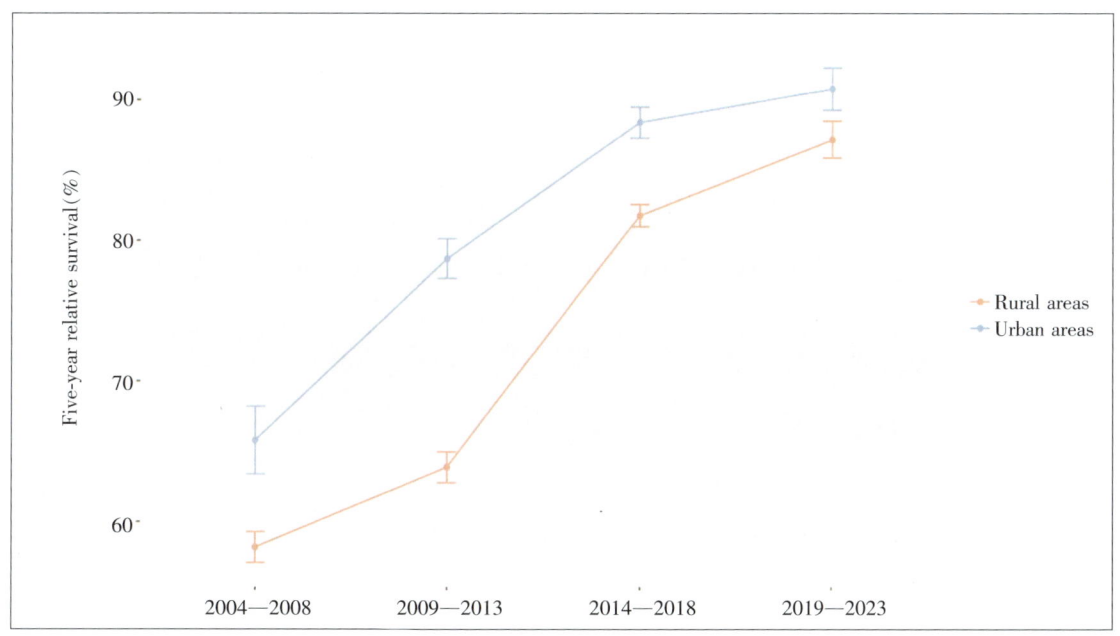

图4-27　2004—2023 年台州市前列腺癌患者 5 年相对生存率(按城乡分层)

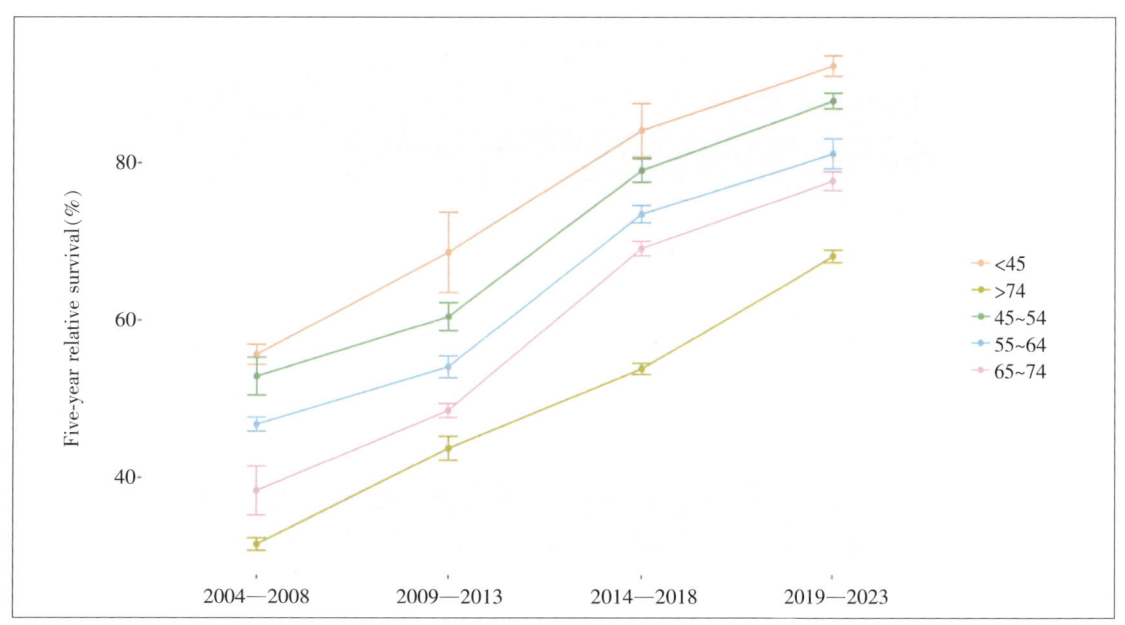

图4-28　2004—2023 年台州市前列腺癌患者 5 年相对生存率(按诊断年龄分层)

4 结 论

本研究基于台州市四县区肿瘤登记机构记载的癌症数据,选取2009—2013年期间确诊的癌症患者,分别采用队列法、完全法、周期分析法和基于模型的周期分析法估计5年相对生存率,并与真实生存率相比较,得到了以下结论:在精确度上,周期分析法最优,完全法居中,队列法最差;在稳健性上,周期分析法和完全法优于队列法。验证了"用基于人群的癌症登记数据评估癌症患者的长期生存,周期分析优于队列分析"的假设,明确了周期分析技术在我国基于人群的癌症登记数据生存评估中推广应用的必要性,促进周期分析技术进一步在浙江省乃至全国推广应用,并为深层次挖掘现有的肿瘤登记数据提供一个范例。

应用周期分析法报道了2014—2018年期间台州市四县区各癌症患者的5年相对生存率。基于模型的周期分析法预测了2019—2023年期间癌症患者的5年相对生存率。并且,报道了台州市四县区十大癌症在2004—2008年、2009—2013年、2014—2018年和2019—2023年期间的总体5年相对生存率及分层数据的变化趋势,为癌症预防控制政策的制定和公共卫生干预措施的介入提供前瞻性的科学依据。

志 谢

本专著受陈天辉主持的省部共建重点项目"癌症病人长期生存的精准评估：基于周期分析(period analysis)技术和基于人群的癌症登记数据库"(WKJ-ZJ-1714)，国家外专局重点项目"基于前瞻性队列的中德癌症合作研究平台"(20173300013)，浙江省肿瘤医院人才引进科研启动经费资助。

特别感谢《中国肿瘤》编辑部夏庆民主任、德国国家癌症研究中心Hermann Brenner教授(周期法创始人)，以及浙江省台州市各县区肿瘤登记处相关工作人员，在本专著出版过程中给予的大力支持！